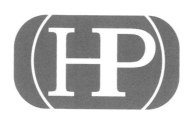

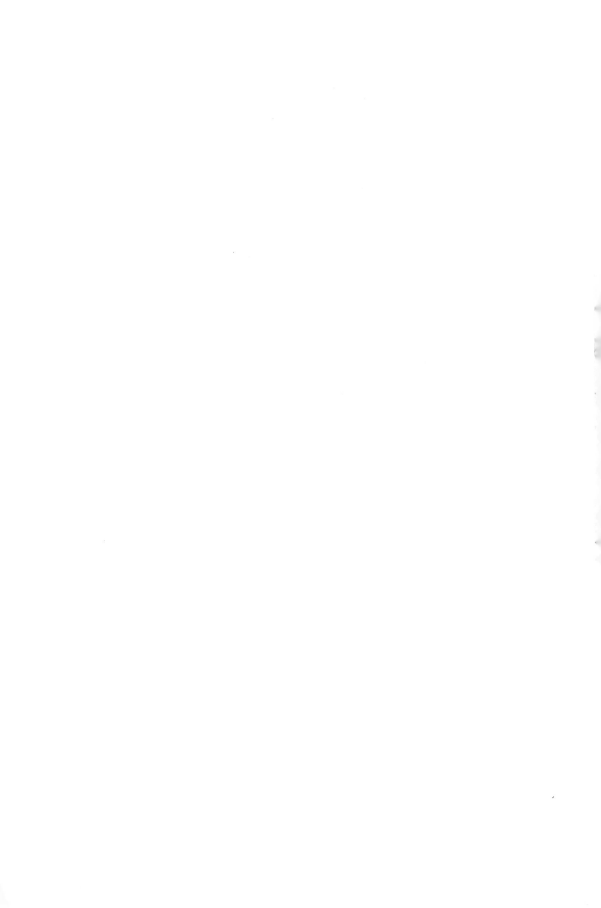

健康经济与管理系列

中医医馆蓝皮书

中医医馆发展报告
（2023）

侯胜田　翟　煦　主　编

欧阳静　魏　戍　李　怀　副主编

中国商业出版社

图书在版编目（CIP）数据

中医医馆发展报告 . 2023 / 侯胜田，翟煦主编 . --
北京 ： 中国商业出版社，2024.1

（健康经济与管理系列 . 中医医馆蓝皮书）

ISBN 978-7-5208-2675-4

Ⅰ. ①中… Ⅱ. ①侯… ②翟… Ⅲ. ①中医医院—发
展—研究报告—中国—2023 Ⅳ. ① R197.4

中国国家版本馆 CIP 数据核字（2023）第 203560 号

责任编辑：管明林

中国商业出版社出版发行

（www.zgsycb.com 100053 北京广安门内报国寺 1 号）

总编室：010-63180647 编辑室：010-83114579

发行部：010-83120835/8286

新华书店经销

北京博海升彩色印刷有限公司印刷

*

710 毫米 ×1000 毫米 16 开 20.5 印张 356 千字

2024 年 1 月第 1 版 2024 年 1 月第 1 次印刷

定价：188.00 元

* * * * *

（如有印装质量问题可更换）

《中医医馆发展报告（2023）》

研创课题组

组　　　长：侯胜田　翟　煦
副 组 长：欧阳静　魏　戍　李　怀
课题组成员：（按姓氏笔画排序）

王 星	王 禀	王 晶	王 鹏	王 慧
王天琦	王若佳	王佳莹	王欣慰	王春燕
王柳青	左小红	付叶彤	白 林	刘 璐
刘浩然	江昀峰	许莉莉	孙冉冉	孙晨琛
李 怀	李 享	李 娜	李艺清	李文玉
李玉飞	李宏斌	李敬华	李瑞锋	杨 莉
杨 鑫	杨思秋	吴国平	吴佳彧	何姝婕
余 丽	闫 睿	张 维	张 毸	张 露
张玉苹	张泽毅	张振祥	张晓晴	张铮晓宇
陈开琦	陈皮皮	陈良钦	陈欣雅	陈隽柏
陈谦峰	欧阳静	罗卫花	金 钊	周恒宇
郑书翰	孟明明	赵汉青	赵宗梁	赵耀东
侯胜田	耿嘉玮	徐 敢	徐智杰	高 正
高 阳	郭 然	郭凤英	涂志亮	梁静姮
葛晓蕾	董美佳	焦科兴	蓝韶清	管明林
翟 煦	潘 嘉	魏 戍		

《中医医馆发展报告（2023）》
主要编撰者简介

侯胜田 管理学博士，北京中医药大学管理学院教授、国家中医药发展与战略研究院健康产业研究中心主任。兼任清华大学社科学院健康产业与管理研究中心副主任、上海交通大学健康长三角研究院健康旅游研究中心主任、北京协和医学院"医院领导力与管理"课程教师、世界中联医养结合专业委员会副会长、中国老年学与老年医学学会旅居康养分会副主任委员、中国中医药信息学会医养居融合分会副会长、世界中联国际健康旅游专业委员会副会长、北京中医生态文化研究会副会长。《全球健康蓝皮书》《中医药蓝皮书》《中医医馆蓝皮书》《中医医院蓝皮书》《健康旅游蓝皮书》《康养旅居蓝皮书》主编，《医疗服务营销》《医药市场营销学》《医药市场调研》《医药广告学》等多部教材主编。主要研究方向：健康经济与管理、医院领导力与管理、中医药发展战略、医疗服务与品牌管理。发表中英文论文90余篇，主持完成多项国家社科基金、教育部社科基金和北京市社科基金课题。

翟 煦 医学博士，中国中医科学院副研究员，硕士研究生导师，广安门医院副主任医师，北京中医药大学兼职副教授，山东中医药大学兼职硕士研究生导师，中国中医药信息学会常务理事，中华中医药学会医馆共同体副主席。从事针灸优势病症研究，研究生选拔与评价研究，中医信息化管理与应用研究。主编多部学术专著及科普读物，参与编写国家高等教育"十四五"规划教材《经络腧穴学》《推拿治疗学》；以第一作者或通讯作者发表SCI论文总影响因子＞20，中文核心期刊论文十余篇，承担中国中医学院科技创新项目中医文化重大专项，授权中医可穿戴设备类发明专利1项，软著3项；担任北京市医管局科研项目评审专家，中标协家电标准评委会专家。

涂志亮 固生堂中医连锁服务机构创始人、董事长，世界中医药联合会国医堂馆社区服务专业委员会副会长、中华中医药学会健康专业委员会副主任委员、中华中医药学会中医馆共同体主席、中华中医药学会发展改革研究分会副主任委员、中华中医药学会科研产学研分会副主任委员、世界中医药学会联合会医联体工作委员会副会长、中华中医药学会常务理事。上海中医药大学校董、南京中医药大学校董、成都中医药大学校董。2010年创办固生堂，目前已开设超57家连锁中医门诊。 2021年12月10日，固生堂在香港联交所主板挂牌上市。

欧阳静 经济学博士、陕西中医药大学教授、人文管理学院院长、学科负责人；陕西省"特支计划"区域发展人才，陕西省哲学社会科学研究基地中医药文化传承与发展研究中心负责人。兼任中国中医药信息研究会中医药政策与管理分会副会长。先后主持和参与科研课题近50项，其中国家社科基金5项，国际项目3项，完成和在研的咨政类项目10余项。出版专著3本，参编国家规划教材6本，中国卫生经济学会课题成果一、二、三等奖、教育部社会科学司"社科管理奖"、省级教学成果奖二等奖。

魏 戊 医学博士，研究员，博士研究生导师，中国中医科学院望京医院学术发展处处长。青年岐黄学者，北京市科技新星，中华中医药学会中青年创新人才，中华中医药学会青托工程人才（A类），全国中医药创新骨干人才，北京市东城区优秀青年人才。兼任中华中医药学会骨伤科分会青年委员、世中联骨质疏松专业委员会副会长。主持科技部重点研发计划子课题、国家自然科学基金面上、青年项目、北京市科技新星交叉合作项目等省部级以上课题13项；作为执行主编或副主编出版学术专著3部，以第一作者或者通讯作者发表SCI论文43篇。荣获国家科学技术进步二等奖（2017）、中华中医药学会科学技术进步一等奖（2020）、中国中西医结合学会科学技术奖一等奖（2018）、北京市科学技术进步二等奖（2014）。

李 怀 中医学学士，副主任医师，北京市鼓楼中医医院院办主任、京城名医馆办公室主任。从事中医临床工作二十余年，师从国家级名老中医、首都国医名师陈文伯先生，北京市中医管理局第二届仲景国医传人，北京中医药学会慢病管理专业委员会委员。2016年荣获"第八批省市优秀援疆干部人才"称号，2019年荣获"第八届首都民族团结进步先进个人"称号，2021年被北京市中医管理局评为首都中医榜样人物。

摘　要

　　《中医医馆发展报告（2023）》是《中医医馆蓝皮书》系列第二本关于中医医馆行业发展的综合报告。本报告基于中医医馆行业典型区域发展情况，研究分析中医医馆行业热点、发展瓶颈及未来趋势，总结和推广中医医馆行业创新发展模式和优秀行业案例经验，为政府相关部门政策制定、社会资本投入、行业规范完善及中医医馆模式创新提供前瞻参考和合理化建议。

　　《中医医馆发展报告（2023）》是中医医馆领域的重大研究成果。报告采用文献研究、实地探访、专家访谈、案例分析等综合研究方法，从中医医馆行业总体发展趋势、典型地区医馆行业进展情况、中医医馆运营创新经验、中医医馆典型案例经验、智慧中医医馆发展前沿、中医医馆文化建设及非遗保护、中医医馆行业准入与监管、中医医馆商业保险等多个维度进行研究与分析，以期为中医医馆行业高质量发展提供支持。

　　本报告共包含五部分内容，具体由 20 篇报告构成。第壹部分总报告（HB.01）系统梳理了中医医馆行业的发展现状、行业实践，系统分析中医医馆在发展过程中存在的主要问题，并提出创新发展策略、打造核心竞争优势、开发中医药康养服务等针对性建议，以期对中医医馆行业发展提供建议与参考，并在此基础上对中医医馆的生活化、智慧化、数字化三大发展趋势进行研讨展望。

　　第贰部分区域发展篇（HB.02~HB.05）对中国部分典型区域中医医馆行业发展状况进行了介绍和分析，共有 4 篇分报告。《北京市中医馆发展现状与对策建议》（HB.02）分报告研究北京市中医馆的发展现状、在发展中遇到的问题，特别是在新冠疫情等特殊形势下面临的新挑战，以及中医馆在新局势、新挑战下采取的应对策略，未来发展方向和发展思路等，通过对现状的分析研究，为北京市中医馆的发展提出具有针对性的对策建议。《陕西省中医医馆发展现状与对策建议》（HB.03）分报告对陕西省中医医馆的发展现状进行分析，介绍了陕西省针对中医医馆出台的相关扶持政策，针对陕西省中医医馆发展状况指出中医医馆竞争压力大、人才短缺、管理不规范等问题，并提出打造星级医馆，提高核心竞争力、加强人才培养与引进和加强规范化管理等对策建议，为陕西省中医医馆的发展提供参考和借鉴。《甘肃省中医医馆发展现状与对策建议》（HB.04）分报告认为甘肃省是中药材的主要产地之一，为甘肃省中医医馆的发展提供了得天独厚的优势。甘肃省应把握地理优势，以标准化的药材生产助力甘肃省中医医馆更好地提供特色中医药服务，开发区域优质药材，打造中医医馆特色专业品牌。《四川省中医医馆发展现状与对策建议》（HB.05）分报告从近五年中医医馆的数量、诊疗量、各地市州区域门诊人次、医馆人员情况、基层中医药服务情况等方面，分析了四川省中医医馆的发展现状，并提出目前四川省中医医馆青年中医师占比、中医文化氛围、专业人才数量、品牌建设、服务模式与信息化建设等方面存在的问题和挑战，报告认为四川省中医医馆未来的发展将以健康养生与预防为主导，注重人才培养与队伍建设，积极应用现代科技手段，提升中医药的诊断和治疗效果。

第叁部分运营创新篇（HB.06~HB.10）由5篇分报告组成。《北京市鼓楼中医医院——京城名医馆品牌塑造探索与实践》（HB.06）分报告以北京市鼓楼中医医院京城名医馆为例，介绍了中医医馆在医学传承、国医文化弘扬、人才师承教育、中医文化交流、推进品牌升级和连锁经营方面的经验。并认为未来中医医馆在普惠百姓的同时，应进一步做好抢救性传承工作，更好地进行展示中医药文化。《基于"医""患""馆"价值共创的中医馆经营策略探讨》（HB.07）分报告从医疗服务的提供者与医疗服务接受者，以及对医患需求的保障者的角度出发，探讨价值共创理论在中医馆经营中的具体应用，并从"动机—机会—能力"模型理论出发，提出以服务主导逻辑理论为基础，激发医生、患者、中医馆经营者三方积极展开价值共创行为已取得中医馆体系下价值共创的最大化联合产出，以期为中医医馆为服务资源与流程整合提供全新思路与见解。《中医医馆药品供应保障问题与创新对策研究》（HB.08）分报告认为当前中医医馆的药品供应保障体系仍是薄弱环节，存在药学服务标准和药事服务能力偏低、药品质量参差不齐、不合理用药隐患等问题。并为建设高质量中医医馆药品供应保障体系建设和药事管理能力建设提供相关建议。《非遗保护政策下的传统医药医馆现状分析与发展前景展望》（HB.09）分报告探讨了非遗传承的文化和医馆实践本质的关系，并认为传统医药非遗保护政策与医馆发展相辅相成，在此研究基础上研究传统医药非遗保护政策与医馆发展之间的契合同频之处，分析现代社会运转法则、现代企业经营管理理念与传统医药自身发展规律之间的结合点，并进一步对传统医馆传承非物质文化遗产的发展前景进行展望分析。《基于地域特色的中医医馆发展现状与策略建议》（HB.10）分报告对中国不同地域特色中医文化氛围下的中医医馆发展情况进行了介绍，并从地域特色文化、地域传统医学、地域特色资源三大方面为地域特色中医医馆的发展提出相关建议与对策。报告认为地域中医医馆应发展适应市场变化的连锁中医医馆的发展路径，发展契合时代发展的智慧化诊疗模式等。

第肆部分技术创新篇（HB.11~HB.15）包括5篇分报告。《互联网时代的中医医馆现状与发展》（HB.11）分报告认为互联网时代，中医医馆面临着全新的机遇与挑战，从运营模式、服务内容、线上平台及技术创新四方面调研了48家中医馆的互联网化发展现状，并对北京中医药大学国医堂、固生堂和小鹿医馆进行了案例分析。进一步分析了传统型、企业型和互联网型三种中医馆的运营模式的利弊，为实现中医馆的现代化转型和可持续发展提供参考建议。《智慧中医馆的发展现状与未来前景》（HB.12）分报告介绍了智慧中医馆利用人工智能、大数据及"互联网＋"等技术手段，将中医的传统理论和现代技术相结合，打造中医智慧诊疗平台。并对智慧中医馆的发展历程和现状进行梳理调研，发现智慧中医馆目前存在智能化技术不成熟、医疗数据共享困难、患者数据信息安全难以保证等亟待解决的问题，并针对这些问题提出建议，以促进中医医馆的智慧化发展。《中医医馆在人工智能时代下的法律挑战与对策》（HB.14）分报告分析了中医医馆在人工智能时代下的法律挑战，综合考虑中国人工智能应用和医疗管理规范的实际情况，并批判性吸取美国和欧盟在医疗人工智能立法方面的经验。报告针对中国智慧中医医馆发展情况提出完善中国中医医馆人工智能应用的风险评估机制和持续检视机制、确立中医医馆人工智能应用中的侵权责任、构建符合中医药价值体系的伦理规范等合理建议，以促进中医医馆人工智能的安全有效发展保护患者的权益，最终推动人工智能在中医医疗领域的健康发展。《以中医馆为载体践行中医药传统知识保护的思考》（HB.14）分报告从中医药传统知识保护的目的与意义出发，结合中国中医馆的发展现状，分析如何在此基础上更好地进行中医药传统知识保护，使更多有价值的中医药传统知识得到传承发展、利用基层中医馆优势以中医馆为载体服务群众。《书院制医教协同中医诊疗实践模式的发展启示》（HB.15）分报告以某医馆为例，对中医师承教育、医馆诊疗及中医文化宣传的相关实践进行经验分享，系统梳理了书院制传统中医师承教育模式，总结分析了医馆的发展状况、管理方式、诊疗特点、医教协同互促模式以及在发展中存在的问题，并提出采用医教协同发展以节约医馆管理成本、利用自媒体平台以加强中医品牌文化建设、实行产业多元化布局等产业发展策略。

第伍部分综合发展篇（HB.16~HB.20）包括5篇分报告。《不同中医馆职能的比较与分析》（HB.16）分报告对不同类型中医医馆职能进行了阐述介绍，并认为各类中医诊所应着力挖掘自身特色以强化竞争优势，通过满足不同群体的需求等方式开拓广泛市场，探索新发展模式不断拓宽诊疗范围以发挥公共服务等重要职能，应致力于建设基层医疗团队以突破医师缺乏的现实困境。《中医医馆文化建设与传播策略研究》（HB.17）分报告认为中医医馆的文化建设已经成为医馆建设的重要内容和关键策略。报告在对中医文化的基本内涵进行阐释的基础上，提出中医医馆在精神文化、行为文化、物质文化方面的建设重点，从"心""手""脸"三个方面分析医馆文化建设的途径，同时根据中医馆自媒体平台的调查情况以及线下的各种文化活动，利用社交媒体营销并体验营销理论，提出医馆构建自媒体矩阵的方法和文化传播策略。《中医馆准入与监管政策和完善建议》（HB.18）分报告在研究中发现中医馆在《医疗机构管理条例》中并不属于一类独立的医疗机构，其准入和监管模式尚未规范统一、有待完善和发展。分报告在研究中按照医疗机构所有制，将当前中医馆的存在形式分为政府办中医馆和社会办中医馆两类，分别探讨两类医馆的准入与监管现状，并给出合理建议。《中医医馆依法执业自查风险分析与防控措施建议》（HB.19）分报告通过对北京东城区各级中医医疗机构自查风险点排查的描述性横断面研究，考察北京市东城区各级中医医疗机构依法执业自查的能力和自觉性，从而归纳各级中医医疗机构依法执业自查的潜在风险，总结出社会办中医医疗机构当前依法执业自查的潜在风险因素，并针对风险因素，为中医医馆提出依法执业过程中的防控措施建议。《中医馆商业保险发展现状与未来机遇》（HB.20）分报告认为商业医疗保险作为一种弥补公共医疗保障不足的重要手段，应当成为助力中医馆事业发展的重要推动力。报告通过探讨中医馆商业保险在中国的发展现状，分析了商业保险对中医馆的影响，以及未来中国中医馆商业保险的发展机遇，认为中医馆和商业保险将进行更深程度的融合，通过发挥互补优势，形成具有中医药特色、提供全方位健康管理的服务模式。

关键词：中医馆；发展现状；运营创新；综合发展

目　录

肆 技术创新篇

伍 综合发展篇

壹

总 报 告

HB.01 中医医馆发展的未来趋势：生活化、智慧化、数字化

侯胜田 [①]

摘　要：近年来，人们越来越意识到健康对于增进生命质量、保障正常生产生活的重要性，以维持、增进人群健康为主要目标的养生保健需求与日俱增。中医医馆以传统中医理论为基础提供中医药特色养生保健服务，能够较好地满足群众当前所需，其发展将迎来重大机遇。本报告系统梳理了中医医馆行业相关重要政策与标准、新冠疫情以来的发展建设现状，总结分析了中医医馆在发展过程中存在的主要瓶颈，针对性提出中医医馆未来发展应与时俱进，顺应经营模式生活化、健康服务智慧化、中医诊疗数字化三大趋势，并对中医医馆未来发展方向进行分析展望。

关键词：中医医馆；行业进展；发展瓶颈；未来展望

引　言

近年来，人民群众的养生保健意识进一步增强，愈后康复、慢病疗愈等相关健康需求逐渐增加，加之近年来人口老龄化趋势更加严峻，中老龄保健市场也随之不断扩展，人民群众养生保健需求持续增加而相关服务社会供给却十分有限。现有医疗卫生体系已经越来越难以满足人们日益增长的多元化的卫生保健需求，以中医医馆为首的传统中医药养生保健服务，作为现有医疗服务的重要补充再次为人们所关注。中医药传承千年历史悠久，其在"治未病"养生保健、愈后康复、亚健康调理等方面优势显著，广受群众好评。

---

① 侯胜田，管理学博士，北京中医药大学管理学院教授，主要研究方向：健康经济与管理、中医药发展战略、健康旅游。

中医医馆是中医药服务的传统业态，其随着社会的不断发展历久弥新，在社会养生热潮的助推下中医医馆行业在各地也如火如荼地发展起来。中医医馆深入基层、社区，是对中医医院等医疗体系健康服务的末梢延伸与重要补充，其有效填补了中医养生保健市场服务的市场缺口，同时也有助于缓解医院医疗资源挤兑、社会中老龄群体康养压力，中医医馆对于中国医疗卫生事业的贡献得到了政府相关部门的广泛认可，并在发展政策上获得了政府的大力支持。

本报告系统梳理了中医医馆行业相关重要政策与标准以及近年来医馆行业发展建设现状，总结分析了中医医馆在发展过程中存在的主要瓶颈，针对性提出中医医馆未来发展应顺应经营模式生活化、健康服务智慧化、中医诊疗数字化三大趋势，并根据现有发展情况对中医医馆未来发展进行分析展望，以期为中医医馆行业的进一步发展提供参考性建议。

一、中医医馆行业发展稳中向好

中医药是中华民族传承千年的瑰宝，其增进健康、防治未病的独特思想方法体系对华夏大地影响深远。中医医馆作为中医药服务的传统业态，虽然规模相对较小，但数量众多，深入基层服务群众，在基层中医医疗、康养服务中发挥着重要作用。新冠疫情之后人们的卫生保健需求日益增长，健康服务需求也呈现多元化趋势，中医医馆行业的未来可期。中医医馆作为基层医疗服务的重要补充，可以一定程度上缓解中国当前医疗资源挤兑、康养资源相对缺乏的困局，因此中央和地方政府相关部门也积极出台相应政策鼓励支持引导中医医馆行业科学发展。本报告对近五年来中医医馆相关的重要政策与行业规范标准进行梳理，并对中医医馆行业的发展现状进行科学分析。

（一）中医医馆重要政策与标准

中医医馆面向基层服务群众，具有良好的社会效益，其发展也得到了政府有关部门政策上的大力支持和科学引导。近五年来中央和地方政府陆续发布了一系列促进中医医馆行业良性发展的相关政策和标准指南，因时因地科学开展中医医馆相关政策的布局，规范中医医馆行业标准，鼓励中医医馆行业发展很好地服务人民，造福社会（见表1）。

表 1 近五年中央及各地区中医医馆相关政策

发布时间	文件名称	发布部门	相关内容
2019 年 3 月	《关于促进中医医馆行业发展的意见》	国家林业和草原局、民政部、国家卫生健康委员会、国家中医药管理局	培育一批功能显著、设施齐备、特色突出、服务优良的中医医馆基地，构建产品丰富、标准完善、管理有序、融合发展的中医医馆服务体系
2020 年 11 月	《关于科学利用林地资源促进木本粮油和林下经济高质量发展的意见》	国家发展改革委、国家林草局、科技部、财政部、自然资源部、农业农村部、人民银行、市场监管总局、银保监会、证监会	发展各具优势的特色观光旅游、生态旅游、中医医馆、森林人家、自然教育产业
2021 年 11 月	《上海市中医药发展"十四五"规划》	上海市卫生健康委员会、上海市中医药管理局	推进中医药融入社区卫生一体化发展，全市各社区卫生服务中心均设有中医药综合服务区，中医药服务全面融入家庭医生团队服务中，实现家庭医生团队中医药服务全覆盖
2022 年 3 月	《"十四五"中医药发展规划》	国务院办公厅	加强基层医疗卫生机构中医药科室建设，力争实现全部社区卫生服务中心和乡镇卫生院设置中医馆、配备中医医师，100% 的社区卫生服务站和 80% 以上的村卫生室能够提供中医药服务。实施名医堂工程，打造一批名医团队运营的精品中医机构。鼓励有资质的中医专业技术人员特别是名老中医开办中医诊所。鼓励有条件的中医诊所组建家庭医生团队开展签约服务。推动中医门诊部和诊所提升管理水平
2022 年 3 月	《基层中医药服务能力提升工程"十四五"行动计划》	国家中医药局、国家卫生健康委、国家药监局等部门	鼓励社会力量在县域举办中医类别医疗机构，发展具有中医特色的康复医院、护理院（站），支持社会力量举办以中医特色为主的医养结合机构，鼓励中医医院举办互联网医院，支持名老中医举办诊所，支持企业举办连锁中医医疗机构，保证社会办非营利性中医医疗机构和政府办中医医疗机构在准入、执业等方面享有同等权利

续表

发布时间	文件名称	发布部门	相关内容
2022 年 4 月	《关于提升中医药服务能力推进中医药事业优质均衡发挥赞的若干意见》	浙江省卫生健康委员会、浙江省发展和改革委员会、浙江省财政厅、浙江省医疗保障局、浙江省中医药管理局	推进名医堂建设。加强省名中医研究院建设，集结国医大师、全国名中医、岐黄学者、省国医名师和省级名中医等名医资源，推进线上线下浙派名医堂建设，并向地市延伸，实现中医特色服务品牌化。支持名医堂组建名中医联盟，参加远程医疗协作网。鼓励和支持有经验的社会力量兴办连锁经营的名医堂，突出特色和品牌，提供高质量中医药服务
2022 年 9 月	《关于进一步规范中医诊所管理工作的通知》	四川省中医药管理局	四川省鼓励社会力量举办传统中医诊所，支持社会办中医诊所连锁化、规模化、品牌化，增加中医药服务供给，广泛使用中医诊疗技术，促进构建"中医诊所在身边"和"10分钟可及圈"的中医服务格局
2023 年 3 月	《中医诊所基本标准（2023 年版）》	国家中医药管理局	中医诊所是指在中医药理论指导下，运用中药和针灸、拔罐、推拿等非药物疗法开展诊疗服务，以及提供中药调剂、汤剂煎煮等中药药事服务的诊所，中医药治疗率100%
2023 年 7 月	《社区卫生服务中心 乡镇卫生院中医馆服务能力提升建设标准（试行）》	国家中医药管理局	为规范社区卫生服务中心、乡镇卫生院中医馆服务内涵建设，提升综合服务能力，更好地满足城乡居民对中医药服务的需求
2023 年 7 月	《社区卫生服务站 村卫生室中医阁建设标准（试行）》	国家中医药管理局	中医阁是指社区卫生服务站、村卫生室内开展中医药服务的诊疗区，具备能提供中医药服务的人员、设施设备、信息化等卫生资源。为规范社区卫生服务站、村卫生室中医阁的建设，提升基层中医药服务能力，为居民提供简、便、验、廉的中医药服务，特制定本标准

资料来源：中央人民政府及各地方政府官网。

2016 年 12 月 25 日，针对中医药事业的首部法律《中华人民共和国中医药法》出台，这体现了国家对于中医药事业发展的重视。中医医馆作为中医药直接面向基层服务群众的重要载体之一，其发展也一直受到政府相关部门的高度关注。为了进一步科学引导中医医馆行业发展，加强对中医医馆的监督管理，中医医馆的相关行业标准、评定办法等也相继出台。2017年9月22日，国家卫生和计划生育委员会发布了《中医诊所备案管理暂行办法》，正式为中医医馆的备案管理提供了政策依据，与此同时，四川省、安徽省等地方政府也根据国家卫生和计划生育委员会相关文件精神对本地区的中医医馆行业进行规范管理。

2022年3月《"十四五"中医药发展规划》发布，该规划是首个由国务院发布的中医药五年规划，中医药战略地位持续提升。2023年7月为贯彻落实《"十四五"中医药发展规划》，深入实施《基层中医药服务能力提升工程"十四五"行动计划》，国家中医药管理局制定并印发了《社区卫生服务中心乡镇卫生院中医馆服务能力提升建设标准（试行）》《社区卫生服务站 村卫生室中医阁建设标准（试行）》，加强对基层医疗卫生机构中医馆和中医阁建设指导，提升基层中医药服务能力，更好地满足城乡居民对中医药服务的需求。[1]

中医馆建设标准与中医阁建设标准分别规范了中医馆与中医阁及相应中药房设置。对中医医馆、中医阁建设面积、诊室设置、药品规模数量及与社区卫生服务中心、乡镇卫生院合作进行了明确要求，同时标准还对中医馆执业医师规模及职称做出了明确要求。中医馆建设标准针对中医医疗和康复服务、中医预防保健服务分别要求，包括规范提供中医药健康管理服务，目标人群覆盖率不低于国家基本要求，所有家庭医生团队能够提供中医药服务，为辖区居民提供具有中医特色的个性化服务包等。中医阁建设标准针对中医医疗服务作出明确规定，要求能够提供中药饮片服务和4类6项以上中医医疗技术，配备不少于5种中医诊疗和康复设备等。中医馆建设标准与中医阁建设标准文件的出台有助于进一步规范中医馆、中医阁等相关基层中医诊疗服务机构的发展，使得中医医馆行业的整体建设更加规范有序。

（二）中医医馆行业市场概况

中医药在国家政策的积极支持以及市场需求的大力推动下表现出强有力的韧性。根据2022中国卫生健康统计年鉴，2021年，全国中医类医疗卫生机构总数77336个，比上年增加4981个，其中中医类医院5715个，中医类门诊部、诊所71583个，中医类研究机构38个，与上年比较，中医类医院增加233个，中医类门诊部及诊所增加4753个。2021年中国公立中医医疗行业规模超 5300 亿元，2016—2021 年 CAGR 约 9.5%。2021 年中医医疗服务行业呈明显复苏态势，民营、公立增速分别回升至 18% 与 16%。民营中医医疗行业增速显著加快，行业收入占比由 2016 年的 8.8% 提升至 2021 年的 12.1%。整体而言中医医馆仍处于发展上升阶段。

中医医馆当前业务仍以线下中医门诊为主，2021 年中医门诊市场行业规模约 2700 亿元，其中民营中医门诊规模超 400 亿元。虽然中医门诊人次约为住院人次的 20 倍，但门诊的平均医疗支出仅约为住院支出的 1/25，中医门诊整体行业规模略小于中医住院，约占中医医疗服务行业的 45%。包括中医医馆在内的民营中医门诊占中医门诊市场规模的约 7%，其规模不可小觑。从地域分布上来看，中国 2021 年中医总诊疗人次约 12 亿，诊疗人次最多的省份为广东、浙江、四川，均有接近或超过 1 亿人次。中医诊疗的前五大省份合计占中医总诊疗人次的 40%，前十大省及直辖市合计占总诊疗人次的 62%。在头部的民营中医连锁中，除固生堂在广东、浙江、江苏、北京、上海等多地进行均衡的布局，其余中医医馆则具有较强的地区性，如圣爱中医馆主要布局云南省及昆明市，和顺堂主要布局广东省及深圳市。

线上中医作为中医医馆的线上诊疗新品类，始于 2015 年，最早的线上中医诊疗公司包括小鹿中医、甘草医生等，2016 年行业规模约 1 亿元。新冠疫情对于中医线上诊疗及中医诊疗的推动影响显著，2020 年线上中医行业规模迅速增加至 8 亿~10 亿元，预计到 2025 年市场规模达 35 亿~45 亿元。

总体而言中医医馆行业整体发展态势良好，特别是新冠疫情防控平稳转段后线上线下发展规模均持续增加。

二、中医医馆行业发展挑战及探讨

在中央和地方政府相关政策的积极引导以及市场所迸发的强劲需求之下，越来越多的社会资本涌入中医医馆市场，中医医馆如雨后春笋一般在中国的大城市涌现，但盲目和无序发展所带来的发展弊端也在逐渐显现。中国目前仍是世界上最大的发展中国家，各地区经济发展水平差异较大，人群的健康意识以及人均卫生资源拥有量也存在较大差异，受制于此，各地区中医医馆行业的发展也应该结合当地人民群众的实际需求因地制宜。本部分总结归纳了部分地区中医医馆行业的共性问题，以期为中医医馆行业的高质量有序发展提供参考。

（一）经营发展策略传统

中医医馆的经营策略应该与当地群众的卫生健康需求相适应，需根据中医药产业的发展趋势和市场反馈进行调整和创新。当前许多地区的中医医馆还停留在单一的"传统个体经营模式"，为群众提供以中医诊疗为主的中医医馆医事服务，这种发展模式由于提供服务的规模和影响力的区域限制，发展有限，且难以形成规模经济效益，制约了中医医馆的进一步高质量发展。

创新发展路径突破固有模式制约，中医医馆应改变经营策略，打造技术可控、可持续创新的、便于规模化产业化的发展道路。中医医馆需打破固有个体经营理念，通过连锁化规模化运营的方式集中大量采购和使用原材料，规模化培训提供医事服务，从而通过规模经济效益较少运营成本，连锁化经营也有助于为中医药服务提供质量保证，减少中医医馆医药服务水平参差不齐的现象，也有助于广大群众接触并认可中医医馆连锁品牌。

突破地域限制，中医医馆应积极打造"互联网+"新模式。从传统服务到以数字化服务供给是中医医馆未来发展的重要趋势。"互联网+中医医馆"的全新组合有助于传统医馆打破原有地域限制，通过线上问诊、开方等形式服务更多区域外的患者，提高诊疗效率，节省医患时间成本，也可以通过线上引流的形式吸引更多患者前往线下医馆接受服务，大大提升中医馆门店的覆盖率[2]。通过"互联网+中医医馆"新模式还可以开展中医医馆线上直播服务，为广大群众提供季节性健康意见，开展线上健康宣教等服务传播正确的中医养生知识，将中医健康生活方式潜移默化带入每个家庭，从而增加中医药服务的潜在客户群体[3]。未来打造"互联网+中医医馆"服务平台，将成为互联网中医医疗领域新的全新导向。

（二）核心竞争优势缺乏

中医医馆行业目前虽然发展态势良好，市场规模持续增长，但市面上医馆的发展水平参差不齐，部分医馆拥有较多的名医资源、优质的中医类执业医师具有一定竞争力；而有的医馆医师数量较少，且工作时间较短，以中医诊疗服务为核心的基础诊所模式成为发展常态，且大部分中医医馆在运营、人才引进、品牌建设、管理等方面都缺乏相应经验，难以规模化发展。目前仅有固生堂、同仁堂等少数大型连锁中医医馆具有规模化影响力的品牌。中国医疗资源分配发展不平衡不充分，大量中医医院面临医疗资源挤兑、看病人数多体验差等问题，中医医馆应把握市场机遇，不局限于提供基层基础医疗服务，而是打造核心竞争优势，优化患者就诊体验，从而从部分中医医院分流患者。

打造中医医馆核心竞争力可以从以下方面入手：①开展基层医馆专科专病建设，与中医医院错位竞争共同发展。发挥中医药在骨伤、内分泌等专科疾病上的特色优势，提供专业病种服务，优化中医药服务的质量，满足不同患者的特色需求。以专业化、规范化、服务化的经营模式，提高患者对专业中医医馆品牌的认知度和认可度，从而推进中医医馆核心竞争力建设。②坚持患者至上，优化就诊体验。中医医馆应重视人才队伍专业建设，对服务人员如护士、健康管理师、推拿按摩师、艾灸师、医生等进行系统性的培训，包括技术进阶培训、问诊技巧培训、营销技能培训、客户心理培训、沟通话术培训等，提升服务人员的专业水平和服务素养。建立患者运营体系，以患者体验为中心，从患者需求、患者服务、患者管理等方面进行系统化的规划，优化患者就医流程，改善患者的就诊体验，打造以优质医疗服务体验为核心的中医医馆核心竞争力。

（三）康养服务尚待开发

中研普华产业研究院的《2017—2022中国健康养生行业市场发展现状及投资前景预测报告》显示，当前中国健康养生市场规模已经超过万亿元，每位城市常住居民年均花费超过1000元用于健康养生，而18~35岁的年轻人群占比高达83.7%。面对庞大的健康养生市场，健康服务模式与内容难以满足多元化市场需求逐渐成为中医医馆市场发展的另一重要瓶颈。随着人民群众的卫生保健需求日益多元化发展，包括治未病健康服务、慢性病调理、产后护理、中医医疗美容等诸多以维持或增进健康为目的的养生保健市场需求日益显现。但目前社会上相关服务的供给良莠不齐、许多美容院、养生馆里的很多从业者并非专业的卫生技术人员，健康服务的技术难以保障，相关消费投诉事件、非法行医行为、不良医疗行为层出不穷，给广大消费者身心健康带来一定隐患。这些美容院、养生馆、疗养会所的主要项目均属于中医治未病、中医康养相关范围，这些养生保健需求都是消费者所需要但社会供给相对较少的市场领域。

中医医馆在提供基础诊疗服务的同时，应积极响应群众切身所需，拥抱大健康，填补包括治未病健康服务、中医康养理疗等群众需要的健康市场空白，面向亚健康群众提供包括按摩理疗、慢性病调理、产后护理、中医医疗美容、肝脏保养、肌肉劳损等在内的安全可靠的健康保健服务[3]。积极创新和推广多样化的中医药服务模式，拓宽中医药服务触角，充分彰显中医药在养生保健方面的传统特色优势。积极开拓中医健康养老、中医妇幼保健等相关服务，不断拓展中医适宜技术内容、服务对象，让更多人享受安全的传统中医养生方案[4]。《黄帝内经》记载："有诸形于内，必形于外。"内在的疾患往往会在身体外表现出来，中医外治法在大健康养生领域有先天优势，中医医馆将内外治法相结合及开拓中医药大健康服务。

（四）政策壁垒亟待破除

中医医馆作为中国基层医疗卫生体系的重要补充，长期以来一直深入基层为群众提供中医药特色的诊疗服务，但目前中医医馆因其民营性质未被纳入基层中医医疗机构进行统一管理。中医医馆难以参与包括国家分级诊疗政策和医保准入等相关卫生利民政策。

中国居民更倾向于在能够进行医保支付的卫生医疗机构就诊以降低医疗卫生方面的开销，但目前只有部分地区的部分中医医馆、部分中医服务拥有医保报销资格[5]。且目前在获得医保资质的中医医馆中，纳入医保报销范围的主要是部分中药饮片等，如针灸、针刀、推拿、刮痧等中医药特色项目均不享受医保报销[6]。医保报销壁垒影响患者选择，一定程度上削弱了中医医馆在价格上的竞争力，从而制约中医医馆的发展。

大部分中医医馆为民营机构，其公信力相对于公立医院是有所欠缺的，特别是发展的初期阶段，缺乏患者良好口碑的宣传，只能通过保证疗效适当压低成本的方式提高竞争力。

建议政府对部分守法经营、群众口碑良好的机构给予医保定点单位资格，将优质中医医馆纳入基层医疗机构分级诊疗管理体系，促进中医医馆等社会办医疗机构公平获得医保政策待遇[7]，将有助于中医医馆分担公立医院接诊压力和医疗资源挤兑，促进中医医馆行业良性发展。

三、中医医馆行业未来发展趋势

（一）医馆经营模式生活化

中医医馆数量众多，直接深入社区面向基层群众，是老百姓最容易接触和获取健康服务的场所之一。未来中医医馆不应局限于药品和诊疗服务的提供，而是发挥其可及性优势更加注重健康服务的供给[3]，为周围群众提供更加生活化的中医药健康服务。在医馆经营模式生活化趋势之下，中医医馆应树立"健康＋"理念发展中医药衍生行业。具体而言在医馆运营当中应更加注重对于广大群众的健康宣教、中医药保健知识科普等相关内容，帮助更多中医药爱好者、中医养生支持者、康养保健需求者更好地认识中医、了解中医，培育中医药康养需求市场。应积极建设中医体验式交互场所，如健康宣教馆让广大群众更好地了解中医基础理论，体验针灸、艾灸、推拿等中医特色康养服务，开设相关健康训练课程便于广大消费者学习八段锦、太极拳等中医传统养生功法，认识季节性食疗养生等。在基础诊疗服务之外，为群众开设健康咨询、治未病健康宣教、药食同源类中医食疗、季节性中医养生等生活化中医健康服务，让老百姓更好地信中医、学中医、用中医。

（二）医馆健康服务智慧化

随着互联网技术的发展未来中医医馆所提供的健康服务将更加智能、便利，"互联网＋中医医馆""智慧中药房"等中医药信息化、智慧化新业态将逐步得到推广。未来依托于中医医馆的基层服务优势，可以将中医医馆打造成区域智慧中医服务中心，介入区域医联体远程医疗服务平台，实现名中医线上问诊、远程会诊等智慧化中医服务，优化区域内中医药资源配置。此外还可将中医医馆打造成区域中药配送服务中心，提高中医药线上问诊的配药服务效率及便捷度[8]，让群众足不出户就可以享受到优质的中医中药服务。

在智慧化中医医馆健康服务运营模式之下每位患者的体质辨识信息和相

关病案信息会同步分享至云端，实现区域医疗卫生信息互联互通，为中医医馆、医院继承化管理，疾控中心疾病监测控制提供有力数据支撑。通过对辖区内居民的常见病、流行病发病率的真实情况进行分析评估，有针对性地改进中医的诊疗方法，并对相关区域积极开展治未病健康介入，为中医药健康干预起到指导性作用[9]。

"互联网＋中医医馆"运营模式有助于提高中医医师问诊效率，利用规模经济效益降低人力物力资源成本和单一医馆运营成本，从而为群众提供更加经济优质的中医药健康服务。中医医馆作为中医基层健康服务的"桥头堡"，其健康服务智慧化兼顾经济效益和社会效益将成为未来中医医馆发展运营的重要方向。

（三）中医诊疗技术数字化

2017 年 7 月，国务院印发的《新一代人工智能产业发展规划》中提出，围绕医疗加快人工智能创新应用。运用 AI 等现代化信息技术助推智慧中医药建设也被不断写入国家纲领性文件[10]。目前 AI 通过大数据的支持可以将中医传统诊断的"望、闻、问、切"四诊信息标准化、客观化，其诊断终端包括舌诊仪、面诊仪、脉诊仪、体质辨识仪、辨证系统 AI 等，可通过对面色、唇色的客观化和舌色、舌形和舌苔的特征等来辅助中医证候的诊断。[11] 随着基于深度学习的医学影像识别分类模型研究的进一步突破，中医 AI 在舌诊和面诊领域取得大量成果，舌诊仪、四诊仪等中医辅助诊断设备已逐步应用于中医体检和治未病相关领域[12]。2022 年 11 月 ChatGPT 的横空出现更是掀起了行业内对于人工智能对医疗行业变革的大讨论。在中医药领域 ChatGPT 将更好地通过学术信息收集编绘，协助开展传统中医药技术传承保护；通过交互对话面向群众进行治未病健康宣教等[13]，未来经过多次迭代和深度学习的 ChatGPT或将具备一定的问诊接待能力。

目前人工智能技术已在中医四诊等方面获得一定的应用，但受制于部分技术瓶颈，临床应用尚不广泛。未来，AI 技术将与中医辨证思维深度融合，为针灸手法、推拿手法、正骨手法等中医传统治疗技术的发展带来了新的契机。受益于 AI 及 ChatGPT 等新技术的加持，中医医馆也将迎来数字化中医诊疗全新时代。

壹 总报告

四、中医医馆发展前景展望

人们的卫生保健意识逐渐提升，健康需求也逐渐呈多元化趋势发展，亚健康调理、慢性病健康维护、老龄康养等康养需求持续增加。而为治疗疾病提供基础医疗服务的现代西方医学体系已难以满足中国健康需求现状，包括中医药在内的传统医学凭借其在养生保健、欲病救萌、慢病康复方面的独特优势再次迎来全新发展机遇。在中医医疗机构中，中医医馆面向群众、数量众多，其作为基层中医医疗卫生服务体系的重要组成部分，能够提供优质、便捷的中医药健康服务，满足当下不同人群的多元化的健康需求，是公立中医医疗服务体系的重要补充。未来随着人民群众健康需求的改变和科学技术在中医药领域的深度应用，中医医馆将迎来全新发展机遇。

本报告系统梳理了中医医馆行业相关重要政策与标准、新冠疫情时期以来的发展建设现状，总结分析了中医医馆在发展过程中存在的主要挑战，并对中医医馆行业打破瓶颈创新发展路径进行探讨。中医医馆未来发展应与时俱进，根据群众切身需求，积极开拓中医药大健康衍生市场；顺应经营模式生活化、健康服务智慧化、中医诊疗数字化三大趋势，科学利用云计算、物联网、区块链、大数据、人工智能等高新技术助力中医医馆行业高质量发展。

随着国家将中医药发展提升到战略高度，中央和各地方政府也相继出台了一系列政策来鼓励、支持、引导中医药事业发展。中医药在抗击新冠疫情过程中发挥了重要作用，也加深了人民群众对于中医药事业的认可。后疫情时代，人民群众的健康需求更加丰富化、多元化，中医医馆作为中医药健康服务提供者将迎来广泛机遇。

参考文献

［1］方碧陶.国家中医药管理局发文加强中医馆中医阁建设指导［J］.中医药管理杂志，2023，31（06）：66.

［2］钟园园."双十一"，让中医馆插上互联网翅膀［J］.中国药店，2022（12）：82-83.

［3］田跃清．中医馆如何打好"服务"牌［J］．中国药店，2023（02）：79－80．

［4］庞震苗，杨婷婷，徐庆锋．我国中医类诊所运营现状及发展对策探讨［J］．中国医院管理，2017，37（06）：17－19．

［5］王瑞雯．基层中医馆发展现状及对策研究［D］．济南：山东中医药大学，2018．

［6］严甜．中医诊所发展现状与对策研究［J］．中国卫生法制，2020，28（04）：110－112＋122．

［7］庞震苗，邱鸿钟，叶承槟，等．影响我国社会办中医的医保、服务定价类问题［J］．中国卫生事业管理，2016，33（2）：106－107，136．

［8］刘文生．乌镇打开中医药信息化窗口［J］．中国医院院长，2018（03）：32－35．

［9］张程荣，徐道绲，季灵正．"互联网＋"区域中医医联体建设新模式探索［J］．浙江中医杂志，2022，57（10）：778－779．

［10］赵逸赫，朱锦怡．人工智能助力中医药开启现代化发展新篇章［N］．经济参考报，2023－04－19（006）．

［11］杨瑞静．ChatGPT要抢医生"饭碗"？［N］．医师报，2023－03－30（007）．

［12］魏德健，张梦秋，刘静 等．中医药院校智能医学工程专业建设路径探索［J］．中国医药导报，2023，20（07）：73－76．

［13］朱笑莹，毕徐齐，税嘉诚，等．人工智能技术在中医、西医眼底疾病中的诊疗应用及应用展望［J］．中国中医眼科杂志：1－6［2023－05－18］．

壹　总报告

貳

区域发展篇

HB.02 北京市中医馆发展现状与对策建议

余　丽[①]　赵宗梁[②]　王　鼐[③]

摘　要： 党的十八大以来，以习近平同志为核心的党中央把中医药工作摆在更加突出的位置，中医药改革发展取得显著成绩[1]。自颁布实施第一部中医药法以来，中国不断完善中医药政策法规体系，构建符合中医药特点和规律的法律制度，如中医诊所由审批改为备案管理等。截至 2022 年 6 月，全国备案中医诊所达到 28280 个。《"十四五"中医药发展规划》中明确了中医药的发展目标任务和阶段重点措施。在中医药发展中，不同体系类别的医疗机构发挥着不同的作用，除中医医院、中医门诊部外，基层中医医馆也在利好的政策条件下迎来了新的发展时期，同时基层医馆也作为基层中医药服务的主要阵地[2]，在整个医疗体系中发挥着越来越大的作用。为研究当今形势及环境下中医医馆的发展现状，本报告以北京市为主要区域范围，研究北京市中医馆的发展现状、在发展中遇到的问题，特别是在疫情等特殊形势下面临的新挑战，以及中医馆在新局势、新挑战下采取的应对策略，未来发展方向和发展思路等，以期能通过对现状的分析研究，给出对北京市中医馆的发展具有建设性意义的对策及建议。

关键词： 北京市中医馆；发展现状；对策建议

引　言

中医医馆发展历史悠久，自同仁堂等老字号中医馆创办以来，中医馆发展经久不衰。近年来，随着党和国家一系列中医药政策的出台，特别是《中共中

---

① 余丽，管理学硕士，北京中医药大学针灸推拿学院教学管理办公室研究实习员，主要研究方向：卫生事业管理学、教育学。

② 赵宗梁，北京中医药大学东直门医院硕士研究生，主要研究方向：中医学、脑病学。

③ 王鼐，针灸推拿学学士，北京中医药大学针灸推拿学院，主要研究方向：针灸推拿学、中医学。

央 国务院关于促进中医药传承创新发展的意见》（以下简称《意见》）中提出要加强中医药服务机构建设，《意见》提到："大力发展中医诊所、门诊部和特色专科医院，鼓励连锁经营。""到2022年，基本实现县办中医医疗机构全覆盖，力争实现全部社区卫生服务中心和乡镇卫生院设置中医馆、配备中医医师。"[3]此外，基层卫生服务中推广中医药健康管理，广大群众越来越推崇中医，国家中医药管理局印发的相关政策更是推动了"中医热"[4]。以上利好政策的提出和在全社会范围内的执行，使中医馆的发展面临着新的机遇，迎来了利好的环境局势。除国家政策和环境的支持外，随着区域人口科学素质的提高，以及中医药在新冠疫情防治过程中发挥的巨大作用，越来越多的人对中医药更加理解、认识和接受。中医馆是中国目前三大中医诊疗机构之一，研究中医馆的发展现状及发展过程中遇到的问题，对具体问题具体分析，进一步改进和优化中医馆的建设，对中医医馆的整体发展有重要的指导和借鉴意义。

一、中医馆发展历史及背景

纵观历史，自汉代张仲景开始，为缓解百姓病痛疾苦，他在公堂之上边断官司边行医，并在自己名字前冠以"坐堂医生"的名号，后世逐步将中医看病的地方叫"堂"。1600年自杏和堂创办以来，以中医看病开方的"堂"逐渐兴起，特别是不到400年乐显扬创办的"同仁堂"。再到后来，1874年胡雪岩创办的"胡庆余堂"，不仅造福一方，且影响较大。各大老字号的中医"堂"等为中医事业的发展做出了巨大的贡献，为后世乃至现代中医馆的蓬勃发展开了先河，也奠定了现代中医馆大力发展的基础。

2016年是中医馆大发展的转折点，标志性事件为2016年6月18日成功举办的2016全国首届中医馆发展论坛，此次论坛由深圳和顺堂、南京君和堂、杭州方回春堂、上海泰坤堂和云南圣爱中医馆发起，由金华佗、深圳市老中医协会、和顺堂、国胶堂等企业联合主办，旨在搭建全国中医馆经营人员探讨平台，促进单个中医馆与业内标杆企业、互联网、金融保险业、原料药供应企业之间的对话与合作，并最终达到提高中医馆整体运营水平，大力发展中国中医药事业的目的。同年8月5日，全国中医馆发展联盟在云南省玉溪市成立。同年10月29日，康美药业股份有限公司开了第一家大资本介入的康美中医馆。

他们邀请多位国医大师、知名中医前来免费义诊，坐诊，同时康美中医馆完全采用古代中药铺的形式，运用针灸、推拿、拔罐、刮痧、熏洗等传统疗法，凸显中国古典中医特色，该特色也获得了巨大的成功。随着多方人士的共同参与，康美中医馆在此后的发展更加快速，高效。

在政策上，"十三五"期间，国家中医药发展顶层设计加快完善，政策环境持续优化，对中医药和中医馆的支持力度不断加大，截至2020年年底，全国备案中医诊所达到2.6万家。《"十四五"中医药发展规划》中，更是明确了中医药的发展目标任务和阶段重点措施，计划到2025年，达成三个阶段目标：①中医药健康服务能力明显增强；②中医药高质量发展政策和体系进一步完善；③中医药振兴发展取得积极成效，在健康中国建设中的独特优势充分发挥[5]。

在中医药发展中，不同类别的医疗机构发挥着不同的作用。根据《医疗机构管理条例实施细则》[6]，中国的中医医疗机构，分为中医医院、中医门诊部、中医诊所及以各种名称面向社会而主要从事中医医疗业务的单位。中医诊所是三大中医治疗体系内容之一。《意见》提出，"大力发展中医诊所、门诊部和特色专科医院，鼓励连锁经营"。中医诊所发展面临新的机遇，迎来了利好的环境局势。并且早在2018年的《政府工作报告》[7]中就提出了"支持中医药事业传承发展，鼓励中西医结合"。其中根据《中华人民共和国中医药法》第十四条规定，举办中医诊所的，将诊所的名称、地址、诊疗范围、人员配备情况等报所在地县级人民政府中医药主管部门备案后即可开展执业活动。中医诊所应当将本诊所的诊疗范围、中医医师的姓名及其执业范围在诊所的明显位置公示，不得超出备案范围开展医疗活动[8]。随着《中医诊所备案管理暂行办法》《中医医术确有专长人员医师资格考核注册管理暂行办法》等配套法规相继出台，中医药事业发展迎来了新的春天，中医诊所蓬勃发展，在中医药发展中的作用也越发突出，彰显了古老的中医药治未病的优势，中医药整体在疾病治疗中也越来越发挥着重要作用。

北京，一座有着三千多年历史的古都，作为中国最重要的政治、文化中心，北京的政治、经济、文化、科技、教育、医疗等发展水平居全国前列。自古至今北京的产业丰富多样，以中医药为例，其发展历史源远流长。

为研究当今形势及环境下中医医馆的发展现状，本报告以北京市为主要区域，挖掘北京市中医馆发展历史情况，研究相关报告及文献资料，调研北京市中医馆开展情况，采用随机抽样的形式，随机抽取多家中医馆进行调研、访谈等，问卷及调研涉及中医馆发展现状、发展中遇到的问题、疫情等特殊形势下的新挑

贰　区域发展篇

战，以及医馆在新局势、新挑战下采取的应对策略，未来发展方向和发展思路等。采用数据分析方法对相关问卷进行数据分析，总结分析北京市中医馆发展现状及在发展过程中遇到的典型问题。同时收集相关文献资料，结合本次调研进行分析研究，以期能给出对北京市中医馆的发展具有建设性的对策及建议。

二、北京市中医馆发展现状调研结果

此次对北京市中医馆的调查，采用随机抽样的形式，随机抽取中医馆进行问卷调研、访谈等，得出相应数据反馈及统计结果。

随机抽取的中医馆中，典型的几家如下：北京大诚中医针灸医院、北京京杏堂共享诊所有限公司、北京慈方中医馆、北京弘医堂中医医院、北京明致中医诊所、北京正欣堂中医馆等。

问卷设计问题及统计分析结果如下。

（一）中医馆规模及构成情况分析

1. 占地面积情况

此次调查数据显示：以上随机抽样调查的北京市中医馆中，大型中医馆（即占地1000m²以上）有3家，占比50%，中型中医馆（即占地200~1000m²）有1家，占比16.67%，小型中医馆（占地200m²以下）有2家，占比33.33%。

2. 坐诊医生接诊量

在各类型中医馆中，出诊医生平均日接诊患者20人以内占比50%，平均日接诊患者21~50人占比33.33%，平均日接诊患者50人及以上占比16.67%（见表1）。医生平均日接诊患者量与医馆大小规模呈正相关，医馆规模越大，平均日接诊患者量越多。

表1 每位医生日接诊量

选项	小计	比例
20人以下	3	50%
21~50人	2	33.33%
50人以上	1	16.67%

3. 各类型中医馆资金运营、管理状况

在机构建设管理上：面积 1000m² 以上医馆建设规模大，基础设施全面，患者能享受和使用到的设备、器械等更充足；中型医馆建设规模相对小，大型设备等资源不足；小型医馆规模及设施不及前二者，接待的患者群体面相对较窄，对于重症患者来说条件较差，所以中、小型医馆基本不接收重症患者。在医馆盈利上（见图 1），三者也随医馆规模从小到大呈上升趋势。而在特殊时期，如 2020—2022 年新冠疫情防控期间，医院盈利情况整体不如正常时期，部分医馆处于亏损状态，66% 以上的中医馆除传统中医诊疗方式外，采用多种方式相结合的创新型模式，如通过远程诊治、外送药物等新型方式，能维持正常运营。

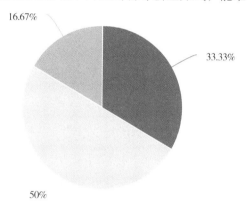

图 1 医馆盈利状况图

亏损状态　　收支平衡，医馆能正常发展　　盈利较为可观

4. 医保情况

随机抽样调查的北京市中医馆中，面积 1000m² 以上的中医馆普遍支持医保结算，支持医保的医馆占比 33.33%；部分中、小型医馆不支持医保结算（见图 2）。

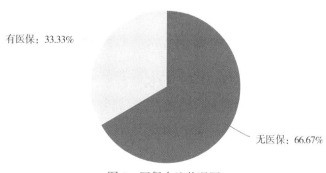

图 2 医保占比状况图

贰　区域发展篇

5. 医疗设备方面

随机抽样调查的北京市中医馆中，50% 的医馆采用传统的中医诊疗模式，即医生通过望、闻、问、切诊查疾病，通过传统中医诊疗模式，一方面能体现中国传统中医诊疗特色，另一方面在适应症上中医诊疗疗效更佳，西医设备的引用会加大就诊成本，医生诊治会结合患者检查结果等，即西医检查结果可作为辅助手段；50% 的医馆适当引进部分医疗设备，借助医疗器械等手段增加诊疗的精确度，但仍以中医辨证为主（见图 3）。

贰 区域发展篇

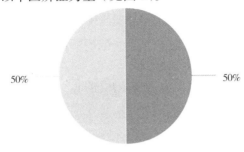

50%　　　　　　　　　　　　　　　　　　　50%

不引进西医设备，传统中医诊疗模式　　　　适当引进一些西医设备，借助仪器能确保看病的准确性，但仍以中医辨证为主

图 3　医馆引用西医设备占比状况图

对上述 5 组中医馆基础数据研究分析表明，随机抽样调查的北京市中医馆典型数据中，大多数中医馆在资金、病患流量、医生数量及管理上，有着相当不错的效果，能保证中医馆的正常营业，即使在新冠疫情防控的特殊形势下，部分中医馆也能采取特殊的应对策略，及时创新模式，适应特殊时期的发展。在非特殊形势下，中医医馆在保持运营稳定的前提下，能采取更好的经营方式，在自身盈利、稳定发展的前提下，也为中医医院、中医门诊部等分担了部分患者，减轻当地医疗机构的就诊压力，为当地居民提供更多、更便捷的医疗服务类型。

（二）中医馆就诊患者体验及反馈情况分析

1. 患者的基础体验（包括疗效、价格及药品种类的丰富度）

在随机抽样调查的北京市中医馆中，大部分患者反馈治疗效果明显，患者群体会自发介绍新病人；小部分患者反馈有效果，会持续复诊；极少数患者反馈治疗效果不理想。

2. 药品构成及价格

有 50% 的中医馆支持中药饮片及中药熬制，患者用药方便且价格适中，部分中医馆药品价格相比医院更低，患者接受度相对更高。在治疗价格上（包括针灸、推拿、刮痧、拔罐等所有治疗服务），大部分医馆定价适中，患者普遍接受度高；有少数医馆定价偏高。分析定价偏高原因得出：定价偏高集中在特色诊疗方法上，该类诊疗在总体诊疗方法中占比 33.33%，特色诊疗主要在应对特殊病种上有相对优势，患者反映效果好，持续就诊率高。如北京大诚中医针灸医院特色诊疗——三才针法；北京京杏堂特色疗法擅治不孕不育、肿瘤、疼痛、胃病等；北京慈方中医馆运用药物与非药物结合（针、灸、埋线、皮内针）等特色疗法；北京正欣堂中医馆运用五行针灸身心同调、青少年转骨、依筋正骨等。以上特色诊疗使用特色手法、药物与非药物疗法结合，故定价相对传统中药治法偏高，但患者接受度高。

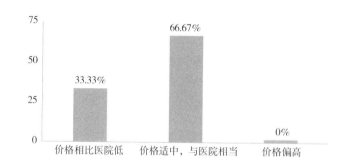

图 4　药品价格与医院、其他诊疗机构对比

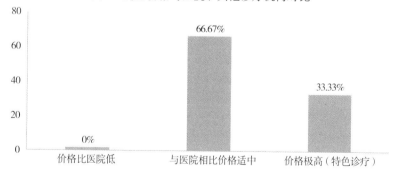

图 5　治疗价格（含挂号费及中药，针灸、推拿等中医治疗项目）与医院、其他
诊疗机构对比

图 4、图 5 所示，在药品构成及价格方面，大部分患者普遍接受药品价格；少部分相比于医院低廉，没有比医院价格高昂的情况。同时也反映出在中医治

疗上，中药之外的其他特色诊疗，整体药品及诊疗价格相对医院适中。

①药材来源

整体结果显示：第三方销售渠道供货的中医医馆在总调查医馆中占比为50%，药材厂定期采购的中医医馆在总调查医馆中占比为50%（见图6）。

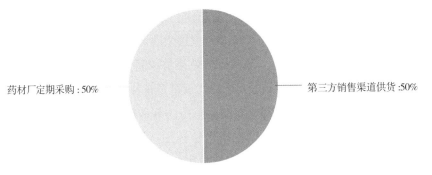

药材厂定期采购：50%　　第三方销售渠道供货：50%

图6　药材来源途径占比图

②看病流程及手续

大部分中医馆以手续简单，治疗流程便捷为主，尽量精简治疗流程，给病患一个高效、良好的看病体验，仅有部分医馆，针对特殊疾病等原因，治疗流程与医院无异（见图7）。

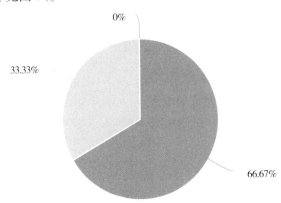

0%

33.33%

66.67%

● 手续简单，比医院更便捷　　治疗流程与医院大致相同　　治疗流程略繁

图7　看病流程、手续与医院对比图

综上几点调查，在随机抽样调查的北京市中医馆中，大多数中医馆的就诊患者对自身选择的中医馆较为满意。同时医馆自身为保证服务质量，各中医馆都有自身固定的药物采购渠道，确保售出的中药药品在质量上稳定、优质，以保证患者疗效，同时确保不会因药材质量而使患者在用药过程中出现不良反

应。可以看出，中医馆宗旨在于更好地为患者服务，以治好病为根本，尽可能地在更多方面体现自身优势，以期给患者带来更好的治疗体验。

（三）中医馆未来发展方向及前景

基于各中医馆的发展现状，不难发现大多数中医馆有着自己的优势，并能将其发扬出来，因此在未来发展中，各医馆也应扬长避短，将自身优势展现出来。

对于医馆人才的培养状况，我们做了不同教育方式的调研。

各中医馆以师带徒或讲课、跟诊、中医技能实训等方式培养人才；其中以跟诊、专业技能培训为主，师带徒为辅；部分医馆会以开设小班课、大班课等形式传授知识（见图8）。

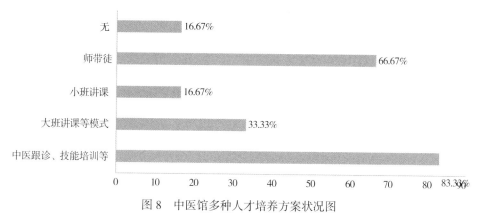

图8 中医馆多种人才培养方案状况图

在各中医馆对待未来发展方向问题的看法中，各医馆均在保证自身发展、被更多人接受及选择的基础上，更好地起到保障民生、做好基层服务、缓解看病难等问题的作用，进一步地用自身能力为社会医疗事业做贡献。同时在医疗教学领域，起到医教结合的作用，以及中医科技化的示范作用，努力培养中医人才；以及在高端医疗领域上做先行军，努力建设如家庭医疗等高端医疗服务，努力让中医更多地走进老百姓的千家万户，更好地解决老百姓看病难的问题。

2020—2023年，受新冠疫情影响，少部分中医馆发展艰难，但大部分医馆迎难而上，在疫情防控期间为老百姓解决新冠病毒带来的病痛，在医院患者爆满、药品紧张的情况下，与国家和人民一起，共克时艰，积极贡献自身力量。

三、北京市中医馆发展现状分析及问题探讨

（一）中医药发展政策

（1）2016年11月，国家中医药管理局印发《乡镇卫生院社区卫生服务中心中医综合服务区（中医馆）建设指南》（简称《指南》），《指南》建议采用互联网、物联网等技术提供中药饮片配送、代煎代送等服务；鼓励培育中医优势病种和中医特色专科；鼓励运用移动互联网、智能客户端、即时通信等现代信息技术为基层患者提供在线预约诊疗、候诊提醒等服务。新型技术手段在医疗行业领域的推广应用，让更多的患者在就诊过程中享受更加便捷、智能化的服务，可以大大缩短患者就诊等待、中药熬制等待时间，是现代"互联网+"技术在医药发展领域的一大进步，中医医院、中医门诊部应用推广新手段的同时，作为全国信息化大都市的北京，中医馆也应在全国中医馆领域做好先锋引领作用，率先引用先进、便捷的新技术手段，为患者就诊提供更便捷、智能的服务。

（2）2022年9月23日，国家卫生健康委员会举行的新闻发布会提到，党的十八大以来，中医药"走出去"步入快车道、迈出新步伐[9]。中国推动国际标准化组织成立中医药技术委员会（ISO/TC-249），陆续制定颁布89项中医药国际标准，扩大中医药国际贸易，大力发展中医药服务贸易，高质量建设国家中医药服务出口基地。推动中医药海外本土化发展，促进产业协作和国际贸易，开展中医药海外市场政策研究，助力中医药企业"走出去"。中医药企业从中国本土走出国门，是对中医馆、中医药事业的又一大推手，自古医药不分家，中医馆发展过程中，药品收益是其重要的一部分，中医药药品价格相对西药价格低廉，让更多人买得起药，用得起药，一直以来是中国中医药卫生事业发展的目的之一。推动中药类产品海外注册和应用，中医药开放发展取得积极成效，是对中国中医馆、中药企业的一大促进。

中医药发展的重要因素——中药药品，是中医药传承创新发展的物质基础，是中医疗效发挥的重要保障。近年来，中国采取健全完善中药质量标准体系等多项举措加强中药质量管理，中药质量持续提升。

展望未来，根据《推进中医药高质量融入共建"一带一路"发展规划（2021—2025年)》[10]设定的发展目标，"十四五"时期，中国将与共建"一带一路"国家合作建设30个高质量中医药海外中心，鼓励社会力量采用市场化方式探索建设中外友好中医医院。

以上利好环境和国家政策的规划、引领，都是中医馆发展的利好契机。

（二）北京市中医馆的发展优劣势

1. 优势

（1）政策引领、先行

北京作为政治中心，在各项政策的执行和实施上行动力更快，执行能力更强，北京市中医馆可以第一时间承接利好的政策条件，做好排头兵引领作用，同时能更好地利用互联网、新媒体等智能化的技术辅助手段，更好地为中医馆的发展创造便利条件。

（2）北京市中医馆潜在市场大

北京市中医馆多选取位置交通便利，有潜在市场优势的地方，以经济发展程度高、附近有商圈或居民居住聚集地为主。市区居民受政府政策宣传、广告效应等要素的影响，多数市民能通过日常接触了解到中医和中医馆。北京作为中国文化中心，受人口知识结构影响，对中医的接受度更高。同时，人口年龄构成中，老龄人口（60岁及以上人口）占比超过20%。北京市老龄协会发布的报告显示，截至2021年年底，北京60岁及以上常住人口441.6万人，占常住总人口的20.18%；65岁及以上常住人口311.6万人，占常住总人口的14.24%，按照国际通行标准，当60岁及以上常住人口比重在20%~30%或者65岁及以上常住人口占比达到14%~20%时，该地区进入中度老龄化[11]。2021年，北京市60岁及以上常住人口占比首次突破20%，65岁及以上常住人口占比首次突破14%，标志着北京已进入中度老龄化社会。中度老龄化的人口结构导致人群中对医疗卫生的服务需求增大，同时对中医、中医馆的需求增多，北京市中医馆潜在市场大，人数多。且北京市中医馆相比二甲、三甲医院及中医医院、中医门诊部，看病流程简单，一般不需提前预约，省去等候等环节，就医便捷，民众可选择度高。

（3）中医药信息化、科学化优势

提升中医药信息化、科学化水平。鼓励中医辨证论治、智能辅助诊疗系统等具有中医药特色的信息系统研发应用，一是奠定了中医药文化在群众之中的基础，让中国文化的中医药分支逐渐在人民群众中扎根，二是为将来中医的发展提供了保障。

在当今社会，医院管理体系大，受制度、规则条例影响较多，传统医院调整及引进新的诊疗技术等流程较多。而在基层医疗当中，可及时调整方式，对新技术、新手段接收速度快，效率高。另外，从医生、患者个人的角度来看，中医馆相较于医院有着不一样的优势，从北京市中医馆发展现状调研中可以看出：

①医生收益直接与接诊量挂钩。与接诊病人量相关即是与疗效挂钩，更能激发医生充分发挥医疗作用，医生的水平层次越高，间接带来的病人量越高，与之相应的门诊量越高。虽二者无直接相关关系，但仍可用该数据粗略衡量医生的大致水平。与此同时，接诊量直接影响医馆收入。

②医生出诊时间之余较为自由。医馆相较于医院等具有部分行政性质的机构，其非医疗工作大大降低，医生在非出诊时间的安排比较自由，很大程度上减轻了医生的工作负担。

③中医馆挂号、就医更加便捷。根据调查，医馆的就医流程相对于医院更为简单，因此对病人来说，便捷与否也成为医院与医馆之间选择的一种判断方式。

④患者的基础体验好，治疗效果明显。从调查中得出，大部分患者的中医馆就诊体验偏好，能得到医生更全面的诊治、判断，临床效果也较为明显，疗效是普通百姓最为关注的点，好的就诊体验、治疗效果明显对医馆口碑等更有利。

⑤药品价格低廉，用药方便。相对于西药的价格，中药的价格更加平民化。根据调查数据可知，大部分患者都能承受中药的价格，药品的及时、足量是治疗疾病的一大保障。

⑥特色诊疗方法丰富。中医在中国传承几千年，治疗方法多样，且医生多会因人制宜，根据患者情况选择最适合的疗法，如针刺、拔罐、刮痧、艾灸、导引、按摩、气功、放血等，整体诊疗效果更加明显。

⑦随着中国新医改的推进，治疗常见病的基药报销比例越来越大，部分稀有中药价格也将大幅度降低，中医馆自身、中医患者的看病成本再次下降，也

使中医越来越被更多的人接受。

2. 劣势

（1）中医馆中以中医传统诊疗手段为主，西医占比较少，而当今主流医学为西医，部分人群就医首选为西医，各大医院也是中西医比例不平衡，导致大众对中西医的认知有偏差。

（2）人们对中医的认识程度不高，认为中医治疗疾病范围小，部分人对中医缺乏信任。在信息化科学化的今天，中医的传统经验虽然疗效明显，但因缺乏现代科学数据等的理论支撑，导致一些治疗手段不被人们认可。

（3）中医诊疗过程中，普遍缺乏急诊手段等，一旦治疗过程中出现问题，如遇重症患者，或患者对治疗产生不良反应时，中小型中医馆缺乏系统全面的急救措施。

（4）民营中医医疗机构更迭频繁，因经营规模等问题，中医馆会存在因特殊环境、形势、盈利等问题出现更迭的现象，虽然随着中医药相关政策的逐步颁布和完善，民营中医医疗机构更迭频繁的问题现今已基本解决[12]，但还是会有部分中医医馆因规模较小，缺乏人才等问题而出现更迭频繁的情况。

基于上述，中医药发展虽然迎来了大好时机，但需解决的问题依然存在，在北京市内，中医馆虽然蓬勃发展，但是还有很多困难需要克服。

（三）北京市中医馆发展对策建议

（1）随着中医药政策的不断完善，中医药事业迎来了新的发展契机，中医馆应该抓住时机，顺应时势积极发展，充分发挥自己的优势，在当今环境下，通过自身优势，凝聚中医馆的力量，在中国本土以及世界的舞台上不断壮大、完善，彰显中国传统文化的魅力。

（2）中医药事业应重视中医人才的培养，人才是未来科技、医疗行业的核心竞争力，也是中医药事业发展的根本，应始终把人才培养作为发展的重中之重。北京是中国的文化中心，北京市中医馆应在培养人才方面比其他地区更具有敏锐度，培养人才、留住人才。人才是中医药事业发展的第一竞争力，做好人才培养，才能为中医药事业源源不断输送新鲜动力。

（3）中医馆自身经营方面上。作为一个为社会大众服务的领域，理应在保障自身正常运营的同时，尽可能地造福老百姓，减轻老百姓的负担。在经营上，争取更多政策上的支持。

贰 区域发展篇

（4）在发扬中医药文化的同时，秉持中国传统文化正道，虚心学习近现代的科学知识，合理运用现代科学手段，让科学成为中医的臂膀，辅助中医更好地为病人服务，在疗效上取得创新性的成果，从技术上获得前所未有的突破。在科技蓬勃发展的背景下，中医药不仅要传承前人的无数宝贵经验，同时也要充分利用现代科技支撑的辅助诊疗等手段，全面跟进科学的步伐，积极迈出前进的脚步。同时引进先进的技术手段，诊疗方法，提高诊疗疗效。

（5）中医馆医生的待遇进一步提升，充分激发医生的积极性，提高医生基础待遇的同时加大医生学习交流等方面的投入。

（6）充分运用中医优势，大胆尝试突破常规医学的局限，创新中医成果，突出中医特色，敢于突破难关，彰显中医优势。

（7）积极吸纳学校优秀人才，当今各医院、单位要求医生、学生全面发展，强调科研能力等，中医馆在注重学生科研思维的同时，更应强调临床疗效。中医馆在自己做大、做强的同时吸纳更多优秀人才，可以解决中医药毕业生就业问题，缓解中医学生的就业压力。

（8）逐步建立完善的医疗应急系统。医疗行业一旦某个环节出问题，对中医馆和医生来说都是重大的责任事故，因此必须建立一套完善的应急体系，防止意外事故的发生，同时应提升中医馆处理医患纠纷的能力，在遇到问题的时候能快速、高效地解决，将患者、医生和医馆的损失降低到最小，才能更好地促进中医馆的发展。

综上所述，北京市中医馆未来发展可期。在多方的共同努力下，中医馆会避开传统的不足，创新优势，在新的环境下大力发展，吸取过往经验，在新的利好形势下，抓住机遇，迎接挑战，办出中医馆的特色，承担时代赋予中医馆的使命和担当。相信未来中医馆会在中医药卫生事业发展中占据越来越重的分量，也为中国的中医药事业发展注入不竭的动力，助力中医药事业扎根中国、走向世界、再创辉煌，为中华文明不断传承发展、在世界文明舞台上熠熠生辉奠定坚实基础。

参考文献

[1] 中共中央　国务院关于促进中医药传承创新发新的意见.（2019.10.26）〔2023.8.26〕https://www.gov.cn/zhengce/2019-10/26/content_5445336.htm?eqid=d

c2478f500000d5800000002645e0053

［2］屈良平.基层中医馆现状与发展的思考［J］.中国农村卫生 2022 年 4 月第 14 卷第 4 期.

［3］中华人民共和国中央人民政府.中共中央　国务院印发《关于促进中医药传承创新发展的意见》.https：//www.gov.cn/zhengce/2019-10-26/content_5445336.htm.

［4］戴璟,吴锡云,张欣,等.民营中医馆服务满意度探究——基于 SERVQUAL 分析.现代预防医学 2021 年第 48 卷第 21 期 Modern Preventive Medicine,2021,Vol.48,NO.21.

［5］国务院办公厅."十四五"中医药发展规划.https：//www.gov.cn/gongbao/content/2022/content_5686029.htm.

［6］中国疾病预防控制中心.医疗机构管理条例实施细则.2005-06-29.https：//www.chinacdc.cn/flfg/bmgz/200506/t20050629_41198.html.

［7］中华人民共和国中央人民政府.政府工作报告.2018-03-22.https：//www.gov.cn/premier/2018-03/22/content_5276608.htm.

［8］四川省中医药管理局.中华人民共和国中医药法.2021.11.17.http：//sctcm.sc.gov.cn/sctcm/flfg/2021/11/17/046d76fe685345d581a686254a9c150b.shtml.

［9］国家卫生健康委员会.2022 年 9 月 23 日新闻发布会文字实录.2022-09-23.http：//www.nhc.gov.cn/xwzb/webcontroller.do ？ titleSeq=11481&gecstype=1.

［10］中华人民共和国中央人民政府.推进中医药高质量融入共建"一带一路"发展规划（2021—2025 年）.2021-12-31.https：//www.gov.cn/zhengce/zhengceku/2022-01/15/content_5668349.htm.

［11］北京市人民政府.60 岁及以上常住人口占比首次突破 20%，北京进入中度老龄化社会.2022-09-03. https：//www.beijing.gov.cn/gongkai/shuju/sjjd/202209/t20220903_2808255.html.

［12］刘薇.北京市民营中医医疗机构国际服务贸易发展现状研究［D］.北京：北京中医药大学.2017.

HB.03 陕西省中医医馆发展现状与对策建议

欧阳静① 李宏斌② 付叶彤③

摘　要： 中医药的发展近年来迸发出无限的生机与活力，作为中国传统医学的重要组成部分，中医药在陕西省也得到了广泛应用与推广。中医医馆作为提供中医药服务的主要场所，其发展活力也得到了进一步增强。本报告对陕西省中医医馆的发展现状进行了分析，并提出了相应的对策建议。在陕西省中医医馆发展现状部分共介绍了八条相关政策，体现了政府对中医医馆行业以及中医医馆的要求。自2021年以来，陕西省中医类医疗机构呈稳步上升趋势，基本满足了人们对中医药服务的需求，本报告针对陕西省中医医馆发展状况指出了中医医馆竞争压力大、人才短缺和管理不规范等问题。针对这些问题，提出了打造星级医馆，提高自身竞争力、加强人才培养与引进和加强规范化管理等对策建议，为陕西省中医医馆的发展提供参考和借鉴。

关键词： 陕西省；中医医馆；发展现状；对策建议

引　言

中医作为中国传统医学的重要组成部分，具有悠久的历史和丰富的理论体系。随着人们对健康的关注程度逐渐提高，中医医馆在中国医疗市场中逐渐崭露头角，陕西省作为中华民族的发祥地之一，中医药事业发展具有深厚的历史

---

① 欧阳静，经济学博士，陕西中医药大学人文管理学院院长。主要研究方向：卫生经济与政策。
② 李宏斌，高级工程师，陕西中医药大学附属医院网络安全与信息化办公室主任。主要研究方向：信息管理。
③ 付叶彤，陕西中医药大学公共卫生学院硕士研究生，主要研究方向：公共卫生与预防医学。

底蕴和独特的地域优势。本报告旨在分析陕西省中医医馆的发展现状，探讨存在的问题，并提出相应的对策建议，以期为陕西省中医医馆行业的进一步发展提供参考性建议。

一、陕西省中医医馆发展现状

中医是中国比较传统的治疗方法，中医医馆是提供传统中医诊疗服务的场所。截至 2021 年年底，陕西省共有各级各类医疗机构 34971 家，其中中医类医疗机构 2412 家，占比 6.9%，中医医院（含中西医结合医院）189 家，占中医类医疗机构的 7.84%。[1] 2012 年，西安市被国家中医药管理局授予"全国基层中医药工作市级先进单位"称号，它管辖 13 个区县都被评为"全国基层中医药工作先进单位"，2018 年经复审评估，西安市再次获得"全国基层中医药工作先进单位"。2019 年，铜川市被命名为"市级全国基层中医药工作先进单位"，此外还有临渭区、澄城县、富平县、王益区、印台区、耀州区、宜君县、宁强县、略阳县、汉滨区、岚皋县、平利县、汉阴县、柞水县、山阳县和商南县 16 个县（区）被命名为"县级全国基层中医药工作先进单位"。得益于特殊的地理环境，陕西省自古就有"秦地无闲草"之美称。且作为孕育著名中医的摇篮，古时就有孙思邈、王焘等名医，留下诸多医典、名方，传承后世，这也为陕西省中医医馆的发展奠定了基础。

（一）陕西省中医医馆相关政策

党的十八大以来，以习近平同志为核心的党中央高度重视中医事业，推动中医事业的发展和改革，取得了令人瞩目的历史性成就。中医作为中华文化传承的精髓之一，其特有的防治理念及方法形成了防治慢性病的独特优势[2]，随着现代慢性病患病人数越来越多、发病越来越低龄化，导致对中医的需求越来越多，中医医馆也随之迅速发展。对此，陕西省对行业发展、行业规范等制定了相关政策（见表 1）。

貳 区域发展篇

表 1 陕西省中医医馆相关政策内容

发布时间	文件名称	发布部门	相关内容
2017 年 7 月	《陕西省中医药发展战略规划（2017—2030 年）》	陕西省人民政府	到 2030 年，全面建成中医药学强省，使中医药学成果惠及全民。中医疗服务在基层医疗服务中所占比例超过 30%，市中医院 90% 为三级甲等，县中医院 80% 为二级甲等；综合医院和妇幼保健院 100% 设有中医科室和中药房；在各社区和乡镇卫生院，原则上应设立中医馆，并配备中医专家；乡镇卫生服务站、乡镇卫生院 80% 以上实现了中医诊疗
2017 年 2 月	《陕西省乡镇卫生院和社区卫生服务中心中医诊疗区（中医馆）建设标准》	陕西省中医药管理局	以"中医馆""中医堂""国医馆"等形式对基层医院的中医诊疗区域进行统一命名；中医馆具体包括了中医诊室、中医特色康复治疗室、中药房、煎药室等区域。在装修装饰上要体现中医药文化特色。中医诊疗区外统一悬挂"中医馆""中医堂"或"国医馆"等牌匾。配中医诊疗室 1 间，中医特色康复治疗室 2 间，以及中药房、煎药室等，具备相应条件的，配备"治未病室""示教室""候诊区"等
2019 年 11 月	《西安市加强基层中医药工作三年规划2019—2021 年）及实施方案》	西安市人民政府	进一步加强市、区（县）中医医院建设和镇卫生院、社区卫生服务中心中医药科室建设，提高社区卫生服务站、村卫生室的中医药服务能力。争取在 2021 年前，完成 3~4 所区县中医医院改针仪、TDP 神灯、中频治疗仪、热敷装置等适宜的中医诊疗设备，推广中医适宜技术应用
2020 年 4 月	《陕西省中医药条例》	陕西省人民代表大会常务委员会	县级以上人民政府举办的中医医疗机构、综合医院、妇幼保健机构和专科医院应当符合国家和本省规定标准、设置中医药科室和中医病床。中医诊所的名称、地址、诊疗范围、人员配备等，必须依照国家有关规定，向当地的省级中医药管理部门备案，并在备案的范围内开展业务。鼓励社会资本在中医领域投资，兴办中医医疗机构和养生保健机构。鼓励社会资金投入到中医药事业中来，建立中医药的医疗、健康保健事业。在进入条件，执业资格，基本医疗保障，科研教学，职称评定上，与公立医院一视同仁。鼓励具备相关资质的中药专业人才、医药经营企业，在全国各地设立中医门诊部、诊所、社区卫生服务中心、乡镇卫生院应当设立诊疗室，并配备中医医生

发布时间	文件名称	发布部门	相关内容
2022年10月	《陕西省"十四五"中医药发展规划》	陕西省中医药管理局	要发挥省市级中医医院龙头作用，推动优质中医资源扩容和均衡布局，加快打造高质量的现代中医药服务体系，提升基层中医药服务能力，加强其他医疗机构中医药服务，持续深化中医药改革，到2023年，共建1个国家区域中医医疗中心，建设3~4个中医特色重点医院；陕西省中医药研究院沣东分院、西安市中医院南院区和宝鸡、榆林、安康市中医院迁（扩）建项目建成投入使用；新建1~2家三级甲等中医医院，其中，中医（中西医结合）医院在全省达到三级和二级甲等的比例分别为85%和80%；社区卫生服务中心、乡镇卫生院示范中医馆达到15%，100%社区卫生服务站和80%村卫生所能够提供中医药服务

资料来源：政府公开资料。

（二）中医医馆建设规模

根据中医类医疗卫生机构的年度增长情况分析（见表2），2021年陕西省中医类医院共有189个（占比3.31%），比上一年增加7个（增长3.85%），中医类门诊部共有74个（占比1.93%），比上一年增加8个（增长8.51%），中医类诊所共有2148个（占比3.17%）比上一年增加173个（增长8.76%），2019—2021年全国中医类医院、中医类门诊部和中医类诊所数量都呈稳步上升趋势，这些中医医馆为广大患者提供了丰富的中医治疗服务，满足了人们对中医药服务的需求。

表2 2019—2021年陕西省中医类医疗卫生机构数统计

地区	2019年			2020年			2021年		
	中医类医院	中医类门诊部	中医类诊所	中医类医院	中医类门诊部	中医类诊所	中医类医院	中医类门诊部	中医类诊所
全国总计/个	5232	3267	57268	5482	3539	63291	5715	3840	67743
陕西省/个	184	63	1821	182	66	1975	189	74	2148
陕西省占比/%	3.52	1.93	2.24	3.32	1.86	3.12	3.31	1.93	3.17

资料来源：根据《中国卫生健康统计年鉴2022、2021、2020》基础数据整理。

根据陕西省各地区中医医馆数量统计（见表3）来看，榆林市中医医馆数量最多，具有243个（占比13.91%），这可能与榆林市大量种植中药材有关，汉中市和渭南市紧随其后，分别为204个（占比11.68%）和202个（占比11.56%）。作为省会城市的西安市，中医医馆数量有133个（占比7.61%）。

表3 陕西省各地区中医医馆数量统计

城市	数量 / 个	各地区占比 /%
合计	1747	—
西安市	133	7.61
西咸新区	5	0.29
咸阳市	188	10.76
宝鸡市	194	11.10
安康市	177	10.13
渭南市	202	11.56
榆林市	243	13.91
延安市	176	10.08
韩城市	13	0.74
汉中市	204	11.68
商洛市	143	8.19
铜川市	64	3.66
杨凌区	5	0.29

资料来源：陕西省中医医馆信息化一体化平台。

（三）中医医馆人才队伍建设

根据陕西省中医药人员数统计（见表4），2021年，全省共有22987名中医药卫生人员。其中17727名中医类别执业（助理）医师，4821名中药师（士）。这些优秀的人才队伍为陕西省中医药事业的发展提供了科研人力支撑。

表4 2019—2021年陕西省中医药人员数统计

指标	2019 年	2020 年	2021 年
中医药人员总数 / 人	21220	22473	22987
中医类别执业（助理）医师 / 个	15897	17052	17727
见习中医师 / 个	419	410	439

续表

指标	2019 年	2020 年	2021 年
中药师（士）/个	4904	5011	4821
中医药人员数占比			
中医类别执业（助理）医师 /%	74.92	75.88	77.12
见习中医师 /%	1.97	1.82	1.91
中药师（士）/%	23.11	22.30	20.97

资料来源：根据《中国卫生健康统计年鉴 2022、2021、2020》基础数据整理。

（四）中医医馆服务内容与服务效果

1. 中医医馆服务内容

中医医馆作为提供传统中医诊疗服务的场所，为人类健康事业做出了巨大贡献。陕西省中医医馆在满足《乡镇卫生院 社区卫生服务中心中医综合服务区（中医馆）建设指南》中所提到的"必须能为患者提供包括中药饮片在内的 6 种以上的中医药技术方法，并能为患者提供 10 种以上的中医诊断、治疗、康复器材"，"如果条件允许，建立中药煎药室、候诊区、中药库等"，"接入和使用中医健康信息平台，与基层医疗卫生机构现有信息系统实现互联互通、资源共享"等要求外，一些中医医馆还为患者提供具有很强中医特色的体质辨识服务和中医健康档案管理服务，在向患者提供药膳、膏药等中医药食疗服务的同时，还开展中医适宜技术以及中医特色健康管理服务。

近年来、陕西省中医医馆服务项目日趋多样化，涉及中医汤剂、针刺、艾灸、拔火罐、中药外治、推拿、刮痧、药浴、蜡疗、熏洗、埋线、穴位敷贴、穴位经络按摩等传统中医疗法近 100 种，其中，针灸、推拿、拔罐、刮痧等传统疗法在中医医馆中得到了广泛应用，成为中医医馆的特色服务。根据 2023 年国家中医药管理局发布的《社区卫生服务中心 乡镇卫生院中医馆服务能力提升建设标准（试行）》和《社区卫生服务中心站 村卫生室中医阁建设标准（试行）》中规定，中医医馆必须设置煎药室，提供煎药服务，由 2017 年的"有条件的可设置煎药室"变为"设置煎药室并提供煎药服务"，同时，鼓励各医院按病人需要，为病人提供药丸、散剂、膏剂、胶囊等个性化的给药服务。除医疗服务外，还应加强预防保健、文化建设和康复工作。随着中医医馆的建设与发展，中医医馆所能够提供的服务深度和覆盖面得到了一定程度的提高。

贰 区域发展篇

2. 中医医馆服务效果

根据陕西省中医类医疗机构诊疗服务量（见表5），2021年，陕西省中医类医疗卫生机构总诊疗人次2641.7万，比上年增加299.8万人次（增长12.80%）。其中：中医类医院1597.9万人次（占60.49%），中医类门诊部及诊所423.20万人次（占16.02%），非中医类医疗机构中医类临床科室620.6万人次（占23.49%）。2021年，陕西省中医类医疗卫生机构出院人次112.9万，比上年增加9.5万人次（增长9.19%）。其中：中医类医院100.2万人次（占88.75%），非中医类医疗卫生机构中医类临床科室12.7万人次（占11.25%）。从各部分占比来看，中医类医院承担了绝大部分的就诊患者，中医类门诊部和中医类诊所的诊疗人次偏低。这表明陕西省中医类门诊部及中医类诊所的发展有所欠缺，但在政府政策支持以及优秀的专业团队带领下，其发展仍具有光明前景。

表5 2019—2021年陕西省中医类医疗机构诊疗服务量

指标	诊疗人次单位/万人次			出院人次数/万人次		
	2019年	2020年	2021年	2019年	2020年	2021年
总计	2682.8	2341.9	2641.7	122.6	103.4	112.9
中医类医院	1519.7	1373.1	1597.9	109.1	91.6	100.2
中医医院	1404.5	1264.5	1450.0	100.1	84.2	91.4
中西医结合医院	115.2	108.6	147.9	8.1	7.4	8.8
中医类门诊部	30.3	24.6	25.5	–	–	–
中医类诊所	464.5	371.0	397.7	–	–	–
非中医类医疗机构中医类临床科室	668.3	573.2	620.6	13.5	11.8	12.7

资料来源：根据《中国卫生健康统计年鉴2022、2021、2020》基础数据整理。

二、陕西省中医医馆面临的挑战与问题

陕西省中医医馆在依靠较好的基础条件下，发展取得了显著成果，但就整个中医医院来说仍处于发展不平衡、不充分的初级阶段，仍然面临竞争压力大、人才短缺、服务质量有待提升等问题。

（一）综合服务能力不高，竞争压力大

中医药的宣传力度相对较弱，导致很多人对中医药存在误解和不信任，地市级基层中医院普遍存在建院时间短、医院级别低、发展空间小、硬件设施落后等现象，在中医药市场上，又有很多竞争对手，中医医馆既不能与大医院相抗衡，又与同级西医综合性医院之间存在着巨大的差距，与此同时，中医医馆还面临着众多个体诊所的冲击[3]。这些竞争对手的发展给中医医馆带来了很大的压力。

陕西省除了现有较知名的官方主办医院，如市中医医院、省中医医院外，其他的中医医馆多为中医学院的三产或诸如同仁堂、怡康医药等知名医疗企业的子公司。近年来，一些医药流通企业利用自身经营中药材的便利，纷纷开设中医医馆，在中医医馆蓬勃发展的同时，名医的匮乏、坐诊费的水涨船高、中药材价格上涨等问题也随之而来。致使大多数的中医医馆难以与公立医院竞争。根据调查，西安市中医医馆主要在人流量较大的区域，且主要分布在城区，这也造成了中医医馆房屋租金较高的现状，致使多数中医医馆只能在夹缝中生存，总体经营状况一般，处于亏损或者盈利能力不足的状态。另外，尽管陕西省鼓励名老中医开设中医医馆和坐堂行医，并允许有资质的医药零售企业开设中医坐堂诊所，为广大市民提供便利，但由于中医医馆许可证的审批周期较长，致使部分中医医馆无法正常营业，使得民间资金对中医医馆的热情受到了一定打击。

（二）中医医馆人才短缺，传承意识差

尽管陕西省中医医馆人才队伍建设取得了一定的成果，但仍面临人才短缺的问题。一方面，随着中医医馆业务的不断拓展，对专业人才的需求越来越大；另一方面，随着中老年中医人员的逐渐"退休"，中医队伍中的资深中医专家逐渐减少，高层次人才总量不足，缺乏继承和创新能力，特别是中青年中医技术骨干的培养出现了"青黄不接"的问题，这已成为陕西省中医药事业发展的最大瓶颈。

虽然随着人口老龄化的加剧和中医养生理念的普及，人们对中医的需求越来越大。但是由于中医行业的就业前景不如西医，中医医馆的待遇相对较低，且中医行业的发展相对滞后，导致许多年轻人不再选择从事中医行业，造成中医医生的短缺。同时，由于中医行业的技术门槛较高，需要长期的学习和

实践，因此中医医生的培养也需要投入更多的时间和精力，这也导致中医医馆的从业人员短缺，虽然外聘名医或多点执业可以解决部分中医馆人才缺乏的现状，但这也使得名医们无法将全部的精力投入到临时坐诊的中医馆，造成中医医馆的服务质量无法得到保障，且不利于中医医馆的信誉发展[1]。

陕西省作为中医发展的摇篮，民间中医活动比较活跃，但大多数的民间中医没有相应的资质，很多人对资质考核政策不了解，持证率低使民间的执业活动无法规范进行，并且大多数名医年事已高，且普遍都没有传承人，加大了传承风险[3]。此外由于现代医学的发展和中西医学的交流，一些名老中医本身对传统中医的传承意识较差，缺乏对中医经典的深入理解和研究。同时，一些中医医生也缺乏对中医文化的认同和自信，这都导致了中医传承的困难。

（三）中医医馆管理不规范，服务质量参差不齐

中医药行业的规范化程度相对较低，导致一些中医药医馆存在不规范的现象，给患者带来一定风险。从管理层面来说，陕西省的中医医馆大多数都是知名医疗企业的子公司，追求经济效益才是他们的目的，其他的老派传承医馆又相对缺乏现代科学管理的经验，管理理念相对落后，固守传统的经营管理模式，缺乏有效的管理制度和规章制度，导致医馆内部的工作流程不清晰，难以及时适应外部环境的变化和要求。

在许多在中医医馆中，服务的质量往往取决于医生的经验和技能，以及他们对中医理论的理解。由于医馆的规模、设备、医师水平等方面存在差异，导致服务质量参差不齐，有些医馆服务不好，医疗技术不过关，给患者带来了很多不便与困扰，导致患者对中医医馆整体存在排斥心理。根据提供中医服务的基层医疗卫生机构数来看，越来越多的基层医疗机构都逐渐提供了中医服务，然而却缺少有效的政策对其诊疗技术、综合服务能力等进行规范化管理。导致基层与城市的中医服务存在明显差异。

另外，由于监管不到位，一些医馆存在违法经营、虚假宣传等问题，不仅对患者的身体健康造成威胁，更是不利于中医医馆的信誉建设。更有甚者存在没有合法的执业医师、医疗设备不符合标准等问题，管理混乱，缺乏规范。此外，还存在收费不规范、价格不透明等问题。

三、对策建议

陕西省中医医馆在发展过程中取得了一些显著成果，但仍然面临一些挑战与问题。为了促进陕西省中医医馆的持续发展，有必要从重视宣传推广、提高自身竞争力、加强人才培养、提升服务质量等方面加强工作，以期为陕西省中医医馆的发展创造更加有利的条件。

（一）打造"星级"医馆，提高自身竞争力

《"十四五"中医药发展规划》要求通过市场机制和政府引导的方式，鼓励探索发展中医医馆连锁品牌，发展"名医、名馆、名厂"＋"名药"的发展模式，探索多元发展。对此陕西省政府应把中医馆建设列入民生实事项目，围绕创新管理模式、提供优质服务等方面着力打造一批"星级"医馆。主要有以下三点：一是要完善评价机制，明确中医馆建设评价标准，严查分级模糊、等级与实力不符的情况；二是要彰显中医治未病、康复等服务特色，依托"师带徒"途径，建设中医流派名中医，持续开展中医医馆骨干培养；三是要强化中西医结合，支持中医药与互联网的整合创新，促进一批有纯正中医药特色的"星级"医馆成长，不断满足人民的卫生服务要求。同时政府还要进一步加大对中医医馆的扶持力度，比如适当降低中医医馆租金，在必要时进行财政补贴，减轻医馆经营压力；缩短中医门诊医疗证审批办理时间，让中医医馆尽快正常开业；加大社会办医政策的落地力度，对公立医院的数量和规模进行严格的控制，为中医医馆留下足够的发展空间[4]。

中医医馆自身也要不断宣传，提升自身竞争力主要有四点：一是要提高医疗服务水平，通过加强科研工作，提升医馆的研发能力和技术水平，从而提高自身竞争力；二是要强化品牌建设，建立并宣传医馆的品牌形象，以吸引更多的患者，通过提供优质的医疗服务、优惠活动、健康教育等方式，提升医馆的社会影响力；三是要增加患者满意度，可以通过建立专门网站，展示中医医馆的服务与优势，针对医馆的运营流程进行优化，提供线上预约、接诊、结算等服务，以提高效率，减少患者的等待时间，提高患者满意度；四是要与当地的医院、诊所、保健中心等建立合作关系，提供中医治疗服务，扩大客服群，适

当提供优惠活动和套餐服务等，吸引客户并提高客户的忠诚度。

（二）加强人才培养，提升人才队伍素质

国家在文件中提出推进医师多点执业，但是中医院医师多点执业和流动到中医医馆还有很大的障碍和困难。从中医师多点执业的情况来看，随着政府对中医药扶持力度加大，中医师多点执业的阻力变小，但中医师多点执业配套政策仍然不完善，中医师社区多点执业选择范围也相对较窄[5]。考虑到这些问题，相关管理部门应该大力支持辖区内中医医馆建设工作，推进中医医馆与高校的战略性合作，依托高校的优质教育资源，大力培育本土中医药人才队伍。采取多种方式和途径加快培养，逐步完善符合中医药持续发展的长效人才培养机制，建立一支高素质中医人才队伍。

近年来，陕西省在传承工作方面也积累了一定的经验。"师带徒"的培育途径使得一批年轻中医学成出师，但由于缺乏一种长期的中医人才培养机制，很大程度上制约了新一代中医人才的培养。所以相关部门应不断完善"师带徒"的培育途径，着重建立中医药人才培养长效机制。此外，还需正确处理好继承和创新之间的关系。在利用现代先进的科学技术为中医注入活力的同时也要坚定中医的特色优势和原创思维，保护好中医的传统老字号[6]。同时，陕西省政府也应不断聘请在中医药产、学、研等方面具有较高学术造诣和丰富实践经验的国内外知名院士、专家、学者，以及大型药企高管等，支持高校、医疗机构和企业开展中医药人才培养和科研工作，成立"陕西省中医行业智库"，集思广益，为陕西省中医行业的发展出谋划策。

（三）加强中医药行业规范化管理，提高服务质量

"以人民为中心"是中医药高质量发展的着力点、立足点。在中医医馆的发展中，就是要做到以患者为中心，不断提高服务质量，更好地满足患者的各项需求。对政府而言，首先应该加强行业监管，建立健全中医药行业的监管机制，加强对中医医馆和从业人员的监管力度，加强对中药材的质量监管，确保中医药服务的安全性和有效性。其次应该推进中医药标准化建设，制定中医药服务规范和标准，加强对中医药诊疗技术的规范化管理，提高中医药服务的规范化水平。最后应利用奖惩机制，强化提升行业自律，严厉打击非法行医、医

疗欺诈，依法严惩虚假违法医疗广告宣传，进一步完善综合监管制度。

此外，对中医医馆来说，首先要加强内部管理，建立健全管理制度，确保服务质量与安全。其次要加强与患者的沟通和交流，了解患者的需求和意见，提高服务质量和满意度。医馆要积极参与行业协会和组织，遵守行业规范和标准，加强行业自律和监督。在信息飞速发展的今天，中医医馆健康信息平台的布置在很大程度上能够提升基层医疗机构的规范性。通过与区域内省、市医疗机构的医疗信息共享和业务技术协同发展，不断提高基层医疗机构的能力，不断适应基层居民对中医药服务的高质量高水平需求[9]。所以中医医馆应不断建立中医药信息化平台，推广中医药电子病历和电子处方等信息化工具，提高中医药服务的效率和质量。

四、结论

本研究结合政府相关政策，通过对陕西省中医医馆的发展现状进行调查分析，探讨其在发展中取得的显著成就以及存在的相关问题，并对存在的问题提出了"打造'星级'医馆，提高自身竞争力""加强人才培养与引进""加强中医药行业规范化管理，提高服务质量"等相应措施，以期为陕西省中医医馆的发展创造更加有利的条件。

参考文献

［1］侯胜田，欧阳静，张玉苹，等.中医医馆发展报告（2022）［M］.北京：中国商业出版社，2022.

［2］易韬，戚莉，吴焕淦，等.中医药防治慢性病的几点思考［J］.中华中医杂志，2012，27（04）：1194-1196.

［3］曹宝国，杜维成，王志刚.浅谈地市级中医医院发展面临的问题及对策［J］.中医药管理杂志，2008（10）：749-750.

［4］国家卫生健康委员会.关于印发促进社会办医持续健康规范发展意见的通知［EB/OL］.（2019-06-12）［2022-09-30］.http：//www.gov.cn/xinwen/2019_06/12/content_5399740.htm.

［5］张绿圃.郑州市三级中医院中医师社区多点执业影响因素研究［D］.郑州：河南中医药大学，2018.

［6］张艳霞.中医发展面临的问题及其对策［J］.知识文库，2016（15）：273.

［7］仝武宁，李宏斌.陕西省基层中医馆健康信息平台建设研究［J］.中国数字医学 2023，18（03）：114–118

HB.04 甘肃省中医医馆
发展现状与对策建议

张　翙[①]　王春燕[②]　李　娜[③]　张　维[④]

摘　要： 自古以来，甘肃省就是中药材的主要产地之一，为甘肃省中医医馆的发展提供了得天独厚的优势。甘肃省中医医馆在促进中医药文化传承和发展、维护人民健康方面发挥了重要作用，同时也面临着一些挑战。中医药人才是中医药事业的核心，中医药产业园是中医药产业的重要载体，标准化建设是中医药服务的基础，为进一步促进甘肃省中医医馆更好地提供中医药服务，本报告认为甘肃省应加强中医药人才培养，推进中医药产业园建设，促进标准化建设。甘肃省中医医馆的发展对于促进中医药文化传承和发展、维护人民健康具有重要意义，需不断加强自身建设和创新，提升服务水平和核心竞争力，适应社会发展的需要，实现可持续发展。

关键词： 中医医馆；发展现状；对策

一、基本情况

甘肃省中医医馆是甘肃省中医药服务体系的重要组成部分，数量众多，分布广泛。中医医馆提供的服务内容较为丰富，包括常见病、多发病、疑难

① 张翙，管理学博士，甘肃中医药大学经贸与管理学院副院长，一级副教授，主要研究方向：健康管理经济学与卫生事业管理。

② 王春燕，甘肃中医药大学公共卫生学院硕士研究生，主要研究方向：健康管理经济学与卫生事业管理。

③ 李娜，甘肃中医药大学公共卫生学院硕士研究生，主要研究方向：健康管理经济学与卫生事业管理。

④ 张维，管理学硕士，甘肃中医药大学经贸与管理学院副院长，一级副教授，主要研究方向：健康管理经济学与卫生事业管理。

杂症等方面，既可作为常规医疗机构，也可以作为疾病预防和健康保健的机构。甘肃省中医医馆以传承和发扬中华民族优秀传统文化为宗旨，坚持中西医结合，以中医药疗法为主，注重针灸推拿、草药配方、食疗养生等中医养生方法，旨在调整人体自身的机能，达到治疗疾病、保健养生的目的。同时，中医医馆积极开展各种形式的中医药健康讲座、义诊、学术交流等活动，以普及中医药知识，提高人们对中医药的认识和信任度。甘肃省中医医馆的医疗设备和药品具有较高的质量和规格，医生和药师都是经过专业培训和考核的中医药专业人才，有着丰富的临床经验和良好的职业素养。同时，中医医馆积极引进现代科技手段，如中医影像、中医云诊所等，将中医药与现代医学相结合，为广大患者提供更加全面、精准的诊疗服务。甘肃省中医医馆在保护和传承中华优秀传统文化，推广中医药知识，治疗疾病和保健养生方面，发挥着重要的作用。

（一）总体情况

甘肃省中医医馆的总体情况包括以下几个方面。

1. 数量情况：

截至 2021 年年底，甘肃省共有中医医疗机构（包括中医医馆、中医院、中医诊所等）4676 家，其中中医医馆数量为 3457 家。其中陇南市、兰州市、庆阳市、酒泉市等地的中医医馆数量较多（见表1）。

表1　甘肃省各市州中医医馆数量

市/州	中医医馆数量/个	市/州	中医医馆数量/个
兰州市	355	平凉市	300
嘉峪关市	157	酒泉市	302
金昌市	99	庆阳市	352
白银市	191	定西市	294
天水市	271	陇南市	402
武威市	129	临夏回族自治州	282
张掖市	226	甘南藏族自治州	97

资料来源：项目团队整理。

2.分布情况

甘肃省中医医馆的分布比较广泛，既有集中分布在城市中心地带的大型中医医馆，也有分布在偏远乡村的小型中医诊所，不同地区的中医医馆规模和服务内容有所差别，但是都能够为当地居民和游客提供基本的中医药服务。

（1）城市中心区域：在甘肃省的省会城市兰州市，以及其他一些城市如天水市、平凉市、酒泉市等，中医医馆数量较多，分布较集中，方便市民就医。

（2）农村地区：甘肃省农村地区中医医馆通常规模较小，设施简单，但是能够为当地居民提供基本的中医药服务，同时也成为推广中医药知识和传统文化的重要阵地。

（3）旅游景区：甘肃省拥有丰富的历史文化和自然景观资源，吸引了大量的游客。在一些著名的旅游景区，如敦煌、嘉峪关等地，中医药服务也得到了很好的发展，中医医馆的数量相对较多，为游客提供了便利和保障。

3.经营模式：

甘肃省中医医馆的主要经营项目包括中医内科、中医外科、中医妇科、中医儿科、中医五官科、中医皮肤科、中医针灸推拿科、中医康复科等。中医医馆采用中西医结合的方式，综合运用中药、针灸、推拿、艾灸、拔罐等中医疗法，结合西药、手术等现代医疗技术，为患者提供全方位的医疗服务。此外，中医医馆还开展中医药保健、康复等多种服务项目，如中医推拿、针灸、中药艾灸、拔罐等中医保健服务和康复治疗（见图1）。

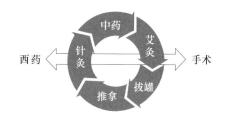

图1　甘肃省中医医馆传统疗法模式示意图

（二）服务质量

近年来，甘肃省中医医馆的服务质量得到了显著的提升。一方面，随着现代医疗技术的日益发展，中医药的应用范围也在不断扩大，中医医馆的服务项目也日益丰富。除了传统的针灸、推拿、中药等治疗方式外，还增加了按摩、拔火罐、艾灸等新型治疗项目，为患者提供更多元化、个性化的中医医疗服务。另一方面，甘肃省中医医馆在服务态度上也有了很大的改善。医馆工作人员的专业素质和服务意识得到了提高，在患者的接待、问诊、治疗等方面都更加亲切、耐心、细致。医馆还加强了与患者的沟通和交流，及时了解患者的需求和意见，并尽力满足患者的要求，让患者感受到更好的服务体验。此外，甘肃省中医医馆的服务管理也更加规范。医馆对医疗设备、医疗用品进行了标准化、规范化管理，确保医疗设备的安全性和有效性。同时，医馆还加强了对医务人员的培训和考核，提升了医务人员的专业水平和服务质量。总体来说，甘肃省中医医馆在服务质量方面取得了显著的进步，为广大患者提供了更加优质、安全、可靠的中医医疗服务。

（三）市场竞争

随着中医药在中国及全球的普及和认可，甘肃省中医医馆市场竞争日益激烈。为了更好地满足患者的需求，医馆规模不断扩大，品牌意识也得到了增强。在这种情况下，优质服务成为医馆竞争的关键因素。

中医医馆市场的发展和进步需要不断提升服务质量。医馆需要加强对医务人员的培训和考核，提高医务人员的专业水平和服务质量，同时加强对医疗设备、医疗用品等的管理，确保医疗设备的安全性和有效性。只有提供更加优质、安全、可靠的中医医疗服务，才能赢得患者的信任和口碑，获得市场竞争的优势。

中医医馆市场竞争的发展还需要不断拓宽服务渠道。医馆可以通过建立线上平台，拓展线上服务，提供线上咨询、预约、购药等服务，以满足患者多样化的需求。此外，医馆还可以加强与社区、医院等机构的合作，建立联合诊疗体系，提高服务水平，扩大服务覆盖面。

中医医馆市场竞争的发展也需要不断提升医馆的品牌意识。医馆需要通过加强品牌宣传、提供优质服务等方式，树立良好的品牌形象，提高品牌知名度和美誉度。只有拥有良好的品牌形象和口碑，才能赢得更多患者的信任和支持，获得市场竞争的优势。

甘肃省中医医馆市场竞争日益激烈，但是这也将推动中医医馆市场竞争的不断发展和进步。优质服务、服务渠道拓宽和品牌意识的提升将成为中医医馆市场竞争的关键因素。

（四）发展趋势

为了满足患者的需求，甘肃省中医医馆会逐渐扩大服务范围，开拓中医美容、中医养生等多个领域。同时，随着信息技术和智能技术的发展，中医医馆也将会应用更多的科技手段，例如通过互联网平台提供在线问诊、预约挂号等服务[1]；通过大数据分析提供个性化的治疗方案；通过智能设备提高诊疗的精准度等[2]，以提高服务质量和效率。中医医馆也可能会积极拓展国际市场，将中医药和中医文化推广到海外市场，并吸收国外的先进技术和管理经验，提高自身的竞争力。随着中医医馆的发展，对中医人才的需求也会不断增加。因此，中医医馆需要加强人才培养和引进，提高员工的专业水平和服务能力。同时，也需要为员工提供良好的职业发展空间和福利待遇，留住优秀人才。甘肃省中医医馆将会在多元化服务、国际化发展、人才培养和科技应用等方面不断发展和创新，为患者提供更加优质、便捷、个性化的中医药服务（见图2），同时也将推动甘肃省中医医馆市场的发展和进步。

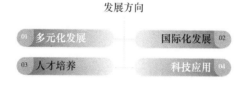

图 2　甘肃省中医医馆的未来发展方向

二、发展成效

目前甘肃省中医医馆发展已取得长足进步，基本形成了以省中医药科学院为龙头，省级和市级中医药研究院为骨干，乡镇卫生院、社区卫生服务中心和村卫生室为基础的中医药事业发展新格局。甘肃省中医医馆在传承和发展中医药文化的过程中，坚持以患者为中心的服务理念，不断提高中医诊疗服务的质量和水平。医馆的医生们都是经过专业培训和严格考核的中医专家，能够根据患者的具体情况，制订个性化的治疗方案，让患者得到最好的治疗效果。甘肃省中医医馆还非常注重中医药文化的传承和发展。医馆通过举办中医药文化讲座、开展中医药文化体验活动等多种形式，向社会公众普及中医药文化知识，提高公众对中医药的认知度和信任度。医馆也积极推广中医药的应用，通过临床实践验证中医药的疗效，并不断探索中西医结合的治疗模式，为中医药的现代化发展做出了积极的贡献。

甘肃省中医医馆的发展成效不仅在医疗领域，也在社会文化领域取得了显著的成绩。医馆的发展为当地的经济发展和就业创造了大量的机会，同时也让中医药文化得到更好的传承和发展，提高了中医药在社会中的地位和影响力。甘肃省中医医馆的成功经验为其他地区中医药事业的发展提供了宝贵的借鉴和参考。

近年来，甘肃省中医药事业发展取得了显著成效，基层中医药服务能力明显增强。甘肃省中医医馆的发展成效具体可以分为以下几个部分。

（一）中医药服务的普及率提高

随着人们对中医药的认可度不断提高，中医药服务的普及率也在逐步提高。越来越多的人开始接受中医药的治疗方式，尤其是在一些慢性病和亚健康方面，中医药的治疗效果备受关注，这也使得中医医馆的服务对象越来越广泛。

中医药服务的普及率提高，主要得益于中医药行业的不断发展和完善。政府对中医药事业的支持力度不断加大，推动中医药行业的现代化和国际化发展。政府加大对中医药行业的资金投入，支持中医药科研和技术创新，提高中医药的研发水平和治疗效果。同时，政府还加强了对中医药行业的监管，推动中医药行业的规范化和标准化发展，提高中医药服务的质量和安全性。

中医药行业也在不断提高服务质量和效率，提高了公众对中医药的信任度和认可度。中医医馆积极引进先进的医疗设备和技术，提高中医药的诊疗水平。中医医馆还加强中医医师的培训和专业能力提升，提供更加优质的中医服务。同时，中医医馆还注重患者的体验和服务，提供便捷的预约挂号、舒适的就诊环境和人性化的医疗服务，增加患者的满意度。

甘肃省中医医馆作为中医药服务的重要组成部分，也在积极推广中医药服务。医馆通过宣传中医药知识、开展义诊活动、推广中医药文化等多种形式，让更多的人了解中医药的治疗方式和优势，提高公众对中医药的认知度和接受度。中医医馆还与社区、学校等机构合作，开展中医药健康教育和宣传活动，提高公众对中医药的认可度和信任度。

中医药服务的普及率提高，对于促进中医药行业的发展和推广中华文化都有着积极的意义。中医药的普及不仅可以提供更多的治疗选择，满足公众的多样化需求，还可以促进中医药文化的传承和发展，增强国家软实力。中医医馆作为中医药服务的重要载体，应继续加大推广力度，提高服务质量，为更多的人提供优质的中医药服务。

（二）医疗技术水平提高

医馆注重引进和培养中医药专家和技术人才，加强与国内外中医药研究机构的合作，不断推陈出新，提高中医药技术水平。医馆通过与知名中医药大学、研究机构等合作，引进国内外优秀的中医药专家和技术人才，通过学术交流、培训等方式，提升医馆中医药人才的专业水平和综合能力。

医馆的中医药专家和技术人才具有丰富的临床经验和专业知识，能够根据患者的具体情况，制订个性化的治疗方案，提高了医疗水平和服务质量。医馆通过定期组织内部学术讨论、病例讨论等形式，促进中医药专家之间的交流和学术研究，不断提高中医药的诊疗水平和疗效。

医馆还积极开展中医药科研工作，不断探索中医药的疗效和应用，推动中医药的现代化发展。医馆与相关科研机构合作，开展中医药研究项目，深入研究中医药的药理学、临床应用等领域，推动中医药理论与实践的结合，为中医药的发展提供科学依据。

另外，甘肃省中医医馆还注重加强中西医结合的诊疗模式，结合现代医学技术，将中医药与现代医学相融合，为患者提供更加全面、个性化的诊疗方案，提高了整体医疗水平和服务质量。医馆通过现代医学的辅助检查手段，如影像学、实验室检查等，配合中医药的诊断方法和治疗手段，实现中西医的有机结合，为患者提供更加精准有效的治疗方案。

随着医疗技术的不断提高，甘肃省中医医馆的发展前景也越来越广阔。中医药作为中国传统医学的瑰宝，具有独特的优势和潜力。随着人们对中医药认可度和需求的增加，中医医馆将有更多的发展机会和市场空间。医馆可以进一步加强与其他医疗机构、保险公司等的合作，拓宽服务渠道，提高中医药的知名度和影响力，为中医药的普及和发展做出更大的贡献。

（三）医疗设施和服务质量的提升

甘肃省中医医馆在医疗设施和服务质量方面的投入不断增加，医馆的服务质量得到了很大的提升，医患关系也得到了改善。医馆的医疗设施得到了不断升级和改善，医疗设备先进化程度越来越高，为医生提供了更加科学、准确的诊疗手段。

医馆不断引进最新的医疗技术和设备，如中医影像诊断系统、中医电子诊断仪等，以提高诊断的准确性和治疗的效果。医馆还注重环境卫生和医院管理，通过加强清洁消毒工作、改善就医环境等措施，让患者在就医时感受更加舒适和安心。

除了医疗设施的提升，医馆的服务质量也得到了极大的提升。医馆的医生都是经过专业培训和严格考核的中医专家，具有丰富的临床经验和专业知识。他们能够根据患者的具体情况，制订个性化的治疗方案，并提供全程跟踪服务。医馆还注重健康教育，开展多种形式的健康讲座、帮助患者提高健康素养，预防疾病的发生和复发。随着医疗设施和服务质量的不断提升，甘肃省中医医馆的声誉也在不断扩大，医馆的服务对象也越来越广泛。

（四）中西医药融合取得成效

医馆通过中西医药联合诊疗，将中医药与现代医学相融合，充分发挥中西医药各自的优势，让患者得到更加全面、个性化的治疗方案。医馆的医生们具有中西医药双重背景，能够为患者提供更加科学、准确的诊疗服务，提高了治疗效果和满意度。

中医药和西医药的结合使得治疗效果更加显著。中医药强调整体观念和辨证施治，注重调理身体的阴阳平衡，而西医药则注重病因病机的分析和精确诊断。通过中西医药的结合，可以综合运用中医药的辨证施治和西医药的病因病机分析，提高治疗的准确性和针对性，使治疗效果更加显著。

另外，医馆还注重中西医药文化的融合和传承。医馆通过开展中西医药文化交流活动、举办中西医药学术研讨会等多种形式，推动中西医药文化的互通和交流，加强中西医药文化的传承和发展。通过促进中西医药文化的交流，可以丰富医馆的医学理论和技术，提高医生们的综合素质和医疗水平，为患者提供更加优质的医疗服务。中西医药融合的成效不仅体现在医疗方面，也为中医医馆的可持续发展提供了新的思路和方向。

（五）中医药市场份额的提升

随着中医药服务的普及和发展，甘肃省中医医馆的市场份额不断提升，中医药的市场前景也越来越广阔。中医药作为我国传统医学的重要组成部分，具有独特的优势和潜力，受到了越来越多消费者的认可和青睐。

甘肃省中医医馆在中医药市场中具有一定的竞争优势。医馆拥有专业的医生团队和先进的医疗设备，能够为患者提供高质量的中医诊疗服务。医馆的医生们经过专业培训和严格考核，具有丰富的临床经验和专业知识，能够根据患者的具体情况，制订个性化的治疗方案。医馆还注重引进先进的中医药诊断设备和治疗设备，不断提升医疗技术水平，提供更加科学、准确的诊疗手段。

同时，医馆还注重与社区、企业等合作，开展健康管理和预防保健工作，扩大中医药的市场份额。医馆与社区合作，开展健康讲座、义诊等活动，提高社区居民对中医药的认知和接受度。医馆与企业合作，开展员工健康管理项目，提供中医药诊疗服务，提高企业员工的健康水平。通过与社区和企业的合作，医馆扩大了服务对象，提升了中医药的市场影响力。

另外，政府对中医药事业的支持力度也在不断加大，推动中医药的现代化和国际化发展。政府出台了一系列中医药相关政策，鼓励中医药行业的发展，提供优惠政策和资金支持，加强中医药的科研和技术创新。政府还积极推动中医药的国际交流与合作，加强中医药在国际医学领域的影响力。这些政策的出台为中医药的市场前景提供了有力支持，为甘肃省中医医馆的发展创造了良好的环境。未来，随着中医药行业的不断发展和完善，甘肃省中医医馆将会继续加强自身实力和服务质量的提升，扩大中医药的市场份额，为中医药行业的发展做出更大的贡献。

三、存在问题

甘肃省中医医馆的发展成效在医疗技术水平、医疗设施和服务质量、中西医药融合和中医药市场份额等方面都取得了一定的成效。但是在发展过程中还存在一些问题和挑战，需要进一步加强管理和措施的落实。

贰　区域发展篇

（一）医疗资源不足

甘肃省中医医馆的医疗资源还存在一定的不足。在某些地区和时间段，医生和医疗设施的供给还不能满足患者的需求，导致患者排队等候时间长，医疗效率低下。医馆可以加强医疗资源的投入和调配，优化医疗服务的结构和流程，提高医疗服务的效率和质量。

（1）医生数量不足。医生是医疗服务的核心力量，但是在某些地区和时间段，医生的供给还不能满足患者的需求，导致患者排队等候时间长，医疗效率低下。

（2）医疗设施不足。医疗设施是医疗服务的重要保障，但是在某些地区和时间段，医疗设施的供给还不能满足患者的需求，导致患者排队等候时间长，医疗效率低下。

（3）医疗资源分配不均。医疗资源的分配不均也是医疗资源不足的一个重要原因。一些地区和人群的医疗资源过剩，而另一些地区和人群的医疗资源却非常匮乏，导致医疗服务不平衡。

（二）管理体系不规范

甘肃省中医医馆的管理体系还需要进一步完善。医馆需要建立更加规范化、科学化的管理体系，加强医院文化建设和员工培训，提高医护人员的职业素养和服务态度。同时，医馆还需要加强内部协作和沟通，提高医疗服务的整体水平和效率。

（1）管理制度不完善。医馆的管理制度还需要进一步完善，包括制定更加科学合理的管理制度、规章制度和操作流程等。

（2）内部沟通协作不畅。医馆内部各部门之间的沟通和协作不畅，导致医疗服务的整体水平和效率不高。

（3）员工培训不足。医馆的员工培训还需要进一步加强，提高医护人员的职业素养和服务态度，使其更好地满足患者的需求。

（4）文化建设不到位。医馆的文化建设还需要进一步加强，营造良好的医院文化氛围，增强医院的凝聚力和向心力。

（三）中西医药融合仍存在难点

虽然甘肃省中医医馆在中西医药融合方面取得了一定的成效，但是中西医药融合还面临着一些难点。中西医药的理论和实践体系不同，需要进行深入研究和探索，才能更好地实现中西医药的结合。此外，还需要进一步完善相关政策和法规，确保中西医药融合的顺利推进。

（1）中西医药理论和实践体系不同。中医药和西医药的理论和实践体系不同，中医药更注重整体观念和个体差异的综合分析，而西医药更注重疾病的具体征状和治疗方法。这就需要进行深入研究和探索，才能更好地实现中西医药的结合。

（2）中西医药的标准化和规范化问题。中医药和西医药的标准化和规范化程度不同，标准和规范的制定也有所不同。为了更好地实现中西医药的结合，需要进一步完善相关标准和规范，并加强对其实施的监督和管理。

（3）中西医药融合的人才培养问题。中西医药融合需要具备综合医学知识和技能的人才，但目前中西医药融合人才培养还存在不足。需要加强中西医药融合相关专业人才的培养和引进。

（4）相关政策和法规的不完善。中西医药融合需要相关政策和法规的支持和保障，但目前相关政策和法规还不够完善，需要进一步加强相关政策和法规的制定和完善，确保中西医药融合的顺利推进。

（四）医疗质量监管不严格

医疗质量监管是医疗服务的重要保障，但是在某些地区和时段，医疗质量监管还存在一些问题，需要进一步加强监管力度，确保医疗服务的安全和有效性。甘肃省中医医馆需要加强医疗质量监管体系的规范化，建立健全医疗质量评价体系，提高医疗服务的质量和信誉度。

（1）监管力度不够强。医疗质量监管力度不够强，存在一些监管盲区和漏洞，无法及时发现和解决医疗服务中的问题。

（2）医疗质量评价体系不健全。医馆的医疗质量评价体系还不够健全，缺乏科学性和客观性，不能真正反映医疗服务的质量和效果。

（3）自律和规范化意识不足。医馆的自律和规范化意识不足，医护人员在医疗服务过程中存在违规操作和行为，影响医疗服务的质量和安全。

四、对策建议

（一）加强科技创新

甘肃省中医医馆应积极开展科技创新，加强医疗技术的研发和应用，引进先进的医疗设备和技术，提高医院的诊疗水平和服务质量。建设科研平台，为医护人员和专家学者提供开展科研项目所需的支持和资源。这个平台可以包括实验室、临床试验中心以及数字化病历数据库等，以促进科研成果的应用和推广[3]。推广数字化医疗技术，如电子病历、远程医疗、人工智能辅助诊断等，提高医疗服务的效率和准确性。数字化医疗技术还可以帮助医馆建立大数据分析平台[4]，深入挖掘中医药治疗的规律和优势。促进产学研合作，医馆可以与相关大学、科研院所、制药企业等建立紧密的产学研合作关系，获取更多前沿科技支持和优质医疗资源，推动中医药科技的创新和发展。注重知识产权保护，积极申请相关的科技专利，确保医馆所取得的科研成果得到合法的保护和应用，进一步鼓励医护人员积极参与科技创新活动。进行国际交流与合作，拓宽中医药在国际领域的应用和影响力。同时，可以邀请国际专家来医馆进行学术交流和指导，推动中医药的全球传播。

（二）强化医疗质量监管

甘肃省中医医馆应加强医疗质量监管，建立健全医疗服务的监管机制和监管体系，加强医疗服务的质量管理，提高医疗服务的安全性和有效性[5]。建立健全监管机制和体系，明确监管责任和职责。负责监督医院的医疗服务质量，定期进行质量评估和监控，以及处理医疗事故和投诉等。加强医疗服务质量管理，包括制定和执行一系列标准和规范，规定医疗服务流程和操作规程，确保医疗服务的规范和一致性。开展医疗服务质量培训，包括临床技能培训、患者沟通技巧、医疗安全知识等。通过培训提升医护人员的专业水平和服务质量。强化药品管理，规范药品采购、储存、配送和使用流程，确保药品的质量和安全性。同时，建立药品追溯制度，能够及时追踪和处理药品安全问题。建立投诉处理机制，接受患者的投诉和建议，并及时处理。对投诉问题进行调查和解决，及时采取措施改进医疗服务质量。加强信息安全管理，保护患者个人信息的安全和隐私。加强网络安全防护，防止患者信息泄露和滥用。

（三）推进中西医药融合发展

甘肃省中医医馆应推进中西医药融合发展，将中西医药相结合，提高医疗服务的效果和质量，拓宽医院的业务范围和服务领域[6]。建立中西医联合诊疗机制，通过共同诊断，中西医医师共同制订个性化的治疗方案，充分发挥中西医的优势，提高治疗效果和患者的满意度。引进优秀中西医医师，组建中西医融合的医疗团队。这样的医疗团队可以在治疗方面相互学习，形成优势互补，提升医院整体的医疗水平。建立中西医药融合的专科门诊，如中西医结合肿瘤科、中西医结合心血管科等。在这些门诊中，医护人员可以综合运用中西医疗技术和药物，提供个性化、综合性的医疗服务。加强科普宣传，向患者普及中西医药的优势和适用范围，鼓励患者主动选择中西医融合的医疗服务。推动医学教育融合，推动中西医药融合的医学教育。培养更多掌握中西医结合理论和实践的医学专业人才，为中西医融合发展提供有力支持。

（四）加强与社区、学校等机构的合作

甘肃省中医医馆应加强与社区、学校等机构的合作，通过开展义诊、健康讲座等活动，向公众普及中医药知识，提高公众对中医药的了解和认可度。对居民或学生的健康状况进行记录和管理，为其提供个性化的健康指导和服务。通过宣传健康知识、普及健康理念等形式，增强公众的健康意识和健康素养。为居民和学生提供健康服务，如体检、健康咨询、康复训练等，帮助他们提高身体素质和预防疾病。通过在线咨询、预约挂号等方式，为公众提供更加便捷的医疗服务和健康管理。通过多种媒体向公众传递中医药知识和文化[7]，推动中医药的传承和发展。

（五）加强人才引进和培养

甘肃省中医医馆应加强人才引进和培养，吸引更多的医学专家和优秀人才加入医馆的事业中来，提高医院的专业水平和技术能力。建立人才引进机制，

贰 区域发展篇

制定优惠政策和福利待遇，吸引更多的医学专家和优秀人才加入医馆的事业中来。加强人才培养，建立健全的培训体系，为医护人员提供继续教育和职业发展的机会，提高其专业水平和技术能力。推行人才激励政策，制定科研成果转化、职称评审等方面的奖励机制[8]，激励医护人员积极开展科研工作和提升自身专业水平。建立人才交流平台，与国内外知名医院和医学院校进行合作，拓宽人才引进渠道，促进医学专业人员之间的交流和合作。加强团队建设，形成优秀的医疗团队，营造良好的工作氛围和团队文化，提高医院的整体竞争力和影响力。

参考文献

［1］张婷.基于服务视图的 QYT 中医馆 O2O 服务创新［D］.杭州：浙江工商大学，2019.

［2］王笛，赵靖，金明超，等.人工智能在医疗领域的应用与思考［J］.中国医院管理，2021，41（06）：71-74.

［3］秦宇龙.内蒙古推进振兴蒙医药中医药行动［J］.中医药管理杂志，2020，28（22）：114.

［4］田跃清.中医馆如何打好"服务"牌［J］.中国药店，2023，299（02）：79-80.

［5］张启慧.中医馆信息管理系统的设计与实现［D］.贵州：贵州大学，2018.

［6］程权，钱康，傅大治，等.综合性医院中医科医馆化建设与发展方向的思考［J］.中医药管理杂志，2017，25（24）：10-12.

［7］李增辉.如何打造人人点赞的中医馆文化［J］.中国药店，2022，288（03）：78-80.

［8］栗于云.S 中医馆服务营销策略研究［D］.昆明：昆明理工大学，2021.

HB.05 四川省中医馆
发展现状与对策建议

潘　嘉[①]　金　钊[②]　左小红[③]　张雪莉[④]　江昀峰[⑤]

摘　要： 四川省中医药事业在深化综合改革背景下正呈现出全面发展的态势，聚焦实施中医药强省政策措施，实施中医药服务能力提升"十百千万"工程，成功获批建设全国西部唯一的国家中医药综合改革示范区。本报告从近五年中医馆的数量、诊疗量、各地市州区域门诊人次、医馆人员情况、基层中医药服务情况等方面，分析了四川省中医馆的发展现状，并提出目前四川省中医馆青年中医师占比、中医文化氛围、专业人才数量、品牌建设、服务模式与信息化建设等方面存在的问题和挑战。基于四川省得天独厚的地理优势和深厚的中医药文化底蕴。四川省中医馆未来的发展将以健康养生与预防为主导，注重人才培养与队伍建设，积极应用现代科技手段，提升中医药的诊断和治疗效果。中医馆有望成为传统中医药与现代医学相结合的典范，在提升基层中医药服务能力方面发挥更重要的作用。

关键词： 四川省；中医馆；发展报告

引　言

四川省简称"川"或"蜀"，省会成都，位于中国大陆西南腹地，自古就

① 潘嘉，医学硕士，四川省中医药科学院副研究员，主要研究方向：中医临床及药理学研究。

② 金钊，中医学博士，成都中医药大学副教授，主要研究方向：历代名医学术思想与临证经验研究。

③ 左小红，中医学硕士，成都中医药大学讲师，主要研究方向：中医教育管理与研究。

④ 张雪莉，管理学硕士，四川省卫生健康信息中心高级工程师，主要研究方向：卫生统计及卫生管理。

⑤ 江昀峰，成都中医药大学在读中医学硕士，2021级医史文献专业。

有"天府之国"的美誉，更有"中医之乡、中药之库"的称赞，地形复杂多样，以龙门山—大凉山一线为界，东部为四川盆地及盆缘山地，西部为川西高山高原及川西南山地，拥有五种地形，即成都平原，四川盆地，云贵高原，横断山区，以及四川盆地中的盆中丘陵，中亚热带湿润气候区，全年温暖湿润，典型的盆地气候。四川省得天独厚的地理气候特征孕育了丰富的动植物中药资源，川产道地药材质优量大。为全面提升四川省中医药大健康产业发展的水平和质量，推动四川省由中医药大省发展为中医药健康产业强省提供了坚实的物质基础，2017 年 5 月，四川省人民政府办公厅印发了《四川省中医药大健康产业"十三五"发展规划》[1]，提出了力争全省中医药服务总体规模与实力居全国前列，加快发展个体中医诊所和中医坐堂诊所，建立以公立医疗服务为主体，社会办中医服务为补充，民族医疗服务为特色的覆盖省、市、县、乡的中医药医疗服务体系。

为指导和规范乡镇卫生院、社区卫生服务中心中医综合服务区（中医馆）建设，国家中医药管理局组织专家在总结各地先进经验和地方标准基础上制定的《乡镇卫生院社区和卫生服务中心中医综合服务区（中医医馆）建设指南》[2]中，提及了"中医医馆"；国家卫生计生委和国家中医药管理局组织制定了《中医诊所基本标准》和《中医（综合）诊所基本标准》[3]（国卫医发〔2017〕55 号），将中医诊所定义为，在中医药理论指导下，运用中药和针灸、拔罐、推拿等非药物疗法开展诊疗服务，以及中药调剂、汤剂煎煮等中药药事服务的诊所，中医药治疗率 100%。本报告数据来源于四川省卫生健康信息中心，纳入统计的中医馆包括了中医、中西医结合、民族医门诊部和诊所，以及社区卫生服务中心和乡镇卫生院的中医馆。

一、发展现状

（一）按医疗机构数量分析

四川省中医馆的数量呈现逐年递增的趋势。中医门诊部由于体量较大，发展基数较小，从 2017 年的 26 家到 2019 年的 52 家增长数量高达 1 倍，而从 2019 年到 2021 年基本处于稳定的态势，两年仅新增了 6 家；中医专科门诊部的发展与中医门诊部的趋势基本一致；中西医结合门诊部基本上处于一个稳定无增长的态势；民族医门诊部基本上处于时有时无的状态，2021 年又从 1 家跌落为 0；中医诊所因为申报和备案相对简单，同时开展的业务也相对单纯，所以在中医馆里的占比最高，到 2021 年已经占所有类型中医馆的 46%；随着国家《中医诊所备案管理暂行办法》[4] 的实行，以及各省配套政策的放开，到 2021 年中医备案诊所的数量出现了井喷，达到 1003 家，与中医综合诊所合并计算后占所有类型中医馆的 54%，超过了一半数量的中医馆是由中医诊所（综合 + 备案）组成；中西医结合诊所近五年基本处于一个稳步增长的态势，从 2017 年的 940 家到 2021 年的 1290 家增长了 37%。民族医诊所相对于民族医门诊部有微弱的发展，从 2017 年的 3 家增加到 2021 年的 7 家。由于近年来国家要求社区卫生服务中心、乡镇卫生院必须配置中医馆，社区和乡镇公立机构的内设中医馆有了较大的发展，其中社区卫生服务中心的中医馆从 2017 年的 339 家增加到 2021 年的 471 家，增长了 39%，乡镇卫生院的内设中医馆从 2017 年的 3291 家增加到 2021 年的 3553 家，增长了 8%，虽然乡镇卫生院的增长不大，但是基数很大，如表 1 所示。

表 1 四川省中医馆近 5 年医馆数量

项目	医疗机构数量（个）				
	2017 年	2018 年	2019 年	2020 年	2021 年
中医门诊部	26	39	52	54	58
中医专科门诊部	10	10	17	19	20
中西医结合门诊部	13	16	12	11	13
民族医门诊部	0	0	1	1	0
中医诊所（综合）	4653	4981	5384	5608	5428
中医诊所（备案）	0	0	0	0	1003
中西医结合诊所	940	979	1211	1261	1290
民族医诊所	3	3	5	4	7
社区卫生服务中心中医馆	339	356	357	412	471
乡镇卫生院中医馆	3291	3254	3244	3403	3553
合计	9275	9638	10283	10773	11843

注：社区卫生服务中心、乡镇卫生院 2021 年起统计是否建有中医馆，其余年份仅统计中医馆是否达到建设标准。

从四川省中医馆的整体数量来看，呈现逐年递增的趋势，增幅在

4%~10%，到 2021 年年底总数达到 11843 家，如图 1 所示。

年份	数量
2017年	9275
2018年	9638
2019年	10283
2020年	10773
2021年	11843

图 1　四川省中医馆近 5 年医馆数量总量统计

综上所述，从四川省中医馆近五年的发展现状来看，主要由两种中医馆组成，一种是个体的中医诊所（综合＋备案），占比 54%，另一种是乡镇卫生院和社区卫生服务中心的内设中医馆，占比 34%，合计占所有种类的中医馆数量的 88%，所以这两类中医馆是目前四川省中医馆的生力军。

（二）按中医馆诊疗量分析

从表 2 诊疗量分析四川省中医馆的整体发展态势，总诊疗人次包含了社区卫生服务中心、乡镇卫生院的所有诊疗人次（西医＋中医），这个次数是逐年增加的，从 2017 年的 12691 万人次到 2021 年的 14805 万人次，增长了 17%；门急诊人次也是同总诊疗人次的趋势；中医药服务人次同样是呈逐年递增的趋势，且增长相对于自身来说还是比较快，从 2017 年的 2188 万人次到 2021 年的 5083 万人次，增长了 132%；由于个体中医馆很多数据还未纳入四川省卫生健康信息中心的统计口径，故表 2 中仅统计了社区卫生服务中心以及乡镇卫生院的次均门诊中药费用，但从这一点数据也能管窥出整个中医馆的次均门诊中药费用在总费用中的占比，从 2017 年占比看次均门诊中药费用占总门诊费用的 15.5% 到 2021 年的 14.5%，总体来说中医的费用在基层充分体现了价廉的特点，次均门诊中药费用基本保持在 10 元左右。

表 2　四川省中医馆诊疗量

项目	2017 年	2018 年	2019 年	2020 年	2021 年
总诊疗人次（万人次）	12691	13533	14511	14185	14805
门急诊人次（万人次）	12651	13486	14476	14151	14769
中医药服务人次（万人次）	2188	2635	3591	4496	5083
出院人数（仅社区卫生服务中心、乡镇卫生院及个别门诊部）（万人）	456	435	467	427	440

续表

项目	2017 年	2018 年	2019 年	2020 年	2021 年
次均门诊费用（元）	58	57	61	70	77
次均门诊中药费用（仅社区卫生服务中心、乡镇卫生院）（元）	9	9	10	11	11
次均住院费用（仅社区卫生服务中心、乡镇卫生院）（元）	1754	1841	1948	2074	2064
次均住院中药费用（元）	113	112	120	125	127

注：因为统计口径的原因，该表数据合并了中医馆和社区卫生服务中心、乡镇卫生院；次均门诊中药费用按总诊疗人次（出院人数）统计。

由图 2 可知，中医馆虽然姓"中"，实际上中医药服务人次数量相对较少。从发展趋势而言，2017 年仅占 17.24%，到 2020 年，提升到了 31.69%，2021 年有小幅增加。究其原因，与 2020 年突如其来的新冠疫情有必然的联系：中医药参与的深度和广度前所未有的增加，患者得到切实有效的治疗，使得民众对中医药认识有较大的改观。《四川省中医药强省建设行动方案（2021—2025 年）》[5]出台，全面推进新时代中医药强省建设。五年时间，四川省 100% 的社区卫生服务中心、乡镇卫生院设立中医馆，基层中医药服务量达到 50.2%。同时鼓励社会力量举办传统中医诊所、公立医院中医类别医师参与传统中医诊所服务，开展多样化中医药服务，增加传统中医诊所服务供给；到 2025 年，预计传统中医诊所达到 5000 家，构建"中医诊所在身边"和"10 分钟可及圈"的纯中医服务格局。

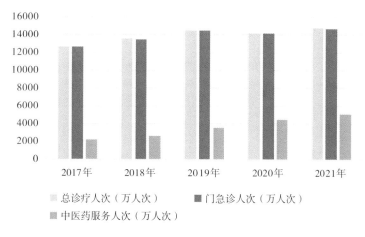

图 2　四川省中医馆总诊疗人次

（三）按各地市州区域分析

四川地区素有"中医之乡""中药之库"的称号，广大群众尤其是基层群众对中医药服务的信任和需求较高。针对基层群众对中医药需求量大的实际，改善基层中医的就诊条件，提高中医服务水平。近年来，为加快中医药事业高质量发展，四川省打出一系列"组合拳"，将"建成西部中医药发展的高地和全国重要的中医药区域中心，实现由中医药大省向中医药强省转变"作为中医药事业的发展目标。截至2016年年底，成都市乡镇卫生院、社区卫生服务中心100%建成中医馆，基层中医药服务量达47.68%。2017年9月，四川省卫生健康委员会官网消息称，中医中药中国行——四川省中医药健康文化推进行动正式启动，成都市在2017年年底完成101个示范中医馆建设，3年内实现全市中医馆100%提档升级，构建市县乡村四级中医药一体化服务体系，建设涵盖名医馆、中医馆、中医角的"两馆一角"体系。

如表3所示，就2021年的统计数据看，省会城市成都的中医诊疗人次数遥遥领先，几乎是第二名的3倍；成都的中医诊疗主力军以公立的社区卫生服务中心及乡镇卫生院为主占比78%，个体的中医馆占22%，个体中医馆的诊疗人次为855万人次，虽然看起来个体中医馆占比离公立中医馆尚有一定距离，但是成都的个体中医馆诊疗人次仅比排名第二的绵阳地区全地区的诊疗人次少463万人次，更是与排名第四的德阳地区全地区的诊疗人次（880万人次）相当，而超越了排名第五的巴中地区的全地区诊疗人次（780万人次）；从个体中医馆的诊疗人次数看，成都地区远远超过其他地区的诊疗人次，是排名第二的南充（217万人次）的4倍。

表3 2021年全省各地市州中医门诊诊疗人次数

地区	诊疗人次数（万人次）									
	中医门诊部	中医专科门诊部	中西医结合门诊部	民族医门诊部	中医诊所	中西医结合诊所	民族医诊所	社区卫生服务中心	乡镇卫生院	合计
成都	60.18	12.4	8.86	0	552.08	219.37	1.68	1702.76	1319.81	3877.14
绵阳	3.25	0	0	0	136.54	35.36	0	122.16	1021.13	1318.44

续表

地区	诊疗人次数（万人次）									
	中医门诊部	中医专科门诊部	中西医结合门诊部	民族医门诊部	中医诊所	中西医结合诊所	民族医诊所	社区卫生服务中心	乡镇卫生院	合计
南充	0.95	0	0.79	0	186.17	28.7	0	105.92	739.26	1061.79
德阳	0	0	1.5	0	104.46	10.27	0	147.39	616.17	879.79
巴中	0	0	0	0	120.79	20.42	0	73.85	565.82	780.88
达州	2.29	0.21	0	0	141.97	22.24	0	44.05	459.49	670.25
广元	0	0	0	0	145.65	14.49	0	81.82	426.07	668.03
宜宾	0.57	0.89	2.2	0	53.38	25.33	0	94.25	419.84	596.46
广安	0	0	0	0	50.87	8.39	0	71.06	446.89	577.21
资阳	2.51	0	0	0	24.65	14.47	0	23.86	504.89	570.38
乐山	3.91	0	0	0	71.69	16.69	0	71.58	398.42	562.29
泸州	1.36	0	0	0	88.73	12.92	0	117.85	322.24	543.1
眉山	0	0	0	0	43.1	11.93	0	77.68	361.54	494.25
自贡	0	0	0	0	56.87	6.76	0	53.54	290.62	407.79
凉山	0.15	0	0	0	36.34	2.54	0	49.53	317.7	406.26
遂宁	3.95	0	0	0	89.92	26.3	0	24.13	243.41	387.71
内江	0	0	0	0	61.83	20.34	0	21.22	258.73	362.12
雅安	0	0	0	0	43.26	6.82	0	33.97	190.4	274.45
攀枝花	0	0	0	0	17.99	25.81	0	73.7	83.02	200.52
甘孜	0	0	0	0	2.83	3.49	0.2	0.98	87.94	95.44
阿坝	0	0	0	0	2.45	3.81	0.08	4.58	60.19	71.11

注：按总诊疗人次统计。

从图 3 和图 4 数据可以看出成都的个体中医馆发展态势良好，这里面不乏行业佼佼者，比如成都中医大国医馆、德仁堂、杏林春堂、承启堂等大型连锁中医医馆。2021 年 7 月，泸州市正式命名首批 16 家基层医疗卫生机构示范中医馆、13 家示范中医角，为提升全省中医药服务能力，实施中医药服务能力提升"十百千万"工程贡献力量。

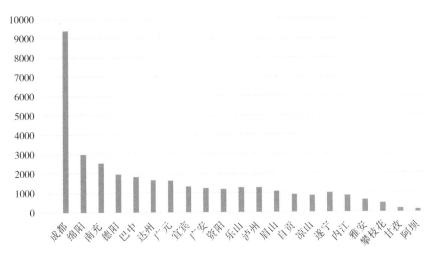

图 3　总诊疗人次数（万人次）合计

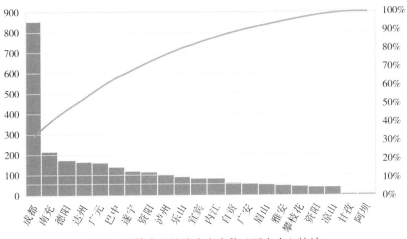

图 4　个体中医馆诊疗人次数（万人次）统计

另据《成都统计年鉴 2022》统计，截至 2021 年年底成都市有 2600 多家中医类医疗机构，其中中医诊所、中医馆数量高达 2480 家，民营性质中医机构占 98%。2012—2022 年 10 年间，成都常住人口从 1500 万人增加至 2100 万人，人口的增长必定带来医疗需求的增长。加上作为"西南第一城"的区位优势，医疗服务范围辐射云贵川等地。成都中医馆数量增长迅猛，形成形态多元、创新、百花齐放的格局；从人才的维度，成都中医馆呈现出抱团合作共赢的态势，医馆之间横向的项目合作不断增加；从专科领域的维度，成都的中医馆开始从基础医疗大综合转型成特色专科，具体的扩张策略也转型为门诊效率的提升以及技术、产品、品牌的输出。

（四）从中医馆人员情况分析

2022 年 4 月，国家中医药局、教育部、人力资源和社会保障部、国家卫生健康委联合发布《关于加强新时代中医药人才工作的意见》[6]（国中医药人教发〔2022〕4 号），强调了中国中医药人才还存在着总体规模不大、领军人才不足、基层人才缺乏、体制机制不活等问题，迫切需要采取有力措施，培养造就大批德才兼备的中医药人才，充分发挥人才的基础性、战略性、决定性作用。同年 10 月《"十四五"中医药人才发展规划》[7]（国中医药人教发〔2022〕7 号）提出，应加强基层中医药人才队伍建设，以全部社区卫生服务中心和乡镇卫生院设置中医馆、配备中医医师为目标，以中医馆骨干人才培训为手段，有针对性地加大基层中医药人才供给，提升中医药服务能力。2023 年 2 月，国务院办公厅《关于印发中医药振兴发展重大工程实施方案的通知》[8]（国办发〔2023〕3 号），实施基层人才培养计划，支持 1.25 万名中医类别全科医生开展规范化培训、转岗培训，培养 5000 名中医助理全科医生，为中医馆培训一批骨干人才，不断扩大基层中医药人才队伍规模，逐步提升素质，更好地适应群众就近享受中医药服务的需求。

近五年四川省中医卫生技术人员年龄、学历、职称构成数据显示，历年分布相当，没有明显的变化。从年龄上分析，中医馆的卫生技术人员构成以 25~54 岁的年龄段为主，并未出现大量的低龄或高龄人员，其中主力军还是集中在 25~34 岁，其次是 35~44 岁。以 2021 年为例，从学历上分析，中医馆的卫生技术人员构成以大专学历为主，占到了 44.08%，其次是中专及中技学历占 42.57%，本科学历占 9.21%，研究生学历仅占 0.3%。2021 年，从聘任的职称看，卫生技术人员以初级及以下职称为主，其中师级/助理（以四川省卫生健康委员会制定的四川省卫生健康统计调查制度为标准）占 35.49%，士级占 39.51%，另外中级职称在执业医师中是主要力量，占 14.22%（见表 4）。

表 4 卫生技术人员年龄、学历、职称构成比（%）

	项目	2017 年	2018 年	2019 年	2020 年	2021 年
按年龄分	25 岁以下	10.5	10.15	8.63	7.57	5.94
	25~34 岁	31.94	34.4	36.72	38.73	39.9
	35~44 岁	26.61	25.04	23.99	23.88	24.27

续表

	项目	2017 年	2018 年	2019 年	2020 年	2021 年
按年龄分	45~54 岁	18.12	17.87	18.32	19.77	20.12
	55~59 岁	4.48	5.03	5.32	5.18	4.9
	60~64 岁	3.79	2.78	2.24	1.27	1.37
	65 岁及以上	4.56	4.74	4.79	3.6	3.51
按学历分	研究生	0.28	0.36	0.37	0.31	0.3
	大学本科	8.27	10.07	9.71	9.29	9.21
	大专	45.11	46.65	45.68	43.04	44.08
	中专及中技	39.69	37.18	39.03	43.01	42.57
	技校	0.55	0.5	0.47	0.33	0.31
	高中及以下	6.1	5.24	4.73	4.03	3.53
按聘任技术职务分	正高	0.15	0.15	0.17	0.17	0.21
	副高	1.82	2.09	2.35	3.11	3.44
	中级	10.62	10.91	11.24	13.36	14.22
	师级/助理	35.05	35.05	35.13	36.1	35.49
	士级	43.42	43.78	43.72	40.87	39.51
	待聘	8.94	8.02	7.39	6.39	7.12

注：按机构统计，社区卫生服务中心、乡镇卫生院没有统计。

从表 5 数据看，近五年四川省中医卫生技术人员，执业医师的占比稍微有些变化，作为专业性很强的中医馆，在执业医师上还是体现了其技术要求较高的特点，历年数据相对变化不大，故以 2021 年为例说明。从年龄上看，执业医师仍然以 25~54 岁的年龄段为主，与卫生技术人员相比变化的是主力军换到了 45~54 岁（占 32%），其次是 35~44 岁（占 29%），这个跟中医行业的就诊习惯一致，大多数患者都更愿意选择年龄偏大的中医师，认为他们更有经验；从学历上分析，中医馆的执业医师构成与卫生技术人员一致以大专学历为主，占到了 41%，其次是中专及中技学历占 39%，本科学历占 14%，研究生学历仅占 0.72%；从聘任的职称看，执业医师与卫生技术人员一致以初级及以下职称为主，其中师级/助理占 53%，而中级职称占比增大为 22%，排名第二，士级减少较多占比 17%。

表5 中医馆执业（助理）医师人员年龄、学历、职称构成比（%）

	项目	2017年	2018年	2019年	2020年	2021年
按年龄分	25岁以下	0.2	0.39	0.39	0.58	0.6
	25~34岁	13.77	15.39	16.27	18.18	18.22
	35~44岁	33.97	32.4	30.74	29.91	28.92
	45~54岁	27.56	27.8	28.91	31.45	32.31
	55~59岁	7.41	8.42	9.07	9.53	9.3
	60~64岁	7.21	5.33	4.28	2.49	2.75
	65岁及以上	9.88	10.27	10.34	7.86	7.9
按学历分	研究生	0.64	0.84	0.88	0.74	0.72
	大学本科	12.03	14.39	14.12	13.56	13.56
	大专	43.67	44.3	42.84	40.32	40.89
	中专及中技	34.22	32.28	34.71	38.9	38.9
	技校	0.51	0.46	0.43	0.3	0.28
	高中及以下	8.92	7.74	7.02	6.18	5.64
按聘任技术职务分	正高	0.34	0.37	0.4	0.4	0.48
	副高	3.67	4.18	4.6	5.48	6.08
	中级	17.72	18.43	18.94	20.91	22.03
	师级/助理	59.12	58.41	57.55	54.98	52.86
	士级	17.35	17.08	17.11	16.81	16.92
	待聘	1.8	1.54	1.4	1.42	1.63

注：按机构统计，社区卫生服务中心、乡镇卫生院没有统计。

从表6看，以2021年的数据进行分析，四川省个体中医馆从业人员总数（约1.9万人）远低于社区卫生服务中心（约2.7万人），跟乡镇卫生院（约11万人）比较更是10倍的差距；卫生技术人员与卫生人员数一致；中医类别执业医师的人员数量，个体中医馆约1万人，而社区卫生服务中心仅不到3000人，这与社区卫生服务中心基本上以公共卫生服务为主要职责，全科医生比较多，不够关注中医的发展有密切的关系。

表6 2021年全省中医馆卫生机构人员数

项目	卫生人员数	卫生技术人员	中医类别执业（助理）医师	见习中医师	中药师（士）	注册护士
中医门诊部	1098	714	383	2	67	165

续表

项目	卫生人员数	卫生技术人员	中医类别执业（助理）医师	见习中医师	中药师（士）	注册护士
中医专科门诊部	319	204	118	0	14	48
中西医结合门诊部	214	196	40	0	8	71
民族医门诊部	0	0	0	0	0	0
中医诊所（综合）	11003	10358	6108	33	941	1978
中医诊所（备案）	2407	2130	1370	15	252	233
中西医结合诊所	3825	3724	1291	4	102	1412
民族医诊所	14	13	5	0	0	2
小合计	18880	17339	9315	54	1384	3909
社区卫生服务中心	26680	22645	2685	35	367	10006
乡镇卫生院	112887	96458	13293	360	1197	33170
小合计	139567	119103	15978	395	1564	43176
总合计	158447	136442	25293	449	2948	47085

注：社区卫生服务中心、乡镇卫生院均只统计中医类别的数据。

2019 年 10 月，中共中央、国务院《关于促进中医药传承创新发展的意见》[8]指出，到 2022 年，基本实现县办中医医疗机构全覆盖，力争实现全部社区卫生服务中心和乡镇卫生院设置中医馆、配备中医医师；《四川省中医药强省建设行动方案（2021—2025 年）》[5]提出，全省 100% 的社区卫生服务中心、乡镇卫生院设立中医馆的要求。随着上述国家及四川省对社区卫生服务中心必须配置达标的中医馆的相关发展要求，社区卫生服务中心开始大力建设中医馆，对中医执业医师进行了相应的配备和引进。故乡镇卫生院配置了大量的中医执业医师（约 1.3 万人），基本上和个体中医馆相当，使更多群众能在乡镇卫生院享受到良好的中医药服务。

（五）按基层中医药服务情况分析

2017 年 6 月，四川省中医药管理局关于印发《四川省乡镇卫生院 社区卫生服务中心中医馆基本标准（试行）》的通知，明确中医科室设置，中医诊室（2 个以上）、中医治疗室（2 个以上）、治未病室等，有条件的可以设置中药煎药室、中药库（周转库）、示教室、候诊区和中医药文化宣传区等，使用面积原则上不低于 200 平方米。中药房在中医馆内相对独立设置，中药饮片（含中药颗粒剂、民族药制剂）原则上不少于 300 种，中成药原则上不少于 50 种。

2018 年 4 月，四川省卫生健康委员会官网发布了大力实施中医药服务能力"十百千万"提升工程，通过完善设施设备配置、加强中医药防病治病能力、中药制剂能力、人才培养能力、科研能力等方面的建设，3 年内将 10 个三级甲等中医医院打造成为中医医疗区域中心，支持 100 个县级重点中医医院（民族医医院）建设，再建 1000 个标准化的基层中医馆，并在 1 万个村卫生室建设中医馆、中医角，开展中医药适宜技术培训，能够按照中医药技术操作规范开展 7 类以上中医药适宜技术等，从各个层面提升全省中医药服务能力。

表 7 对社区卫生服务中心、乡镇卫生院的中医馆进行了相应的统计。由于四川省中医药强省发展的战略部署，在社区卫生服务中心和乡镇卫生院大力发展中医馆，且配置都有相应的标准，无论是社区卫生服务中心还是乡镇卫生院设立中医馆的比例都非常高，分别达到约 94% 及 97%；中医馆的达标率也很高，分别达到约 97% 及 92%；从开展中医药技术方法超过 20 种的占比看，社区卫生服务中心（约 28%）远远超过乡镇卫生院（约 8%）；中医类别执业（助理）医师达到 10 名以上的占比两者也是相差约 3 倍，其中社区卫生服务中心占比 15%，乡镇卫生服务中心仅 6.7%。在个体中医馆方面，上述数据由于缺乏相应的上报途径，所以个体中医馆的数据暂时还无法获得，建议相关数据统计部门将个体中医馆纳入统计范围，这将对全面了解四川中医馆发展情况不无裨益。

表 7　2021 年社区卫生服务中心、乡镇卫生院中医馆相关统计

项目	相应机构占比（%）	中医馆达标占比（%）	中医药技术方法超过 20 种的占比（%）	中医类别执业（助理）医师达到 10 名以上占比（%）
社区卫生服务中心中医馆	94.58	96.82	27.6	15.07
乡镇卫生院中医馆	97.05	92.43	7.74	6.7

贰　区域发展篇

二、发展中存在的问题和挑战

国家中医药管理局关于印发《"十四五"中医药人才发展规划》[7]的通知（国中医药人教发〔2022〕7号）提到，基层中医药人才数量和质量不能充分满足人民群众就近享受优质中医药服务需求的问题还存在。在四川中医药大省到中医药强省发展理念的指导和支持下，四川省中医馆行业虽然势头良好，但在发展过程中仍存在以下问题。

（一）青年中医师占比不足

近年来，中医馆执业（助理）医师仍以中年医师为主，青年医师占比不足，这种情况的发生，与中医行业患者的就诊习惯相关，大多数患者认为年龄偏大的中医师经验更丰富，就诊时更愿意选择。从业人员中的青年比例是行业活力的象征，为了中医馆的更好发展，需进一步提高中医馆青年中医执业（助理）医师的比例。

（二）基层中医馆中医文化氛围不足

基层中医馆本应成为直接面向人民群众传播中医药文化的主要阵地，但目前多数基层中医馆，中医药文化的宣传与临床运用明显不足，且部分基层医务人员中存在"轻中重西、贬中抬西"的现象，极大地影响了基层中医药发展[10]。为了基层中医馆的更好发展，人民群众切实享受到中医药的更好服务，基层中医馆对于中医药重要作用认识不足、中医文化氛围重视不足等方面的问题，需给予更多的关注。

（三）专业人才缺乏，品牌建设难

近年来，中医馆行业存在中医执业医师的学术培训和继续教育不足，中医师晋升渠道相对较窄，高学历人才缺少，专业知识水平参差不齐，执业医师数量不能满足实际中医工作需求的问题日益突出。为了提升中医馆的专业性，目前大部分中医馆倾向于聘请名院名医坐诊，借助知名中医的威望及个人影响力提升中医馆的信誉。在没有名医坐诊的情况下，如何培养专业技术过硬的人才、树立起品牌形象等，是许多中医馆面临的问题。

（四）服务模式与信息化建设需与时俱进

目前中医馆的服务模式相对单一，普遍缺乏融合治未病的体质辨别、健康咨询与指导、疾病治疗的内外用药、针对性技术、慢病调理等多种技术手段的综合性服务模式，尚未很好地发挥出中医药优势特色，不能充分满足人民群众对中医药服务的需求。此外，中医馆的信息化建设存在服务人员的信息化水平不高，提升中医馆业务的新兴信息科学技术应用不多，中医馆健康信息平台系统功能尚需加强等问题。

三、未来发展趋势

四川地区是中国中医药的重要发展地区之一，中医馆有着广泛的发展和影响力。四川省的中医药文化底蕴深厚，这为中医馆的发展提供了坚实的基础。

（一）健康养生与预防为主导

将健康养生和疾病预防作为中医馆发展的主导方向，中医馆不仅要关注疾病的治疗，更要重视人们的整体健康，通过中医养生理念的推广，饮食调理与营养指导，重视心理健康管理，结合心理疏导、冥想、气功等方法，帮助人们调节情绪、缓解压力，促进人们身心健康的平衡与和谐，为大众提供更全面、个性化的医疗服务，预防疾病的发生，提高整体生活质量，预防与心理相关的疾病。

（二）人才培养与队伍建设

在四川省中医馆行业的人才培养与队伍建设方面，更加注重中医继续教育的质量与水平，提升医馆中医师的专业知识和技能，培养具备扎实中医理论基础和临床实践经验的专业人才，以适应行业的发展需求。在成都市中医诊所协会的基础上，陆续成立四川各地区中医馆协会，定期举办病例讨论、前沿研究学习、医馆之间的交流活动等，提升中医馆人员的临床诊断和治疗水平。通过引才政策和优厚待遇，吸引具有丰富经验和专业素养的中医师加入中医馆，提高中医馆的整体医疗水平和服务质量，推动中医行业的可持续发展。

（三）科技应用与创新发展

随着科技的不断发展，四川地区中医馆将继续积极应用现代科技手段，如人工智能、大数据分析、远程诊疗等，提升中医药的诊断和治疗效果，提供更高效、精准的医疗服务，改善患者的医疗体验。通过远程医疗和健康监测的应用，实现患者与中医师的在线交流和远程诊疗，突破地域和交通限制。同时，结合健康监测设备和大数据分析，实时监测患者的健康状况，提供个性化的健康管理和预防指导，提高中医馆的医疗质量和管理水平。

四、总结与展望

中医馆应用中医理念，在解决亚健康、预防及治疗疾病方面发挥着独特的优势，同时随着社会对中医药价值的认可度提升，中医馆将成为重要的医疗机构，为患者提供全面、个性化的中医治疗方案。此外，中医馆也要积极参与科研创新，推动中医药的发展和传承，为人类健康事业做出更大的贡献。中医馆有望成为传统中医药与现代医学相结合的典范，发挥更重要的作用。

参考文献

［1］四川省人民政府.四川省人民政府办公厅关于印发四川省中医药大健康产业"十三五"发展规划的通知［EB/OL］.［2017-05-09］.https://www.sc.gov.cn/10462/c103046/2017/5/9/85e2bac75ae54d5499686d4e395a20df.shtml

［2］国家中医药管理局.国家中医药管理局办公室关于印发乡镇卫生院社区和卫生服务中心中医综合服务区（中医馆）建设指南的通知［EB/OL］.［2016-11-14］.http://www.natcm.gov.cn/yi zhengsi/ gongzuodongtai/2018-03-24/2664.html.

［3］国家中医药管理局.关于印发中医诊所基本标准和中医(综合)诊所基本标准的通知［EB/OL］.［2017-12-04］.http://www.natcm.gov.cn/ yi zhengsi/zhengcewenj i an/2018-03-24/3147.html

［4］中华人民共和国国家卫生健康委员会.中医诊所备案管理暂行办法［EB/OL］.［2018-8-31］.http://www.nhc.gov.cn/fzs/s3576/201808/f7cf28e6de0849bab0039341518f01db.shtml.

［5］四川省人民政府.四川省人民政府办公厅关于印发四川省中医药强省建设行动方案（2021—2025年）的通知［EB/OL］［2018-8-31］.https://www.sc.gov.cn/10462/zfwj ts/2021/1/21/ fa49ccedcOc04d0cbc66a5de4ca27a94.shtml.

［6］国家中医药管理局.国家中医药局 教育部 人力资源社会保障部 国家卫生健康委 关于加强新时代中医药人才工作的意见［EB/OL］.［2022-06-23］.http://www.natcm.gov.cn/renj i aosi/ zhengcewenj i an/2022-06-23/26820.html.

［7］国家中医药管理局.《"十四五"中医药人才发展规划》印发：为促进中医药传承创新发展提供坚强人才支撑［EB/OL］.［2022-11-08］.http://www.natcm.gov.cn/hudongj i aol i u/guanfangweixi n/2022-11-08/28128.html.

［8］中华人民共和国中央人民政府.国务院办公厅关于印发中医药振兴发展重大工程实施方案的通知［EB/OL］.［2023-02-28］.https://www.gov.cn/zhengce/zhengceku/2023-02/28content_5743680.htm.

［9］屈良平.基层中医馆现状与发展的思考［J］.中国农村卫生，2022，14（04）：43-44.

贰 区域发展篇

叁

运营创新篇

HB.06 北京市鼓楼中医医院
京城名医馆品牌塑造探索与实践

耿嘉玮[①]　　李　怀[②]

摘　要："京城名医馆"是北京市首家由北京市中医管理局发文成立的公立医馆，其在医馆品牌塑造探索与实践方面经验丰富。本报告总结了"京城名医馆"在名医名术济世、人才师承教育、燕京医学发展、中医文化交流、推进品牌升级和连锁经营方面的相关经验，以期为中医医馆的品牌建设与运营实践提供参考。报告认为中医医馆未来医馆在名医名家出诊普惠百姓的同时，应进一步做好抢救性传承工作，并将燕京地区中医药文化特性更好地进行展示弘扬。中医医馆应在实践中不断探索品牌塑造，持续增加品牌传播的力度和广度。

关键词：京城名医馆；品牌；探索与实践

引　言

北京市东城区豆腐池胡同 13 号的"京城名医馆"，掩映在胡同的古貌之中，地处老北京风貌最为浓郁的地安门外，聆听着充满历史印记的"刻漏报时"，吹沐着宋元"晨钟暮鼓"之风，与古都标志性建筑钟鼓楼百米而望。始建于 1993 年的"京城名医馆"是北京市鼓楼中医医院的中医文化内涵品牌，经过 30 年的风雨发展历程，京城名医馆在品牌塑造上不断进行着探索与实践。

---

　　①　耿嘉玮，医学学士，北京市鼓楼中医医院院长、主任医师，主要研究方向：中医药文化、医院战略管理、中医药临床。

　　②　李怀，医学学士，北京市鼓楼中医医院京城名医馆办公室主任、副主任医师，主要研究方向：中医药文化。

叁　运营创新篇

1992 年 11 月 16 日北京市中医管理局发文，正式批准成立"京城名医馆"。1993 年 2 月在北京举办了成立新闻发布会，60 多位名医专家到场出席，《人民日报》《北京日报》《健康报》《中国中医药报》等十余家媒体进行了专题报道。1993 年 3 月 1 日，"京城名医馆"在北京市鼓楼中医医院内正式挂牌应诊。

一、名医名家名师名术精诚济世的传颂品牌

建馆 30 年来，京城名医馆会聚了众多享誉海内外的名医名家，包括"肝病泰斗"关幼波教授，"骨科圣手"尚天裕教授，"肾病大家"时振声教授，"伤寒学派掌门人"刘渡舟教授，三代御医之后、京城四大名医汪逢春亲传弟子赵绍琴教授，京城四大名医施今墨弟子董德懋教授，京城四大名医孔伯华弟子姚五达教授，"消渴病泰斗"祝谌予教授，"国医大师"方和谦教授等在内的近百位中医巨匠都曾在京城名医馆坐诊。他们奠定了京城名医馆深厚的学术根基和文化积淀，构建起中医传承人才的学术培养体系。如今的名医馆有国医大师妇科圣手许润三、擅长治疗内科杂病的首都国医名师高忠英、擅长调理肝脾疾患的首都国医名师王文友、国家级非物质文化遗产项目代表性传承人曹洪欣、中西医结合肿瘤姑息疗法学科带头人首都国医名师李萍萍、擅长针灸疗法的国家级名老中医吴中朝、创立颈椎七线拨筋法的首都名中医崔述生、贺氏管针学术流派带头人首都国医名师贺思圣、施门传人首都国医名师鲁承业、儿科大家首都国医名师周耀庭、中医眼科首都国医名师韦企平等 30 余位国家级、市级名老中医药专家在此应诊，每日全国各地前来就诊的患者络绎不绝。

名医名家们个个身怀绝技，不仅在京城享有盛名，在国内外都闻名遐迩，他们高尚的医德和精湛的医术，拯救了成千上万名患者。慕名而来的患者不仅有国内各个省市的，更有远涉重洋、跋涉万里从美国、英国、法国、俄罗斯等十几个国家前来求医问药的中医信仰者。名老中医们妙手回春、顿愈沉疴的技艺令患者感激涕零，惊叹折服。"京城名医馆"不少年逾古稀仍在门诊临证诊疗、带徒施教的专家，本身就在创造着奇迹。他们耳聪目明，精力充沛，治学严谨，精益求精。在从医过程中坚持博学、勤思、明辨、精

诚，对待患者从无贵贱之分，他们还经常利用休息时间参加"京城名医馆"和工作室站组织的义诊活动，真正以身作则践行着名医下沉到百姓身边。比如已故的第一任馆长，国家级名老中医陈文伯教授在世时，每年都要带领工作室的弟子们到河北省永清县为村民们义诊；还有国家级名老中医王文友教授虽然已80多岁高龄，还带着弟子们到山西省长治、临汾，河北省宣化、崇礼等地开展义诊。

二、杏林人才经典师承教育培养的传承品牌

中医是基于临床的医学，中医的传承和发展基于一辈又一辈中医人对经典的研读传承，对临证的点滴积累、对疑难的摸索探寻、对经验的总结提炼、对学术的创新发展、对弟子的无私教诲。

京城名医馆从建馆之初，就将中医药事业的传承和发展、中医药人才的扶持和培养作为立馆之本。京城名医馆会聚了京城御医和四大名医之后的数十位名老中医药专家，他们用高尚的医德和精湛的医术为病患起沉疴解疾苦。但是我们也看到这些老一代的名医渐有仙逝，对他们宝贵的临证经验和学术思想必须给予抢救性继承，而且是迫在眉睫。为了保证中医药事业长久福泽民生，需要名医辈出、代代相传。京城名医馆以名老中医工作室站为依托，完善中医"跟师传承"人才培养体系，拿出专项资金鼓励青年医师跟师学习，全院青年医师全部跟师抄方学习。按照医生工作经验积累和学习能力，合理安排跟师、拜师，探索层级培养，形成中医药学术继承发展体系，铺设中青年名中医成长之路，形成老中青三代名医辈出格局。弟子们通过跟师实践、朝夕临诊、耳濡目染、口传心授，将中医的衣钵代代相传，一代又一代名医在这里生根发芽、茁壮成长。目前京城名医馆已拥有各级名老中医药专家传承工作室（站）40个，先后培养出各级名老中医继承人90余名，涉及10多个学科，真正实现了名医工作室站与临床科室之间学术、科研、教学的互相促进与融合。京城名医馆还成为北京中医药大学研究生院"丹心计划三师制"经典教学模式培育基地。

鼓楼中医医院通过"朝阳计划"和"苗圃工程"激励京城名医馆人才的交流培养，北京市中医管理局、东城区卫生健康委等各级政府部门也对京城名医

叁 运营创新篇

083

馆的人才发展给予了大力支持，其中燕京医学传承项目、市级人才资助集体项目——燕京医学传承与杏林优才人才培养项目、博士后科研工作站建设项目、京城四大名医学术思想研究中心等项目的开展建设，已然成为京城名医馆杏林人才传承的摇篮。

京城名医馆不断探索中药制剂成果转化路径，对名老中医药专家的临证名方及临床专科的经验效方，通过梳理、分析、总结，形成固定组方，进行制剂成果转化。形成两种制剂成果转化模式，一种是针对疗效切实、广受好评的制剂老品种，如经历百年历史传承七代的马氏骨科，用于治疗股骨头坏死的补骨片，通过北京市药监局审评成为院内制剂多年，造福数以万计的股骨头坏死患者。在不改变物质基础的前提下，优化生产工艺，使之更加贴近现代制药实际需求。另一种是针对临床专科的经验效方，如名医馆妇科专家在临床实践应用中对更年期综合征引发的抑郁症卓有疗效的经验方，经过不断研究优化，逐步形成了"百贞解郁颗粒"，获得医疗机构制剂备案，并获得东城区卫生健康系统优秀技术创新成果。名医馆中药制剂的成果转化不仅是对中医名方、验方的充分应用，也是对中药药品市场的有效补充，更是对中医药文化的继承和创新，对传统中医药和现代科技相结合的有力推动。

三、燕京医学学术思想流派研究发展的传播品牌

"燕京"为北京的别称之一，作为数朝古都及太医院宫廷医学的兴起发祥地，独具特色的燕京医学在此逐步形成。随着宫廷医学体系的日臻成熟，加之南北医家的流入，以及西学东渐的影响，燕京医学在民国时期开始发展成形，以京城四大名医萧龙友、孔伯华、施今墨、汪逢春及其传承人的学术经验为核心，逐渐细化为宫廷医学派（御医派、太医院体系等）、家传师承派、学院派（北平国医学院、华北国医学院等）和中西汇通派，各派之间相互借鉴，共同发展，形成了北京地区近代中医医家主要学术流派融合而成的地域性中医学体系。对临证各科的丰富与发展起到了重要作用，呈现出百花齐放的态势，进一步巩固了北京作为中医药学术发展中心的地位。

京城名医馆主要致力于北京地区"燕京医学"学术思想的挖掘、整理和研

究。自建馆以来，京城名医馆会聚了众多燕京医学名家来此出诊，落户传承工作室站，不断创新学术发展模式，汲取名老中医临证精髓，促进特色专科体系建设，展示燕京医学文化的博大精深，逐步打造为鼓楼中医医院品牌文化。自2017年开始，京城名医馆每年举办"燕京医学传承论坛"，国医圣手会聚，共话燕京医学传承创新。2019年和2020年由鼓楼中医医院承办的第三届、第四届"燕京医学传承论坛"即围绕着"京城四大名医"的学术思想传承展开，京城四大名医萧龙友传承人肖承悰教授；施门祝氏传承人祝肇刚教授、祝勇教授；京城四大名医汪逢春传人赵绍琴的学术继承人彭建中教授；京城四大名医孔伯华传人陈大启之子、伤寒大家陈慎吾之孙陈生主任等名医名家在论坛上做了精彩的学术报告。京城四大名医的学术思想在燕京医学的氛围中各具特色，异彩纷呈。

京城名医馆积极开展燕京医学研究，聘请燕京研究名家高益民、刘燕池教授为顾问，设立博士工作站，开展京城大名医学术思想研究中心建设项目，潜心研究燕京医学流派。近年来组织编撰了《燕京医学研究丛书——京城名医馆名医经验集》共4部，分为《鞠躬尽瘁不悔篇》《毕尽余生奋斗篇》《燕京传承谱新篇》《薪火代代家传篇》，以及《京城四大家医案选注》《京城名医证治精要》《诗画谱名医——燕京百位名医传》等书籍，并举办与燕京医学有关的学术论坛40余场，受众20余万人次。其中"燕京医学传承论坛""京城名医馆论坛""鼓楼国医论坛"成为三大学术论坛品牌，"鼓楼国医论坛"还荣获北京市中医管理局"中医药继续教育品牌项目及精品课程"称号。随着2020年开始的中医药文化资源调查项目的开展，以及著名国学家张其成中医药文化传承工作室的落户，将京城名医馆对中医药文化的传承和燕京医学的探索进一步推向深入，张其成教授还挥毫泼墨为名医馆亲笔题词"燕京医源"。

2021年，作为京廊合作计划和京津冀一体化的项目，京城名医馆开中医药文化品牌输出先河，与河北省廊坊市安次区医院签订战略合作协议，"京城名医馆廊坊分馆"正式开馆。以此为基础，京城名医馆逐步推进品牌升级和连锁经营，2023年5月作为北京市中医管理局京衡中医药发展名片工程，"京城名医馆衡水分馆"正式签约，开启京津冀协同发展的新篇章。

四、中医药文化自信守正创新交流的传扬品牌

2021年国务院办公厅印发的《关于推动公立医院高质量发展的意见》中明确指出，鼓励公立医院大力发展社会主义先进文化，使之成为助推公立医院高质量发展的动力源[1]。京城名医馆在自身的发展变革中，也逐步认识到文化已经成为医馆生存和发展的重要战略资源和宝贵的物质及精神财富。以文化凝聚意志、以文化引领发展、以文化塑造品牌，让文化建设成为名医馆高质量发展的坚强保障和醇厚底蕴。

中医理论中有"虚实"的概念，中医药文化的传承和传播，也有虚实的转化，是一个从虚到实，再从实到虚的过程，也就是要把中医药文化从抽象的精神层面，转化成为相对具象化的品牌、成果、产品等，再伴随这些成果推广和普及，深入人心，潜移默化地将文化基因复刻于血脉之中，并使之成为一种习惯和自觉。2021年年底，北京纪实影像周期间，在京城名医馆的拍摄现场上，北京市中医管理局负责人提出，中医药文化的传播，就是要做到从文化自信到文化自觉，要做到从设施落成，到理念形成，最后到习惯养成的"三成"规律。

（一）在环境与服务流程塑造中彰显文化品牌

京城名医馆的占地面积并不大，但来过的人一定会对这座古香古色的医馆印象深刻，京城名医馆沿用了古代皇城周围官式建筑的红、灰为主色，古典庭院式的建筑风格，加之内部极具中医药文化特色的装修装饰，还有空气中弥散着的淡淡的中草药香，这一切都给人以"雅、典、庄、和、静"的心理感受，同时也减轻了患者就医看病时的心理压力。

京城名医馆处处散发着中医文化的魅力，"四首三最"是最具特色的部分。名医馆有中国首座燕京医学主题展览馆、中国首个药罐"编钟"、中国首组中药燕京新八景、中国首面中药药食同源文化墙、中国名医最多的中医雕塑群、现存最长的中医题材"洋画片"、世界上使用针灸银针最多的日晷造型，另外还有中医药文化与民俗文化相结合的"泥人微缩景观"。就连诊室的命名都和中医药的历史文化息息相关，有以医祖、医圣、妇科圣手、幼科鼻祖、外科圣

手命名的扁鹊堂、仲景堂、青主阁、钱乙堂、华佗堂，还有青囊堂、岐黄堂、千金方、福禄堂等。

1. 中国名医最多的中医雕塑群

"大医论道"雕塑群由燕京医学流派的 50 位名家大医雕塑组成，是中国名医最多的中医雕塑群。大医们救死扶伤，妙手仁心，为祖国医学事业鞠躬尽瘁，孜孜以求，上下求索医德精诚之大道。

2. 中国首面中药药食同源文化墙

中医药知识与传统文化相辉映的中药药食同源文化墙，绘有中国传统文化养生长寿的代表造型，展示中药延年益寿、养生益生的功效。中国传统绘画百子图中的童子，活泼可爱憨态可掬，在老寿星身上嬉戏，主要分布在寿星肝心脾肺肾五脏之处，四周点缀有祥云、宝鹿、仙鹤、云松等中国传统祥瑞纹饰。下面格子里放置的是一些常见的药食同源的中草药，可供患者在候诊时观看了解，寓教于乐。

3. 新旧燕京八景

是由中药饮片拼组而成的燕京特色八大景观屏风，形象逼真，栩栩如生。旧景有祭天祈谷、子午正阳、琼岛春阴、九衢启曙、子午严更、西山晴雪、卢沟晓月、居庸叠翠，新景主要是中轴线上的著名建筑。

4. 针灸日晷

是用上万针灸金银针具扎制而成的日晷造型。针灸讲究精准定穴，扎针到位，而日晷是中国有史以来古老的计时器物，二者相契相合，名字定为针灸长河，表现的是针灸悠久的历史和几千年的生命，画面内容有易经乾坤、天干地支、十二生肖等，而这些都是中国传统文化的重要组成部分，与中医紧密联系，基座部分有青龙、白虎、朱雀、玄武以及祥云、水波纹等传统美学装饰元素，底蕴丰厚。

5. 中医康养服务体验区

为进一步提高百姓对中医药诊疗的获得感和对中医健康养生的体验感，将中医药文化与中华民族传统文化相融合，京城名医馆在候药大厅打造而成的中医康养服务体验区，分为科普宣讲区、互动体验区、意趣文创区等，以互动多媒体系统和中医药文创产品等相结合，进行中医药文化、健康养生常识宣传之外，配合药饮茶疗、香薰疗法、音药疗法、诗画养生、花药养生等康养服务体验，让百姓在浓郁的中医药文化和中华传统文化氛围中，享受到别有情致的中医康养服务。体验区定期进行古乐古曲进行颐养身心音疗演示，让中医药文化"活"起来、"动"起来，获得百姓的关注和喜爱，收到良好社会效益。

6. 本草疗愈园

名医馆充分利用空间，在楼顶平台建造了中药本草疗愈园。汇聚天地的精华在屋顶之上，曲径迂回、精巧玲珑、绿意盎然、别有情致。朗空晴日下，近可端详古都风貌的钟鼓楼，远可眺望层云荡胸的西山，园中有包括三七、桔梗、紫苑在内的数十种药用植物，郁郁葱葱、生机勃勃，展现着中药本草原生态的美丽。通过最自然的色彩疗法、气味疗法、文化疗法，使患者忘却病痛、身心怡然。让患者在闲暇时光品味中药文化、舒缓心情，同时丰富中医药文化旅游的内涵，为中小学生和外国友人提供游学实践基地。

7. 院史文化馆

为展现燕京医学的发祥传承和医院 70 年砥砺发展的风雨历程，在京城名医馆内建设的院史文化馆，以文化内核为脉络线索，将中医药文化与中轴历史文化、燕京医学文化、明清太医文化、中华传统文化、百姓民俗文化、鼓楼御字文化等相交融，设置众多文化场景，打造集中医药科普宣教、中医药文化传播、中医药养生体验、中医药服务国际交流于一体的京城中医药文化新地标。

8. 中医药特色廉政文化示范点

以弘扬中华民族传统文化、传承大医精诚为抓手，将廉政文化的理念融入名医馆管理之中，营造浓厚的中医文化与廉政文化深度融合的氛围。提炼习近平总书记系列重要讲话中引用的中医理念和术语，制作"医者论道、学而时习"专栏；设计"百代兴盛依清正、千秋基业仗民心"廉政文化宣传栏，教育引导党员干部职工，持续传播正能量；设置"品本草五味，鉴廉政四季"文化墙，通过与自然界四季五色相对应的五种中药特性，来体现清、洁、雅、廉、正的廉政精髓，通过诗、画、品、鉴的艺术赏析，使中医药文化与廉政文化水乳交融，使廉政本色深深渗透于中医人的血脉之中。廉洁文化品牌先后被中央纪委国家监委网站、北京日报、北京市中医管理局、廉洁东城、古韵正声等国家与市区级媒体进行推广报道。

（二）文创产品成为中医药文化的播撒之种

近年来，中医文创产品逐渐成为中医药走向世界、让世界了解中医药的重要手段。京城名医馆充分发挥文化旅游科普基地作用，以文化建设增强执行力、强化软实力、提升竞争力，为创造京城一流的中医文化品牌打下坚实基础。创新性地将现代设计理念与传统中医智慧相结合，将珐琅、国画、书法、诗词等国粹与中医药文化融为一体，将不具象的中医药文化之美，呈现为有形的书画艺术之韵，诗词文学之律，民俗文化之巧，时尚生活之潮，设计研发出的神医华佗、五禽戏、御字系列、京城名医馆系列、珐琅系列、抗疫系列、院庆系列等七代中医文创产品，多次在京交会、世园会、地坛文化节、故宫以东等国内外文化交流活动中精彩亮相，被各大媒体集中采访和深入报道。其中"虎符铜砭刮痧板"还成功申报"北京礼物"，京城名医馆的中医药文创产品真正使中医药文化落到实地，看得见、摸得着，生活化、意趣化，已经成为中医药文化健康旅游的传播媒介和对外交流的精品名片。

（三）中医药文化展示的窗口和对外交流的使者

京城名医馆是"国家中医药发展综合改革试验区建设示范基地"和首批"北京市中医药文化旅游示范基地"，不仅在京城享有盛誉，而且名扬海外。由著名作家、诗人苏叔阳老先生倾心而作、著名书法家米南阳先生挥毫誉撰的《京城名医馆赋》是名医馆的镇馆之宝，正如其中所言"屋舍虽不豪华伟岸，声望却早远播八方"，京城名医馆在福惠周边百姓的同时，更将中医药文化的传播视为己任。建馆 30 年来，共接待十多个国家的交流访问团体 300 余个，成为"一带一路"人文交流的使者。2019 年 7 月接待了"世界针灸学会联合会伊朗、西班牙、意大利团体会员学习团"24 人学习交流；8 月成为美国大西洋中医学院临床实践基地，接收了 11 名中医专业硕士、博士来院临床实习交流；11 月派代表随北京市中医管理局代表团至希腊及匈牙利参加学术交流及中医健康咨询活动，并以中东欧中医药学会联合会主席、京城名医馆特聘专家于福年教授为纽带，和中东欧中医药学会联合会签署框架合作协议，为推动中医药在海外的传播书写了新篇章。2022 年获批"中华中医药学会科普基地"及"北京市科普基地"，并入选北京市中医药健康旅游精品线路。

五、京城名医馆品牌持续发展的探索与思考

30 年栉风沐雨，30 年薪火传承。京城名医馆在未来的发展之路上，一方面在海纳泽汇更多的名医前来出诊，普惠百姓的同时，做好抢救性传承工作，对名医名家的诊疗病案、教学影音、学术思想、经验交流进行科学规范、成体系的总结继承；另一方面积极探索怎样更好地将燕京地区中医药文化特性展示弘扬出去。拟以京城四大名医学术思想研究中心建设项目为基础，搭建五个平台。

1. 学术资源共享平台

以北京市中医药文化资源调查项目京城四大名医调查专班牵头单位形成的工作成果为基础，与北京中医药大学"道术结合"名老中医经验传承平台合作，填充建设"京城四大名医及其主要传承人经验传承板块"，作为学术资源进行共享，并建设传承培训基地。

2. 学术多元交流平台

与中国中医科学院中国医史文献研究所合作研发四大名医临证经验文献智能型数据库，并开展跨地区学术流派研究中心交流活动，开办"京城四大名医学术传承论坛"。

3. 学术传承发展平台

形成京城四大名医学术传承发展体系，提高京城四大名医传承人团队综合影响力，形成长效人才传承机制。

4. 学术成果转化平台

出版"燕京医学研究丛书之流芳肆布集——京城四大名医及其主要传承人教育办学经历及学术思想经验合集"系列著作；与文化创意行业跨界合作研发系列文创产品。

5. 学术品牌建设平台

形成以京城四大名医学术思想为核心的燕京医学品牌，增强燕京医学在国内外的影响力、号召力、聚合力，推动新时代首都中医药事业"老树"发"新枝"。

六、结语

中医药文化以其仁和之德彰显国医风范，以其醇厚之缊传承文化血脉，以其济世之功维系百姓健康。在全新的历史时代，机遇与挑战并存，传承与创新同重，京城名医馆品牌建设与发展将紧跟新时代卫生健康系统高质量发展步伐，践行二十大精神为民服务宗旨，为健康中国建设尽献绵薄之力。

参考文献

［1］关于推动公立医院高质量发展的意见［R］.国务院办公厅，2021.

叁 运营创新篇

HB.07 基于"医""患""馆"
价值共创的中医馆经营策略探讨

王 星① 葛晓蕾②

摘 要：本报告从医疗服务的提供者与医疗服务接受者以及对医患需求的保障者的角度出发，探讨价值共创理论在中医馆经营中的具体应用，并从"动机 机会 能力"模型（Motivation Opportunity Ability，MOA）理论出发，研究动机、机会、能力因素间的内在逻辑及对中医馆体系内各参与者价值共创行为的驱动和限制。在此基础上提出以服务主导逻辑理论（Service Dominant Log，SDL）为基础，激发医生、患者、中医馆经营者三方积极展开价值共创行为，中医馆经营者通过挖掘、整合三方可利用资源，使得中医馆体系下价值共创的产出是对患者、医生、中医馆经营者都有利的最大化联合产出，以期在扩展价值共创研究领域的同时，可为服务资源与流程整合提供新的思路，这不仅是推进中医馆资源整合和服务模式的创新，也是建立"医""患""馆"长效交互的经营模式的探索。

关键词：中医馆；患者；医生；价值共创理论；经营策略

引 言

随着中国"中西医并重"方针确立，国家发布《中医药发展"十三五"规划》等多项利好政策鼓励和支持社会力量举办规范的中医医疗机构，此外，中央财政也进一步加大对中医馆的投入力度。自 2016 年到 2020 年，中央财政投入 31.28 亿元，建设了近 1.6 万个中医馆、国医堂及健康信息平台[1]。

---

① 王星，管理学硕士，中国中医药研究促进会会长助理，中级职称，主要研究方向：医馆竞争力分析与评价研究。
② 葛晓蕾，中国中医科学院针灸推拿学硕士研究生，主要研究方向：中医馆经营策略。

并且，在中央财政投入力度加大的同时，国家也大力支持中医馆规模化、连锁化经营。这不仅提高了中医服务的可得性和可及性，也推动中医馆跨省市连锁化、规模化发展。在一系列社会资本办中医的利好政策刺激下，资本市场也大量介入推动中医馆的发展。

总体来说，中医馆事业进入发展的黄金时期，具体原因归纳如下：①在国家扶持中医药产业的发展，传统中医行业正面临转型需要，民营资本积极建设和发展中医药事业等背景下，中医药产业的供给能力得到进一步提升。②老年化社会加剧、经济的发展增加了国民健康诉求，这为中医药行业的发展拓宽了市场。在上述利好因素的刺激下，中医馆在医疗体系中逐年上涨的分量和日益增长的数量反映了近年来中医馆产业的活跃状态。随着中医馆的进一步发展，中医馆的经营模式也开始多样化、特色化。根据规模、特色与功能大致划分如下：以老中医聚集为特色的大型综合性中医馆、以健康延伸服务为特色的疗养型中医馆、以专科专治为特色的专科中医馆、以"药店＋坐堂医"模式销售中药材的中医馆，具有诊所和药店双重性质，并呈连锁化趋势，如如同仁堂等大型中药店[2]。

虽然中医药行业迎来诸多发展机遇，但中医馆现阶段的发展也面临诸多挑战。中医馆的增长量日益庞大，但中医类医疗服务占比仍较低，反映出中医馆的产业虽然火热，但是在实际医疗服务中所占据的市场空间较小[3]，具体原因归纳如下：

（1）中医馆内人才匮乏。中医馆的规模普遍较小，高学历人才吸引力差，馆内中医药人才培养和晋升机制、薪酬机制等不完善，并且传统运营中，中医馆过度依赖名老中医的宣传效应，导致"强人轻店"现象的出现，这不利于中医馆规模化、连锁化、品牌化发展。并且知名医生更倾向选择高薪酬、大规模的知名医馆、公立医院，这对新生小规模中医馆的发展十分不利。

（2）同质化竞争激烈，主要表现在服务模式的同质化和经营策略的同质化。各中医馆的服务模式、竞争策略大同小异，如定期开展健康讲座等。目前部分中医馆经营者意识到需以高水平人才、高服务质量作为中医馆的宣传核心，但此类软实力的提升需要大量金钱和时间的投入以及国家政策导向支持等诸多长期投入要素，多数中医馆短期内难以提升，导致行业间同质化竞争激烈，给中小型中医馆的生存带来极大的危机。

（3）公立中医院的挤压。公立中医院凭借服务环境、医疗设备和医生资源等优势吸引了大部分就诊中医机构的患者，而中医馆的规模普遍小，规模效应、连锁效应的营销力较弱且地域限制强，导致中医馆经营成本高，品牌塑造难、患者的忠诚度和服务的持续性低。

（4）对中医馆的监管力度弱且服务衡量标准模糊。中医馆的服务质量良莠不齐，低质的药品事件时常发生，这严重影响了中医馆的口碑。

当前中医馆散在、小规模发展为主，并面临着一系列危机，在资本的介入下，中医馆数目的陡增也对中医馆的发展提出挑战，在这一背景下，中医馆经营者如何在市场竞争的需求中挖掘自身核心优势，在经营与服务上体现自身特色，成为中医馆的重要经营课题。在笔者看来，中医馆管理者应重视优胜劣汰生存法则，根据中医馆痛点和发展方向调整经营策略。据研究发现，参与者在诸多领域中的价值共创行为产生频率是衡量经营繁荣程度的主要指标，价值共创行为产生越频繁则经营管理越成功[4]，这可为中医馆的经营模式提供参考。医生、患者、中医馆经营者作为中医馆运营的直接关联者，激发三者参与价值共创的动机可对中医馆的品牌形象建立和创收做出显著贡献。因而要重视服务体验价值和用户驱动对价值共创的重要性，故而，本文将从服务主导逻辑出发，研究"医""患""馆"三方价值共创行为的产生机制，以及探究动机因素、机会因素、能力因素对价值共创行为的影响，并整合三方资源，以期待构建"医""患""馆"共赢关系网络，在拓展价值共创研究领域的同时，也为中医馆经营策略的制定提供一个新的视角。

一、"医""患""馆"视角下的价值共创理论

（一）价值共创理论的概念

"价值共创"这一概念与"共同生产"观念联系密切，共同生产观念秉承商品主导逻辑，认为生产者通过向消费者提供产品或服务承担价值创造中的主导角色，而消费者仅在于企业限定范围内创造次要价值活动[5]。这一观念的提出改变了企业是价值的创造者，而消费者是价值摧毁者的传统认知。价值共创观念包括价值共同生产观、消费者体验、服务主导逻辑和消费者主导逻

辑等诸多理念。价值共创观念提出了一个由参与者组成的生态系统，在制度、资源、角色组成的网络中运作，通过各参与者间的资源交换共同创造价值[6]。其认为企业是服务的提供者，而服务是经济交换的基础，消费者的价值共创行为不局限于企业内，并且消费者存在自我激励的价值共创行为。这种观念的提出不仅提升了消费者在价值共创体系中的地位，而且强调了创造服务体验价值和消费者驱动在价值共创模式中的重要性[5]，同时，在这一生产模式下，传统对立、线性的关系转化为各参与者或资源拥有者的网状生态系统[7]。随着价值共创理论的发展和应用，瓦戈（Vargo）和卢什（Lusch）进一步丰富了价值共创的主体，主体由单一消费者和企业的联系，拓展到价值共创活动的其他利益相关者[5]。这一演变也提示我们认识并重视利益相关的参与者的作用是激发中医馆体系价值共创行为的一大关键。

当前，中医馆是价值共创实施的重要领域，中医馆的生产活动是围绕着患者的健康需求展开的，其本质是不同活动主体在各自需求下激发各自动机，凭借各自能力和资源进行的良性交互，并建立合作共赢的工作网络，以实现单一个体无法独立完成的目标，如患者的健康需求、医生职业荣誉感、薪资、发展前景等。中医药疗法的特色之处也在于"以人为本""因人制宜"的特色服务，患者、医生、中医馆经营者在中医馆体系中扮演角色都是价值的共同创造者、利益直接相关者。

（二）"医""患""馆"三方价值共创行为的影响因素

对价值共创行为产生机制展开探讨，发现"医""患""馆"共创行为的影响因素可以总结为机会因素、动机因素和能力因素，并且医生、患者、中医馆经营者在价值共创活动中常受到自身动机驱动，并被能力和机会因素所限制。[8]在中医馆这一机构体系下，"医""患""馆"作为中医馆运营的核心要素，不同主体间的主客观因素相互影响。

影响患者价值共创的动机因素为患者健康需求的满意度及政治自我效能，即自己的参与多大程度可以改变健康[9]，患者对于医生和中医馆的需求主要体现在患者在中医馆的服务体验和产品使用的满意度及附加价值体验。其中，患者健康需求和自我效能的满意度常用感知价值衡量，主要是对质量和价格的感知。在中医馆内应用时表现在患者以消费者视角对中医馆所提供的服务和中医药的效用展开整体评价，主要包括：①直接服务体验的价值体现，如中医药产品治疗效果、就诊诉求和疾病信息的获取等是否与价格匹配；②动机因素和患者的交互能力也是参与者驱动价值共创行为的主要因素[10]，医患间交互能力由患者治疗疾病的可用资源和获取疾病信息的能力、对诊疗措施等方面的决策能力、医患沟通能力以及情绪管理能力等组成[11]。中医药服务的特色之一在于可以对整个肌体进行全方位、长周期的健康管理等，故而，中医服务常更具有黏性和持续性[12]，在此过程中，医患间的高质量的交互可以帮助患者更好地了解疾病预防、康复信息，也可帮助患者在医疗决策中获得更多的参与权、控制权，提升患者对医生的信任度和对中医馆的忠诚度，有利于患者为中医馆的发展提出宝贵的建议，促进中医馆持续性进步。

保障多样化沟通渠道和连续性服务的机会因素是影响团体价值共创的重要因素之一[13]。这对中医馆环境、药品、器械等实体资源提出了一定要求，需要中医馆经营者予以保障，也需要社会资本的投入与利好政策的加持。

对于医生而言，医生参与价值共创的动机因素是指医生的动力与职业承诺，即医生职业道德和医疗服务的动机，可表现在医生对职业发展前景、薪酬水平、职业荣誉感等方面的期许。影响医生进行价值共创行为的能力因素是指操作性资源、交互能力，操作性资源是指医生运用专业素养为患者提供高质量的诊疗服务的能力[14]，医生的操作性资源与患者对医疗服务的满意度和中医馆服务水平的高低息息相关。此外，医生交互能力包括个性化交互能力、道德交互能力、发展交互能力等，良好的交互能力可提升医患双方的社交愉悦感，使患者在社交过程中建立品牌信任[15]。此外，机会因素也是价值共创行为的重要影响因素，主要包括对象性资源和政府政策以及实体资源。对象性资源是指医生包括了可调用的各种信息资源，这依赖于"中医+互联网"医疗模式的建立和完善。实体资源包括中医馆所提供的医疗设备、医疗环境等，政府政策是指政府的政策等为中医馆的生存和发展提供的大环境，这不仅影响患者获得中医馆服务的可能性，而且患者就医的积极性以及医生工作的积极性，也影响机构提供的服务种类与质量。

对于中医馆经营者而言，动机、能力、机会因素同样是影响价值共创活动的重要因素，其中动机因素取决于中医馆经营者对中医馆的发展期许，满足医患动机诉求，有利于提升"医""患""馆"三方的信任度，有利于提升中医馆业界口碑，形成特色品牌文化；能力因素主要体现在中医馆服务主导定位能力，即中医馆经营者通过提供以患者为中心的高质量服务，激发三方价值共创的动机，并主动参与到整合"医""患""馆"三方资源的过程中。其中，服务主导定位能力还包括中医馆对人才的吸引能力、中医馆硬件配备能力、中医馆与医患的交互能力等，这些是中医馆可提供高质量服务的能力基础。此外，高质量交互能力和医疗服务在提升患者满意度的同时，也增加了医生的工作量。因此，中医馆可对医生给予适当奖励并重视管理医患间的价值共创行为。此外，中医馆的机会因素则多体现在政策和社会资本等外部因素的加持上。

（三）"医""患""馆"三方价值共创行为的厘定

目前，在价值共创研究中，参与者概念和行为的界定尚不成熟，但综合诸多领域研究发现，价值共创行为本质上是共赢交易驱动的整合和挖掘个人资源进行交换的行为。价值共创的关键在于某体系下，利益相关者在创造价值的同时也分享价值，即中医馆带给各项参与者的价值和参与者对中医馆回报行为之间相互交换，在这个过程中，各参与者的价值共创行为可包括参与行为和公民行为错误。[16, 1] 参与行为是不同角色责任范围内的必须行为，公民行为是自愿的角色外行为，由反馈、帮助和宽容等因素组成[17]。其中医患的获得价值可以采用感知价值衡量，患者和医生对中医馆的回报行为可用价值共创行为衡量。

社会交换理论认为两个及以上个体或群体在互惠规范下进行的交易行为产生频繁，有利于建立长期稳定的关系。其中，这种"交易行为"涵盖范围广，涉及金钱、货物、情感[18]、承诺、信任等资源。当个体或群体感知到受益时，会基于互惠原则做出积极的反馈，最终实现价值共创、互利共赢的结果。因此，动机在"医""患""馆"价值共创行为中的影响力不言而喻。

在中医馆体系下，患者价值共创行为可定义为患者通过不同难度的活动来整合资源，可自我激励产生，也受其他主体价值共创行为的影响。此外，患者价值共创行为的发生不局限于中医馆体系内，因为患者的感知体验常由患者在中医馆的服务体验延伸到自己的社交领域[19]，且中医药服务的评价更容易传播在熟人社会中。因此患者价值共创行为包括了多个层级难度的活动，包括在中医馆内开展的活动、患者的私人圈子内进行的活动，如同病友、家人和朋友间进行服务体验分享与探讨。医生价值共创行为可理解为利用自身可操作性

叁 运营创新篇

资源与工作动机在政府政策、实体资源等因素的影响下，给患者提供的感知价值。并且医生价值共创行为影响着中医馆的服务主导定位能力的水平，也直接作用于患者对服务的满意度和行为意向。中医馆经营者的价值共创能力可定义为服务主导定位能力，即提供以提升患者满意度为核心的医疗服务，并基于此发展中医馆的医生专业能力、医生与患者交流合作和资源整合的能力，产生更为优质的中医药服务等。在此过程中，每位参与者的价值主张不同，体验价值也不同。此外，呼吁中医馆提升价值共创能力的同时，要注重提升道德互动能力，即中医馆经营者不能将医患双方当作其实现最大化价值的利用媒介，而是争取三者利益高重叠度的价值主张。即三方以创造共享或重叠的价值为目的来进行价值交换，需要争取医生、患者的利益和中医馆经营者的经济利益、社会利益不冲突，并且争取大幅度的重叠，才能更有效地合作、创造和实现共同的利益和价值[8]。

此外，探讨价值共创行为需与价值参与、共同生产、价值创造行为等概念作出区分，以便于正确理解价值共创活动的因果及表现。其中，价值参与注重服务体验，多代表动机状态，而价值共创行为注重行为或活动，多代表能力和机会状态，并且服务体验源于参与者进行价值活动的过程之中。

二、价值共创理论对中医馆经营策略的指导

（一）"医""患""馆"三方在价值共创理论下的赋能与激活

1. 利用"动机—机会—能力"模型激发"医""患""馆"的价值共创行为

"动机—机会—能力"模型（MOA）理论为价值共创的主要资源整合方式的先行因素，并与共创企业效益相关[20]。中医馆经营者可从 MOA 理论框架出发，概念化患者和医生共同创造价值的可利用资源，包括动机资源、能力资源、机会资源，挖掘动机资源和能力资源对价值共创驱动的影响，并且，中医馆经营者也应利用自身动机资源和能力资源、机会资源保障中医馆体系内价值共创行为的正常进行。

对患者来说，动机资源是灌输给患者展开持续价值共创行为的动力，即

健康参与价值感，代表患者对自己参与价值共创带来的健康益处的信念，经营者可通过半结构化访谈，了解医生和患者的激励机制，在价值共创环境下建立激励模式，确定其潜在的维度和测量量表，以期为中医馆的价值共创研究做出贡献。从患者可获取的机会资源来说，即服务可获取性，代表中医馆及中医馆中医药服务者和连续性中医药服务的可获得性。中医馆经营者应保证患者服务的方便可及性，并简化就诊流程，如便利的服务、多样化的交流渠道和稳定的医患关系等，可增加患者的就诊次数，进而形成规律性的就诊。广东采芝林"微信配剂"服务极大地提高了中医药服务的可及性[21]。康美药业"线上虚拟就医平台＋线下医馆面对面服务"新平台集"网上药店、健康管理、虚拟医院"功能于一体，一方面满足大量患者"轻问诊""重复配药"等简单需求，优化了患者就医体验，增强了优质中医药服务的可及性[22]，另一方面，扩大了医生和中医馆的影响力，这一定程度上可以改善大型三甲医院医疗资源稀缺和中医馆间同质化竞争的现状。这是中医馆吸引患者进行价值共创的基础环境因素。此外，鼓励医生与周围社区合作，兼职社区居民的家庭医生，建立亲密的交互关系也有利于激发患者产生于中医馆和医生的价值共创行为。如广誉远中医馆推出家庭医生服务，可为家庭成员建立详细家庭档案并通过中医专家会诊为家庭成员提供养生方案、药膳、四本膏方等[21]。进一步保障了中医馆服务的可及性，患者将更愿意规律地就诊并积极参与价值共创活动。患者参与的价值共创行为变多，也进一步加强对疾病的自我管理，在此过程中，更容易与医生建立牢固的情感联系，有助于提升患者对中医馆的品牌忠诚度，进而促进了患者重复消费以及向私人圈子传播中医馆及医生良好口碑的行为意向。

　　此外，中医馆和医生的价值共创能力也会对患者进行价值共创活动产生影响，表现为患者在诊疗过程中对中医馆和医生的依赖作用，其中，能力资源是促进中医馆进行价值共创的重要因素。良好的沟通能力、自主决策能力、信息获取能力都可促进医患间高效的信息交流，有利于提升患者诊疗过程中的参与度，也有利于培养和谐的医患关系，在此情况下，患者将会更好地执行价值共创行为[23]。但患者信息获取能力、自主决策能力、情绪管理能力较差的患者对医生的依赖感更强，这就对中医馆经营者调动患者价值共创提出了更高要求。鼓励患者发展自我管理的技能，以更积极的方式参与疾病管理的同时，也要注重培养医生的共情能力，使医生以平等身份与患者成为合作伙伴，将以专业为中心的医患沟通转为以患者为中心的医患沟通，为患者提供更周到的可依赖资源。

从医生层面来说，也需要概念化医生的动机、能力、机会资源。首先，医生参与价值共创的动机，即医生的动力与职业承诺，鉴于中医馆的服务的可连续性，医生可与患者建立长久合作伙伴的关系，以患者为中心，提供优质服务，这对医生的精力和奉献度提出了一定的要求，也需要强大的工作动机驱动医生进行高质量的医疗服务和情感付出。中医馆经营者应重视树立良好的中医馆品牌形象，帮助医生建立适当的价值取向，还可通过服务满意度量表的形式，对医患双方共同创造的服务过程进行评价。丰富当前绩效评价体系[24]。此外，中医馆经营者应将医患双向交流、患者支持度融入诊疗流程，使专业知识主导的诊疗模式向价值共创方向转变，从而约束和激励医生进行价值共创行为。在能力资源方面，中医馆经营者要注重培训医生的能力，即操作性资源，包括医生的临床技能和与患者交流的技能。医生可调用中医馆的资源越丰富，医患双方的资源集成的能力越强。拥有较高的沟通能力和高水平专业技能的医生，在为患者提供有效治疗方案的同时，也可以提高服务流程的连贯性，并且有助于赋能患者，使其成为积极的健康管理者。此外，医患之间的关系是动态的，在不同时间、环境和病情下是不断变化的。因此，在不同背景下，患者的价值共创倾向不同，且个体间也存在差异，需要医生理解，并采用不同的交互方式引导和激发患者开展价值共创行为。

中医馆和医生的机会资源也对价值共创行为有着显著影响，包括实体资源、政策资源等，其中政策资源等客观因素不由自身控制，中医馆经营者应重视中医馆实体资源的应用。

首先，中医馆经营者应意识到医生和患者在价值共创中的地位，重视中医馆机会资源的可及性，保证治疗材料、设备、设施的可用性，如高质量药材、医疗材料、设备、患者信息库内容、中医馆环境、功能区，并有针对性地为医生和患者设计共同创造的互动舒适的环境和机会，这一定程度上也影响患者的就医动机和体验。如装修风格朴素中医氛围浓厚的中医馆，在营造中医文化氛围吸引患者的同时，也可以打消患者因豪华装修而产生的价格顾虑。

其次，中医馆经营者应建立中医馆的人才考评机制、奖励机制、晋升机制等，培养人才的同时也留住人才。比如，在借助名老中医宣传的同时，也要培训和储备高水平人才，尽量避免"重人轻店"的情况。也可通过与公立医院合作建设医生工作站，通过薪酬奖励等吸引优秀的体制内中医师和当地口碑优秀的名医来中医馆轮流出诊，并提出为优秀中医师配备助手，整理其医案便于传承名老中医的学术思想和经验，以师带徒的模式来丰富中医馆高水平人才储备[25]。

2. 利用服务主导逻辑理论激发"医""患""馆"的价值共创行为

服务主导逻辑理论在中医馆经营领域有显著的应用价值。结合价值共创的定义，该理论倡导机构提升服务主导定位能力，以便于激发各参与者通过活动中的资源整合和互动行为共同创造价值[8]，强调重视机构中参与者的地位以及各参与者间的行动力。其中，服务主导定位能力包括个性化互动能力、关系互动能力、道德互动能力、授权互动能力、发展互动能力等[8]，其极大程度上影响了价值共创活动。而服务是经济交换的基础，顾客感知的服务创新与顾客价值共创行为及满意度之间建立联系。

在中医馆的实际应用中，提升个性化互动要求医生和中医馆经营者要重视患者的健康诉求和就医体验，为不同类型的患者提供"因人制宜""因病制宜"的高质量服务并提供疾病预防、治疗和康养信息等，中医馆经营者也应协调、简化的内部服务流程等，提升就医体验感。其中，高服务的核心是疗效，这个被称为中医馆"不死的基因"。此外，中医馆经营者应筛选中医药治疗的优势病种，以疗效突出为导向，做中医药的垂直平台[25]。然而有保障的疗效离不开高质量的药材质量。进购中药饮片等要选择考察过的大品牌的饮片公司或医药公司，对中药饮片进行多方鉴别和抽检。严格保证药材质量。良好的疗效不仅可以帮助医生获得和谐医患关系，也可以帮助中医馆提升商业竞争力。此外，调研发现，中医馆有超过八成的营业额来自诊金和药费，说明患者目前更愿意接受"以药治病"的治疗方式。在此常规基础上，可开辟有异于中医院和其他中医馆的特色服务项目[12]。关系互动则强调医生与患者要建立良好的关系，可增强与各参与者之间的社交和情感联系；道德互动和发展互动则要求医生在诊疗过程中拥有积极的道德和工作态度，以平等身份与患者进行交流，提供患者所需建议等，此举可提升患者的能力资源，高能力的患者可以更好地激发医生的互动行为，提升就诊过程中交互的信息水平质量。此外，高能力的患者也容易感知中医馆以患者为中心的服务理念，有利于产生对中医馆的品牌信赖；授权互动主要体现在中医馆经营者和医生应鼓励患者主动参与诊断过程，高参与度患者更容易参与配合医生治疗，并愿意对中医馆及医生的服务做出客观评价。此外，在极大限度上提升中医服务体验的同时，中医馆也应完善奖惩机制、医闹保护机制等。中医馆应选拔和培训高水平医生提高医疗质量和机构的服务能力[29]，并对优秀的医生予以一定的表彰和激励，对于患者投诉或医闹，中医馆应制定规范制度和标准化流程严肃处理，建立相关部门及时保障医患权益。

（二）"医""患""馆"在价值共创理论下的共赢

中医馆的诊疗过程以患者为中心，医生的能力与动机在政府政策、实体资源等机会因素的影响下，作用在患者感知的中医馆的高水平服务主导定位能力上，患者感受的价值越高，支付意愿也越强烈，在提升中医馆商业吸引力的同时，患者也将更积极地驱动自身资源参加价值共创活动，执行更多、更难的价值共创行为来配合医生改善自己的健康。在此过程中，这不仅在最大限度满足了患者的健康诉求，也使得就医过程更为高效和安全，并且提升医生职业荣誉感，也利于中医馆品牌形象的建立，最终，中医馆体系下价值共创的产出结果是对患者、医生、中医馆绩效等都有利的联合产出。

总　结

从医生、患者和中医馆经营者的视角出发，揭示了医生、患者和中医馆经营者在中医馆体系下进行价值共创行为的原因。同时，测量了各参与者的价值共创行为，运用 MOA 派生理论探讨了影响各参与者价值共创行为的因素，并分析了其驱动因素和限制因素。基于这些研究结果，本报告提出了以服务主导逻辑为基础的中医馆经营策略，即服务为经济交换的基础，机构的服务创新与顾客价值共创行为及满意度之间存在联系，倡导机构重视各参与者价值共创的地位及行动力，提升服务主导定位能力，以便于激发各参与者通过活动中的资源整合和互动行为共同创造价值。故提倡中医馆经营者承担服务质量保障者的角色，从 MOA 派生理论各激励因素角度出发鼓励中医馆服务接受者（患者）

和中医馆服务提倡者（医生）在满足三方要求的基础上，创造服务体验价值和医患驱动价值，激励三方积极开展价值共创活动。此时，价值创造的主体由单一中医馆经营者扩展为中医馆经营者、医生和患者共同生态网络，基于三方动机和需求展开资源置换。中医馆的经营模式由患者与医生这一传统线性、对立的传统架构，改变为三方在制度、资源、角色组成的生态系统中运作，以提升经济交换的基础服务，重构了中医馆的服务模式。该策略鼓励医生、患者和中医馆经营者共同挖掘和整合可利用的资源，实现共赢模式。通过扩展价值共创研究领域，本研究为服务资源与流程整合提供了新的思路，同时为中医馆经营模式提供了新的研究视角。

参考文献

［1］国家卫生健康委员会.对十三届全国人大四次会议第 6837 号建议的答复［EB/OL］.（2021-03-24）http：//www.nhc.gov.cn/wjw/jiany/202201/03fbd40ebf6a481d8404d09d7ead12e6.shtml.

［2］邵振侃.关于中医坐堂医的几点法律问题探讨［J］.中国社会医学杂志，2013，30（3）：155-157.

［3］严甜.民营中医馆法律组织形式问题研究［D］.北京：北京中医药大学，2020.

［4］Li Y,Zeng X,Liu J,et al.Can China Achieve a One-third Reduction in Premature Mortality from Non-communicable Diseases by 2030［J］.BMC Medicine,2017,15（1）：132.

［5］Lusch R F. Nambisan S.Service innovation：a service-dominant logic perspective［J］.Mis Quarterly,2015（39）：155 - 175.

［6］Srivastav S, Shainesh G.Shirish Srivastava and G Shainesh. Bridging the Service Divide Through Digitally Enabled Service Innovations：Evidence from Indian Healthcare Service Providers［J］.MIS Quarterly,2015,39：245 - 267.

［7］Honka A,Kaipainen K,Hietala H,et al.Rethinking Health：ICT-Enabled Services to Empower People to Manage Their Health［J］.IEEE Reviews in Biomedical Engineering, 2011,4：119 - 139.

［8］刘静.互联网医疗环境下社区慢性病患者价值共创行为与机制研究［D］.武汉：华中科技大学，2021.

［9］Bovaird T, Van Ryzin G G, Loeffler E, et al. Activating Citizens to Participate in Collective Co Production of Public Services［J］. Journal of Social Policy, 2015, 44 （1）: 1‑23.

［10］Aslam W, Lunai D. The Relationship Between Brand Facebook Page Characteristics, Perceived Value, and Customer Engagement Behavior: An Application of Stimulus‑Organism‑Response（S‑O‑R）［J］.Revista Brasileira de Gest ā o de Neg ó cios,2021,23（1）: 43–62.

［11］刘琪 . 中国情境下病人参与能力的构成及现状研究［D］. 长沙: 中南大学, 2012.

［12］张婷 . 基于服务视图的 QYT 中医馆 O2O 服务创新［D］. 杭州: 浙江工商大学, 2019.

［13］黄磊, 杨涵 . 战略创业视角下制造型企业品牌价值提升的驱动因素研究——基于多案例的探索性分析［J］. 重庆理工大学学报（社会科学）, 2019, 33 （4）: 68–79.

［14］李冰雪 . 高血压病患者移动医疗管理平台使用意愿模型的构建及验证［D］. 南京: 南京中医药大学, 2020.

［15］李海廷, 周启龙 . 虚拟品牌社区价值共创行为的影响机制研究——以在线交互意愿为调节变量［J］. 华东经济管理, 2023, 37（01）: 119–128.

［16］王雪梅, 教军章 . 以共生理念破解管理冲突之思［J］. 领导科学, 2022 （01）: 72‑75.

［17］Yi Y, Gong T. If Employees "Go the Extra Mile," Do Customers Reciprocate with Similar Behavior?［J］. Psychology and Marketing,2008,25（10）: 961‑986.

［18］George S, Yanqing L, Stewart J. Does workplace partnership deliver mutual gains at work?［J］. Economic and Industrial Democracy,2017,41（4）.

［19］冯媛 . 科学数据开放共享的价值共创模型及运行机制研究［J］. 图书馆, 2022, （9）: 29–3

［20］李刚 . 老年顾客参与运动健康服务的价值共创路径研究［D］. 上海: 上海体育学院, 2021.

［21］赵安琪 . 中医馆经营的几大关键词［J］. 中国药店, 2016（9）: 50–51.

［22］姚立 . 濮济生堂中医馆的市场拓展研究［D］. 杭州: 浙江工业大学, 2017.

［23］殷方, 马敬东 . 医疗服务中患者价值共创研究现状分析［J］. 医学信息学志,

叁 运营创新篇

2023，44（7）：24-29.

［24］应泽琴．杭州市家庭医生签约服务现状和满意度调查［J］．中医药管理杂志，
　　　2020，28（12）：19-21.

［25］赵安琪．热潮之下，中医馆经营细节尚需完善［J］．中国药店．2017（9）：
　　　80-81.

叁　运营创新篇

HB.08 中医医馆药品供应
保障问题与创新对策研究

徐　敢[①]　罗卫花[②]

摘　要：中医医馆作为中医药传承和医疗实践的重要载体和关键力量，是中医药在基层发挥独特优势的主力军和重要阵地。国家针对中医医馆的扶持政策不断健全，中医医馆行业取得多元、快速发展，更好地满足了公众多层次就医用药需求，但中医医馆的药品供应保障体系仍是薄弱环节，特别是中医医馆药学服务标准和药事服务能力偏低，缺乏行业共识，药品质量良莠不齐并存在不合理用药隐患，药学专业人员配备不足，患者用药安全得不到保障，这将影响公众健康和医馆行业的健康发展。药品供应保障和药事服务是中医医馆促进合理用药、提高医疗质量、保证患者用药安全的重要环节。为建设高质量中医医馆药品供应保障体系，要高度重视药事管理工作，加强药事部门和药学服务能力建设，完善药品供应体系建设指南和规范；应积极推动中医医馆战略联盟和共同体建设，推进中医医馆"互联网＋药学服务"健康发展，同时加强中医药专业人才高质量发展。多措并举，不断提高药事服务能力、加强药事管理，促进行业高质量发展，维护人民群众健康权益。

关键词：中医医馆；药品供应保障；药学服务

引　言

中医药作为中华民族宝贵的精神和物质财富，为中国卫生事业和人类健康做出了巨大贡献。中医医馆作为中医药传承和医疗实践的重要载体和关键力量，是中医药在基层发挥疾病预防、诊断、治疗、康复等方面独特

① 徐敢，管理学博士，北京中医药大学管理学院副教授，主要研究方向：中医药管理政策研究。
② 罗卫花，北京中医药大学管理学院硕士研究生，主要研究方向：中医药管理政策研究。

优势的主力军和重要阵地，其提供的中医药服务具有快速、有效、方便等特点，能够更好地发挥中医药简、便、验、廉的优势，为公众提供更为优质和便捷的中医药服务，同时也是满足人民健康需求和保障全民卫生需要的重要渠道和行动方式，是中国医药事业和国民健康事业发展中不可或缺的一环。国家针对中医医馆的扶持政策不断健全，中医医馆行业取得快速发展，但中医医馆的药品供应保障体系仍是薄弱环节。中医医馆行业同样存在《"十四五"中医药发展规划》（国办发〔2022〕5号）提出的中医药发展不平衡不充分问题，除医疗服务体系不够完善、服务能力总体还薄弱以外[1]，中医医馆的药品供应保障体系还存在一些亟待完善的问题，如中药质量良莠不齐、中药合理使用和药物警戒问题关注度不够、中医药创新能力不足等问题。本报告在研究分析中国中医医馆药品供应保障现状的基础上，重点关注社会办中医医馆药品供应和药事服务方面存在的问题和挑战，为完善中国中医医馆药品供应保障体系和行业高质量发展提出建议，促进中医药传承创新发展。

一、中医医馆药品供应保障现状

药品供应保障体系是支撑医疗卫生服务体系和健康保障体系的基础，作为"新医改"的四大体系之一，只有建立科学高质量的药品供应保障体系，中国医疗卫生事业才能得到长远的发展和全面的提高。在国家药品供应保障体系规划下，中医医馆作为提供基层医疗卫生服务主体之一，相关部门不断加强中医医馆药品供应体系建设，扶持政策和体系不断健全，药事服务能力不断提升。

（一）中医医馆药品供应保障政策不断健全

2016年11月，国家中医药管理局印发《乡镇卫生院社区卫生服务中心中医综合服务区（中医医馆）建设指南》[2]（国中医药办医政发〔2016〕32号，以下简称《中医医馆建设指南》），这是国家首个中医医馆建设指南，用以指导和规范乡镇卫生院、社区卫生服务中心中医医馆医药服务内容建设，并为村卫生室、社区卫生服务站等基层中医医馆建设提供借鉴和参考。该指南从中医科室设置、中药房建设和药事服务、中医药人员配备、中医医疗和康复服务、中医预防保健服务、信息化建设和规章制度执行等七方面对中医医馆建设进行规划和指导，对中医医馆药品供应保障做出了较为明确和具体的规定和设置。

2021 年 12 月，为支持和保障基层中医药服务能力建设，满足公众合理用药需求，减轻患者用药负担，国家医疗保障局和国家中医药管理局发布《关于医保支持中医药传承创新发展的指导意见》[3]（医保函〔2021〕229 号），明确提出及时将符合条件的中医医疗机构、中药零售药店等纳入医保定点协议管理，按规定将符合条件的提供中医药服务的基层医疗卫生机构纳入医保定点管理，将适宜的中药和中医医疗服务项目纳入医保支付范围，以支持和提高中医医馆的基层服务能力和优势。

2022 年，国务院办公厅发布《"十四五"中医药发展规划》（国办发〔2022〕5 号），中医馆和中医阁作为基层中医医馆建设的重要内容被提出，以推动基层中医药服务网络构建，成为高质量中医药服务体系建设的重要组成部分。国家中医药管理局等 10 个部门联合发布《基层中医药服务能力提升工程"十四五"行动计划》（国中医药医政发〔2022〕3 号），提出 2025 年"社区卫生服务中心和乡镇卫生院中医馆实现全覆盖""基层中医药服务提供基本实现全覆盖""基层中医药人才配备基本实现全覆盖"等五个"全覆盖"目标，鼓励有条件的地方对 15% 的社区卫生服务中心和乡镇卫生院中医馆完成服务内涵建设，重点加强中医药人员配备、中医药技术服务提供和中医设备配备工作，并推动社区卫生服务站、村卫生室中医阁建设，构建更加完善的中医药服务网络[4]。

2023 年 2 月，国家中医药管理局发布《社区卫生服务中心 乡镇卫生院中医馆服务能力提升建设标准（试行）》和《社区卫生服务站 村卫生室中医阁建设标准（试行）》（国中医药医政函〔2023〕29 号），对中医医馆和中医阁建设标准建设提出了更具体细致的要求，对中药房设置、中药饮片种类、中药服务人员配置和中药处方等药事管理内容进行了更为严格的规定和限制，以进一步推动基层中医药服务体系建设。

（二）中医医馆多元发展以满足公众多层次需求

根据中医医馆发展模式和药品供应渠道，可将中医医馆大致分为 4 类：现代综合性中医医馆、传统型中医医馆、诊所药店转型类中医医馆和健康会所型中医医馆。"药为医用，医因药存"，中医和中药是中医医馆经营的两大关键，中医医馆想要建立良好的品牌形象，不仅需要医术高超的名医良医，同时也要求能够提供高质量的中药。不同模式的中医医馆药品供给和需求使用情况各异，有利于满足公众多层次、多样化就医用药需求。

1. 现代综合性中医医馆

综合性中医医馆多为时代发展和民众需求的新兴产物，以提供中医诊疗服务为主，功能类似中医院，中医药服务体系建设较为完备，拥有基础的诊疗设备和资源，能够为患者提供基础病、常见病或慢性病等疾病诊断和治疗服务，具备基层诊疗服务条件和能力，但一般无法像综合医院一样开展手术、大型监测设备检查、重大疾病诊断等医疗活动[5]，如固生堂、圣爱中医馆、和顺堂等。综合性中医医馆一般不会建立独立的药品生产链，通常采取与第三方联盟或签订供应合同的方式构建其药品供应体系。为保障药品的质量和疗效，中医医馆通过选择高质量的中药生产商或供应商，配合严格的中药质量控制和监督体系，以形成自己的药品供应保障系统。现代综合性中医馆的药品供应模式在降低经营成本的同时，又能够提供较高质量的中药产品，并且可以短时间内建立较高水平的药品供应链，有利于医馆的扩张和高质量发展。

2. 传统型中医医馆

中医自古医药不分家，最早的中医馆是中医行医卖药的场所。部分传统中医医馆由于多种原因中断其中医行医业务，选择保留中药生产、加工和销售等业务，个别甚至成为中药制药或者中药经营行业的"老字号"或"百年老店"。近年在中医药传承创新发展的时代潮流影响下，"老字号"或"百年老店"响应市场号召和消费者实际需求，开始复兴传统中医诊疗保健业务，重新开设传统中医医馆。这类中医医馆往往是由"老字号"或"百年老店"等大型中药制药企业或大型连锁药店创办，医馆在为患者提供中医医疗服务的同时，为患者提供高质量、高疗效的中药产品是其与同行竞争的特有优势和显著特征。如同仁堂医馆、张仲景国医馆、广誉远中医馆、叶开泰中医馆等。

传统型中医医馆往往背后有着强大的中药制药企业支撑，从业历史悠久、基础深厚，往往有自己的专科专病特色，甚至形成专科专病连锁。除此之外，部分传统型中医医馆拥有其独特的中药炮制加工技艺、经典丹药验方和特有保健养生产品。基于药品配方独特、治疗效果显著、品牌形象优良等优势，该类中医医馆提供的中药产品质量显著高于市场平均水准，受到消费者的喜爱和选择。

3.诊所药店转型类中医医馆

诊所药店转型类中医医馆是指由现代中医门诊部、诊所或零售药店扩展和开拓新业态转型而来的中医医馆。其中"药店＋中医馆"模式已成为不少药店首选的转型和发展模式。"药店＋坐堂医"是这一类中医医馆的特有服务模式，坐堂医的主要职能是为患者提供就近诊疗和销售中药和中成药的服务。如北京金象国医馆、怡康医药璞太和中医馆等，另外还有诸多的社区中医馆。

连锁型药店支持的中医医馆往往与药店的经营业务有一定关联，医馆能够自主采购药品，其经营和使用的药品品种多元，患者对药品品种、等级、品牌、价格有一定的自主选择机会，有利于提升药品可及性和可获得性。但部分单体药店和社区中医馆在药品采购市场上不具有明显竞争和谈判优势，采购中药产品的质量和来源难以保证全流程合规，中药质量良莠不齐，同时药材质量取决于中药采购员的鉴别水平和经验，这导致中药质量难以成为其优势和特色。

4.健康会所型中医医馆

健康会所型中医医馆主要提供健康类服务，开展的相关医疗服务也以养生保健为主，兼顾疾病诊断治疗。这类医馆重点关注疾病预防、康复、养生保健等内容，提供按摩推拿、药浴、针灸、拔罐、刮痧等技术服务，所配备的中药品种也多倾向于保健养生类，品类相对单一，药品安全风险性相对较低。

二、中医医馆药品供应保障问题与挑战

近年来中国大力支持中医药事业的发展，在政策支持和引导下，各方力量涌入中医药领域，中医医馆作为提供中医药基层服务的主要机构，数量也在不断增加，中医医馆进入了快速发展时期，药品供应水平和能力不断提升的同时，也伴随着一系列问题和挑战。

（一）中医医馆药学服务建设标准有待进一步提升

《二、三级综合医院药学部门基本标准（试行）》《医院中药房基本标准》等对医疗机构、药学部门、药学专业技术人员和设备设施配备都做出规定，

但对基层中医医馆药学技术人员没有规定。《医疗机构基本标准（试行）》（卫医发（1994）第 30 号）和《社区医院基本标准》（国卫办医函〔2019〕518号）规定了基层中医药医疗机构的药学人员配备标准，对一级中医医院、中医门诊部要求是有 1 名中药士；中医诊所要求至少有 1 名取得医师资格后从事 5 年以上临床工作的中医师，经批准设置中药饮片和成药柜的，须配备具有中药士以上职称的人员共同执业。2023 年国家中医药管理局发布《社区卫生服务中心　乡镇卫生院中医馆服务能力提升建设标准（试行）》和《社区卫生服务站　村卫生室中医阁建设标准（试行）》，对中医医馆药事服务人员提出要求，中医医馆配备中药饮片调剂人员不少于 2 名，应为中药专业技术人员或经过县级及以上中医药主管部门组织的中医药知识与技能培训并考核合格的非中药专业人员；中药煎药室工作人员，应经过中药煎药相关知识和技能培训并考核合格；中医阁则只需配备至少 1 名中医类别执业（助理）医师或以中医药服务为主的乡村医生即可。同时对中医医馆和中医阁应配备的药品种类提出了明确的要求：中医医馆应当配备中药饮片品种数不少于 300 种，少数民族医馆可适当降低要求；中医阁应当配备中药饮片品种数不少于 80种，配备中成药品种不少于 30 种[6]。

表 1　基层中医医疗机构应配备的医药人员要求

文件名称		政策要求
《医疗机构基本标准（试行）》（卫医发（1994）第 30 号）	一级中医医院	中医药人员占医药人员总数的比例不低于 60%，至少有 3 名中医师，1 名中药士，4 名护士及相应的放射、检验人员
	中医门诊部	至少有 2 名护士、1 名中药士及相应的检验、放射等技术人员
	民族医门诊部	至少有 3 名民族医医师、1 名民族药药士和 1 名检验士、1 名护士
	中医诊所	至少有 1 名取得医师资格后从事 5 年以上临床工作的中医师，经批准设置中药饮片和成药柜的，须配备具有中药士以上职称的人员共同执业
	民族医诊所	至少有 1 名民族医医师和 1 名民族药药士
	村卫生室（所）	至少有 1 名乡村医生
《社区医院基本标准》（国卫办医函〔2019〕518 号）	社区医院	全科医师不少于 3 名，公共卫生医师不少于 2 名，并配备一定比例的中医类别执业医师

续表

文件名称		政策要求
《社区卫生服务中心·乡镇卫生院中医馆服务能力提升建设标准（试行）》（国中医药医政函〔2023〕29号）	中医馆	1. 中药饮片调剂人员不少于2名，应为中药专业技术人员或经过县级及以上中医药主管部门组织的中医药知识与技能培训并考核合格的非中药专业人员； 2. 中药煎药室工作人员，应经过中药煎药相关知识和技能培训并考核合格
《社区卫生服务站·村卫生室中医阁建设标准（试行）》（国中医药医政函〔2023〕29号）	中医阁	至少1名中医类别执业（助理）医师或以中医药服务为主的乡村医生

中医医馆作为提供基层中医药服务的主要角色之一，提供正确合理的用药指导是公众获取高质量中医药服务的关键，但是目前的建设标准并不能保障其开展科学合理的药事服务。从表1中可以看出，我国对基层医疗卫生机构药学人员配备标准较低，通常只需配备1~2名中药士即可符合要求开展相关药学服务。现有规定对中医医馆药事人员的配备要求，不能充分满足处方调剂、处方审核、用药咨询、药品采购和管理等药事活动的需要，患者用药安全无法得到充分保障，中医医馆难以全面有效承担起基层医药服务者的角色和责任。同时，目前的规定仅对中医医馆应配备中药饮片的种类数量做出要求，而对其具体配备的中药的质量管理要求未做出规定，这可能会导致医馆未及时对药品进行更新和流转，药品因储存时间过长或者储存环境不佳而导致药品质量或疗效降低[7]。

（二）中医医馆药事服务能力亟待提升

自2016年发布《中医医馆建设指南》以来，中国中医医馆数量快速增加，但中医医馆专业人员质量却没有得到明显提升。一方面，由于中医医馆医生执业能力不齐，开展处方用药的医疗服务过程中会出现诸多不合理问题，如医师出现不合理开方、违规用药的现象，没有针对特殊人群、用药途径、配伍禁忌、处方疗程等方面给予科学合理的用药指导，使得患者用药存在安全隐患[8]。另一方面，中医医馆缺乏足够数量的高质量药学专业技术人员，在实际药事服务中出现一系列不合规和不合理用药问题：第一，中药调剂不规范，不审方或者随意审方导致超剂量用药、重复用药等问题；调配剂量不准确，称量药品随意估量剂量，中药漏抓、重抓问题；药品识别不清，出现生熟不分和炒炙不分和处方别名、并开药名掌握不全等情况[9]。第二，药事服务不完整，当药师为患者提供药品时，忽略医嘱用药交代和指导用药程序，对消费者自煎药时未能提供正确的煎药指导，不主动交代患者用药时间和饮食忌口等用药注意事项，患者用药未能得到全程指导和监督。第三，药事服务不规范，许多中医医馆提供代煎服务，但是代煎的规范性却常常被忽略，出现诸如煎药次序不分，忽略"先煎后下"，药材煎煮时间不足，省略或缩短药材浸泡时间等问题，更有甚者，由于缺少复核验证程序，可能会造成煎错药和发错药的问题。

（三）中医医馆存在药品质量和合理用药隐患

中医医馆大部分是讲究中药质量的，但是也有部分中医医馆没有从正规、品牌的药品生产企业和经营企业采购，对炮制工艺缺乏考究，不同医馆存在不同类型的药品供应保障和安全用药问题。现代综合性中医医馆，由于功能相对健全，专业人员和药品配备齐全，药事服务体系较为完整和规范，但实际管理过程中，这类中医医馆以提供医疗服务为主，往往不能对照中医院药学部门和中药房的基本标准配备药学专业技术人员和设备设施，容易忽略或放宽对药品质量的监督，造成药品质量问题和不合理用药隐患，药品不良反应和患者用药安全问题也常常发生，且问题发生后不易被发现。对于有"老字号"医药企业支撑的传统型中医医馆，常常自己采购或生产中药材和中药饮片，或者建立药品生产企业，自己生产中药产品优先保障中医医馆使用，药品质量较好，但是因为药品销售作为中医医馆主要经营收入之一，这类医馆容易发生医师诱导用药问题。在医馆实际运营中，常发生鼓励和诱导消费者购买自有品牌产品事件，诱导消费者购买非必需药品或保健类产品，出现过度使用本企业产品和医生诱导用药的问题，甚至开具大剂量、长周期的养生保健处方，产生不合理用药和过度用药的现象。对于诊所药店转型类中医医馆，如药品是其重要盈利部分和收入来源之一，则易出现药店和中医医馆形成"医药联盟"，导致更加隐蔽的诱导用药和不合理用药问题。对部分规模较小的社区中医馆，因为没有机会参与药品集中采购，在药品采购市场上也没有谈判优势，其药品供应体系不完整，药品供应质量不稳定，药品供应能力薄弱，中药来源和质量疗效问题成为其药品供应保障的难点和痛点。健康会所型中医馆以销售养生保健类药材和产品为主，多发生产品疗效纠纷，诱骗消费者购买昂贵但无效的药品或保健产品，延缓或阻碍患者治疗进程，带来经济损失。

查阅近年来法院判决的部分涉及中医医馆的案件判决，可以看出中医医馆的药品质量和用药安全问题还是比较严重的。出现的问题可以概括为以下几类（见表2）。①违法生产、销售假药、劣药。如"张××、舒×生产、销售假药""蒋××、长春市某食品销售有限公司等信息网络买卖合同纠纷"等案件，医馆通过非法生产、销售假药劣药，以谋取巨大经济利益。②虚假宣传药品功效或药品质量问题纠纷。如"蓝××、青岛某医药连锁有限公司产品责任纠纷"等案件，药房与医馆联合夸大或者过度宣传产品质量和功效，宣传内容超过产品说明书主治功效或治疗范围，导致消费者财产和身体健康等受到损害。③产品质量和安全问题。如"杨××、河南某大药房股份有限公司产品责任纠纷""张×与山西某中医药有限公司太原某中医门诊部买卖"等案件，中医医馆存在销售不符合国家或地方标准的中药材、违规添加说明书成分范围外的中药产品、非正规合法渠道获得的中药产品等现象，使得药品质量安全得不到保证。④诊疗和合理用药纠纷。如"罗××与昆明市某药业有限公司、昆明市某药业有限公司中医门诊部医疗损害责任纠纷"，由于中医医馆诊疗错误导致用药错误，从而给患者带来健康损失。⑤药品管理规范问题。中医医馆由于对药品质量管理不够严格，未按照要求及时对产品进行质量查验和管理，发生诸如福建某医药有限公司与江西某中药饮片有限公司买卖合同纠纷等案件。⑥网络售药产品安全问题。部分中医医馆通过互联网违规、违法销售药品，如"陆××、沈××等与昆明某中医馆有限公司等医疗产品责任纠纷"等案件。

表2 中医医馆药品质量安全相关案件

类型	判决号	案例
违法生产、销售假药、劣药	（2022）湘0112民初6342号	蒋××、长春市某食品销售有限公司等信息网络买卖合同纠纷
	（2020）鄂07刑终18号	张××、舒×生产、销售假药
虚假宣传药品功效或药品质量问题纠纷	（2022）鲁02民终2174号	蓝××、青岛某医药连锁有限公司产品责任纠纷
	（2022）鲁02民终2668号	邓××、福建省某大药房有限公司等产品责任纠纷

续表

类型	判决号	案例
产品质量和安全问题	（2022）鲁 0285 民初 3792 号	杨××、莱西市某大药房有限公司产品责任纠纷
	（2021）湘 0422 民初 3200 号	肖××、吉林省某参业有限公司买卖合同纠纷
	（2021）鲁 02 民终 13972 号	杨××、河南某大药房股份有限公司产品责任纠纷
	（2020）晋民申 294 号	张×与山西某中医药有限公司太原恒福堂中医门诊部买卖
诊疗和合理用药纠纷	（2021）粤 0403 民初 852 号	何××、珠海某中医诊所医疗损害责任纠纷
	（2015）东民初字第 1400 号	罗××与昆明市某药业有限公司、昆明市某药业有限公司中医门诊部医疗损害责任纠纷
药品管理规范问题	（2022）浙 0109 民初 6383 号	诸暨市某大药房连锁有限公司大唐店、浙江某医药有限公司买卖合同纠纷
	（2020）赣民申 506 号	福建某医药有限公司与江西某中药饮片有限公司买卖合同纠纷
网络售药产品安全问题	（2022）桂 0125 民初 1767 号	刘×、吴××产品销售者责任纠纷
	（2019）云 2628 民初 276 号	陆××、沈××等与昆明某中医医馆有限公司等医疗产品责任纠纷

三、加强中医医馆药品供应保障的建议

药品供应保障和药事服务是中医医馆促进合理用药、提高医疗质量、保证患者用药安全的重要环节。中医医馆要高度重视药事管理工作，不断提高药事服务能力、加强药事管理，维护人民群众健康权益。

（一）加强中医医馆药事部门和药事服务能力建设

中医医馆药品供应保障涉及药品生产、采购、运输、储存、调配和销售整个过程，因此需建立一系列相配套的指南和文件完善中医医馆药品供应保障体系建设。中医医馆作为兼具中医诊疗和提供药品的服务方，其中药房设置和药学服务人员配置应当充分满足医馆规模和实际医疗需求。社会办中医医馆有关

叁 运营创新篇

115

联盟和协会，应在参考《社区卫生服务中心 乡镇卫生院中医馆服务能力提升建设标准（试行）》《社区卫生服务站 村卫生室中医阁建设标准（试行）》和《医院中药房基本标准》（国中医药发〔2009〕4号）等文件的基础上，主动作为，制定分级分类药事管理的"中医医馆药事服务标准"，提高中医医馆的药事管理部门和药学服务建设标准，完善药品供应体系建设指南和规范。中医医馆应当配备中药库房、中药饮片调剂室、中药煎药室等基础房屋和设施，以满足药品的储存、调剂、煎煮等基本药事管理需要；进一步加强药学专业技术人员和设备设施的配备，建议至少配备一名中药类执业药师，切实加强药品遴选、采购、处方审核、处方调剂、用药评价、不良反应监测等环节的全过程监督管理。通过开展医师处方审核和药学服务，以保证患者用药的安全性和合理性，提高中医医馆药事服务能力和水平。对于中药饮片调剂人员和中药煎药室工作人员，加强人员资质审核和继续教育，保证其受到专业知识和技能培训，并经过规范的考核后参与到药学服务工作中。

（二）推动中医医馆战略联盟和共同体建设

中药质量一直是中医药传承发展和医疗实践的讨论热点。高质量的药品是中医医馆长期发展和患者获得高质量中医药服务的关键。限于发展规模和基础，大多数中医医馆存在药品需求量相对较少、药品供应不稳定、药品质量不均一等问题。战略联盟，以合作共赢的组织形式实现团体生存和发展需要，其快速性、互补性、低成本、成效大等特点为中医馆药品供应保障建设提供思路。通过建立中医馆战略联盟，一方面能够增强中医医馆实力，发挥整体优势，保障区域中医医馆药品供应能力。以区域、省份或中医医馆类型等作为中医医馆划分基础，形成战略联盟或者利益共同体，将一个中医医馆的药品供给需求集合转换为一个区域或团体的需求，从而使中医医馆获得作为药品需求方的谈判优势和资本，解决社会办中医医馆无法参与药品集中采购获取低价优质药品的弱势。不具有完整药品供应保障体系的中医医馆，可以参与中医医馆战略联盟或者利益共同体，形成药品采购的合力，保证药品采购的质量和价格。通过带量采购，与药品供应商或生产商开展采购和谈判，解决采购成本过高、采购种类较少、药品质量不佳、药品供应不稳定等一系列药品供应问题，患者也能够获得更为低廉有效和可负担的中药产品。另一方面，联盟也可以减少中医医馆间的过度竞争，实现多方合作努力共赢效果。各中医馆根据自身优势，进行合理分工，实现资源的有效整合，形成中医医馆核心竞争力同时，获得共生经济效益和规模经济效应。

（三）积极推进"互联网＋药学服务"健康发展

推动中医医馆中医药健康服务与互联网深度融合，推动构建覆盖诊前、诊中、诊后的线上线下一体化中医医疗服务模式是中医医馆高质量发展的客观需要[10]。互联网和大数据能够为患者提供线上购药、精准推荐、就近配药、配送到家等个性化药品销售服务，这为老年人、残障人士、上班白领等出行困难或时间不便人群寻求医药服务带来了巨大的便利。信息化和智慧化是中医医馆药品供应现代化的必由之路。对于中医馆来说，互联网具有脱离时间和空间限制独特优势，不仅能够进一步扩大产业集群效应，带来巨大的经济效益和商业机会，同时使得中医馆药品供应保障工作信息化和电子化，降低生产和管理成本，极大提高工作效率和效益。中医医馆要积极适应"互联网＋"的社会趋势，加强电子处方管理和网络药品销售的管理。建议按照《药品网络销售监督管理办法》（国家市场监督管理总局令第 58 号）的规定，中医医馆通过与药品网络零售企业签订协议开展网络药事服务，并严格按照有关规定进行处方审核调配，对已经使用的电子处方进行标记，避免处方重复使用[11]。充分利用信息化手段，实现处方系统与药房配药系统有机衔接，方便患者取药和接受便捷的药学服务。通过开设微信公众号、患者客户端等，方便患者查询处方信息、药品用法用量、注意事项等，探索开展（特别是对慢性病患者）用药随访、药物重整和慢病长处方分阶段调剂，以保障用药安全。同时在中医医馆战略联盟和共同体建设的基础上，建立数据共享平台，实现区域内中医医馆信息和资源共享，及时获取各医馆药品供给使用情况，保障药品供给和调配流通的高效性和灵活性。探索开设专科化的中药调剂和药学服务协作机制，探索建立区域性处方审核中心和药品协助供应保障中心，系统提升中医医馆的药品保障供应能力[12]。长期而言，中医医馆不应成为卖药的场所，中医医馆可以不再建药房、不再现场熬药，而应把治未病、居民健康教育、健康养生、中医药文化传播等作为主要业务收入，将药品调剂和药事服务工作交给专业的药品经营企业，最终通过市场机制在部分中医医馆实现真正医药分开和科学分工。医保部门同时应及时将符合条件的中医医馆纳入医保定点管理，将"互联网＋"中医药服务纳入医保支付范围。

（四）推动中医药专业人才高质量发展

在保证提供高质量的中药产品前提下，高水平药学专业人员是中医医馆药品供应保障的最后一环和关键环节。现阶段，我国中医药人才仍然存在总体规模不够、人才分布不均衡、基层中医药人才总质量不能充分满足人民群众就近享受优质中医药服务的需求等问题[13]。在国家《"十四五"中医药人才发展规划》下，中医医馆还可以借助自身特点和优势，创新中医医馆专业人员培养渠道：一是参考"坐堂医"模式，通过给予适宜的报酬，中医医馆可以让具有一定资质的医疗机构药师和社会药店药师在空余时段参与到中医医馆的日常药事服务和管理工作中。这些人员往往具有扎实的基础医药知识，能够较好地承担用药咨询、处方调剂、饮片熬制等工作，这类专业人员的参与既能解决中医医馆专业药学人员匮乏和药事服务质量不高的问题，又可以在工作中提升中医医馆药学服务水平和质量。二是推动老中医药专家经验传承工作。中医医馆不乏医术高超的名老中医，传统型中医医馆往往有着技艺高超的老药工，通过师带徒的形式，培养一批优秀的中医药继承人，以提升中医医馆人员质量和数量。其他中医医馆也可以通过联盟、协议等方式，向中医医馆或中医药专家委派人员学习专业知识技能，定期开展技能培训和继续教育，积极主动培养高质量医药专业人才。三是与高校或职业院校创建人才培育平台，中医医院为高职中医药学校提供学生实习、理论实践、学习工作机会，深化科教融合和产教协作，以助力我国中医药人才培养。医师能够合理正确地开具处方，药师可以准确严格地审核调配药物，患者高度依从专业人员用药指导，三方互相合作配合，切实保障中医馆的药品供应安全。

参考文献

［1］国务院办公厅.关于印发"十四五"中医药发展规划的通知［EB/OL］.（2022-03-29）［2023-07-13］.https：//www.gov.cn/zhengce/content/2022-03-29/content_5682255.htm.

［2］国家中医药管理局.关于印发乡镇卫生院社区卫生服务中心中医综合服务区（中医馆）建设指南的通知［EB/OL］.（2016-11-14）［2023-07-13］.http：//www.natcm.gov.cn/yizhengsi/gongzuodongtai/2018-03-24/2664.html.

［3］国家医疗保障局　国家中医药管理局.关于医保支持中医药传承创新发展的指导意见［EB/OL］.（2022-01-01）［2023-07-13］.https：//www.gov.cn/zhengce/zhengceku/2022-01/01/content_5665996.htm.

［4］国家中医药管理局.关于印发基层中医药服务能力提升工程"十四五"行动计划的通知［EB/OL］.（2022-03-31）［2023-07-13］.https：//www.gov.cn/zhengce/zhengceku/2022-03/31/content_5682724.htm.

［5］李从选.如何利用中医馆营销中药［J］.中国药店，2016，0（1）：80-81

［6］国家中医药局.关于印发社区卫生服务中心、乡镇卫生院中医馆服务能力提升建设标准（试行）和社区卫生服务站 村卫生室中医阁建设标准（试行）的通知［EB/OL］.（2023-03-15）［2023-07-13］.https：//www.gov.cn/zhengce/zhengceku/2023-03/15/content_5746833.htm.

［7］韩亚平，雷振宏，赵丹.中药质量的影响因素及对策［J］.现代农业科技，2015，No.662（24）：113-114.

［8］孙小霞.基于药学服务理念的基层医生中药合理用药现状分析与思考［D］.北京：北京中医药大学，2017.

［9］李增辉.如何打造"确有疗效"的中医馆［J］.中国药店，2022（5）：112-116

［10］国家中医药管理局.关于印发"十四五"中医药信息化发展规划的通知［EB/OL］.（2022-12-06）［2023-07-13］.https：//www.gov.cn/zhengce/zhengceku/2022-12/06/content_5730292.htm.

［11］国家市场监督管理局.药品网络销售监督管理办法［EB/OL］.（2018-11-26）［2023-07-15］.https：//www.gov.cn/gongbao/content/2022/content_5717002.htm.

［12］国家卫生健康委员会.关于加快药学服务高质量发展的意见［EB/OL］.（2022-10-10）［2023-07-15］.http：//www.nhc.gov.cn/yzygj/s7659/201811/ac342952cc114bd094fec1be086d2245.shtml.

［13］国家中医药市场监督管理局.关于印发《"十四五"中医药人才发展规划》的通知［EB/OL］.（2022-10-28）［2023-07-15］.https：//www.gov.cn/zhengce/zhengceku/2022-10/28/content_5722353.htm.

叁　运营创新篇

HB.09 非遗保护政策下的传统医药医馆现状分析与发展前景展望

张玉苹[①] 郑书翰[②]

摘　要：传统医药作为我国非物质文化遗产保护名录中的重要组成部分，得到了法律、政策的专项保护，更得到了由政府到民间的重视与认可。医馆作为传统医学的主要社会存在形式之一，更作为大多数传统医药非遗项目的发轫之处，研究非遗传承的文化意义和医馆实践本质的关系，探讨传统医药非遗保护政策与医馆发展之间的契合同频之处，分析现代社会运转法则、现代企业经营管理理念与传统医药自身发展规律之间的结合点，是促进以非遗传承为主题的传统医药医馆发展的关键所在，本报告旨在厘清上述问题关键，以期在相关医馆发展中起到促进作用。

关键词：非物质文化遗产保护名录；传统医药；医馆

引　言

2003 年 10 月 17 日，联合国教科文组织公布了《保护非物质文化遗产公约》，在我国的具体实践中，"非物质文化遗产"定义为我国"各族人民世代相传的，被视为文化遗产组成部分的，各种传统文化表现形式，以及与传统文化表现形式相关的实物和场所。包括传统口头文学以及作为其载体的语言；传统美术、书法、音乐、舞蹈、戏剧、曲艺和杂技；传统技艺、医药和历法；传统礼仪、节庆等民俗；传统体育和游艺；其他非物质文化遗产。"我国更以法律

① 张玉苹，医学博士，北京中医药大学副教授，主要研究方向：中医养生治未病的传统与现代研究、中医药生活方式的建立与推广。
② 郑书翰，医学学士，滨州市卫健委黄河中医药文化研究专班，主治医师，主要研究方向：中医妇科、黄河三角洲地区中医文化与历史。

的形式对非遗有了界定与保护。建构在传统哲学基础之上的传统医学无疑是其中重要的组成部分，而且最具生命力。正是由于传统医学的文化特征与科学属性，再加上传统医学发展历程中稳固下的社会认知模式，以非遗传承为主题的医馆自然离不开对相关法律与政策的依存。深入剖析此类医馆的存续现状与发展规划，对于保护非物质文化遗产，保持传统医学学术和实践稳定传承无疑是意义重大的。

一、我国传统医药类非遗项目的概述与基本特征

1. 传统医药非遗项目的概述

中国的非遗项目选拔与保护起步于 21 世纪初，2004 年 8 月 28 日，全国人大常委会批准加入联合国教科文组织公布的《保护非物质文化遗产公约》，文化部于 2006 年 9 月 26 日成立 "中国非物质文化遗产保护中心"，又于同年 11 月 2 日颁布了《国家级非物质文化遗产保护与管理暂行办法》。

2006 年 5 月 20 日，国务院公布了首批国家级非物质文化遗产保护名录[1]，"中医生命与疾病认知方法""中医诊法""中药炮制技术""中医传统制剂方法""针灸""中医正骨疗法""同仁堂中医药文化""胡庆余堂中药文化""藏医药" 等 8 个项目入选 "传统医药" 分目。可见，首批的入选名录的传统医药项目主要侧重中医的特色理论认识、中药的独特炮制方法、特殊的实践技术和知名药号的文化传承，首批的非遗项目评选中还没有将中医具体的学派或流派作为重点，其保护单位也以科研院校、重点企业为主。2008 年 6 月 7 日，国务院公布《第二批国家级非物质文化遗产名录和第一批国家级非物质文化遗产扩展项目名录》，其中 "中医养生""传统中医药文化""蒙医药""畲族医药""瑶族医药""苗医药""侗医药""回族医药" 等少数民族医药项目入选，此外 "四大怀药种植与炮制""龟龄集传统制作技艺""雷允上六神丸制作技艺""东阿阿胶制作技艺""罗氏正骨法""石氏伤科疗法""平乐郭氏正骨法" 等作为首批非遗项目的扩展项目亦同时入选。所谓扩展项目，即该类项目的根目在既往的非遗项目评审中已经入选，该项目则作为既往根目中的一项增补入选，比如 "中医正骨疗法" 已经入选首批国家级非遗名录，则 "平乐郭氏正骨法" 作为该项目的一项子目进行补充扩展。从第二批国家级非遗项目的入

选来看，传统医药项目更加侧重选拔了中国少数民族医学项目，并且将中医药学的项目进行了补充、细化。比如，"中医养生"作为一个主目录，具体化地选拔了药膳八珍汤、灵源万应茶、永定万应茶等养生方法作为具化分项，又如在首批国家级非遗同仁堂、胡庆余堂等老药号文化的基础上又进一步增补了鹤年堂、九芝堂、潘高寿、陈李济、同济堂等老药号的文化传承项目。此外，第二批国家级非遗名录评选中更有意识地将中医药学术中的学派特色进行了选拔，将单独学派的理论认识与实践经验增补到非遗项目中，比如在"中医正骨疗法"的这个主类下，具体地选拔了宫廷正骨、罗氏正骨法、石氏伤科疗法、平乐郭氏正骨法等不同学派或流派增补为国家级非遗项目，此后的非遗评审大多保持了这个特色，这也符合中医药学学派争鸣的发展规律。

此后，国务院又分别于2011年5月、2014年11月、2021年5月公布了第三批、第四批、第五批的国家级非遗保护名录。据统计，目前国家级非遗保护名录中传统医药类主项目有23项，主要包括中医药学的理论与实践的内容，如"中医生命与疾病认知方法""中医诊法""中药炮制技术""中医传统制剂方法""针灸""中医正骨疗法""中医养生"，也较全面地包括少数民族医学，如"藏医药""回族医药""蒙医药""畲族医药"等。主项目中的扩张项目达100多项，可谓蔚为大观。

目前中国的非遗名录分为国家级、省（直辖市、自治区）级、市级、县（区）级四个级别。各省（直辖市、自治区）、市、县（区）组织的非遗保护名录评选工作也依据国家的现行法律法规与非遗名录分类方法定期举行。中国非遗项目的种类繁多，传统医药中的各特色民族医学与中医学学派争鸣的特点又使得传统医药项目琳琅满目。在各级非遗名录中的数以千计的传统医药项目与医馆的发展关系怎样呢？我们有必要对入选各级非遗名录的传统医药项目进行一个简要的特征描述。

2. 传统医药类非遗项目的主要特征

（1）纯粹理论研究类项目较少，中医文化类项目多依托长时间传承的老药号。目前入选国家级非遗保护名录的传统医药项目中，纯粹学理研究的项目较少，如"中医生命与疾病认知方法""中医传统导引法、二十四节气中医导引养生法"等纯粹理论研讨的内容屈指可数，而且这些项目的保护与发展大多依靠高等中医院校或科研机构，这主要与中医学理的特殊性有关。中医学的基础理论是建构在中国传统哲学对世界本根与生命本质追问之中，所以有着浓厚的思辨特色。这些内容固然是中华文明的重要组成部分，而且是使用至今的文明精粹，但是这些深奥的纯学理研究是个体或者医馆极难进行的，所以这些项目的保护大多需要依靠高校或者科研院所。少数民族医学中的学理则更需要相应的专业院校与专业人才进行研究与保护。

传统中医药文化项目主要依靠传承代数久、社会认可度高、历史知名的老药号，如同仁堂、胡庆余堂、鹤年堂、宏济堂等。这些药号的发展均经历了以百年为计量单位的发展周期，深深地嵌入中国历史的发展进程中。这类药号不仅记录了中医药的文化脉络，更成为一个文化符号潜移默化地流入每一个中国人的血液中。这类非遗项目大多与中药制剂有关，有着成熟的企业运营。自古医药不分家，这些老药号大多有自己的医院或者医馆，这是非遗保护下医馆现状的一个重要研究样本，更是医馆在非遗政策保护下发展思路的参考。

（2）传统医药类非遗项目突出了临床实用性的特色。传统医学的生命力不在于理论的精巧与高深，而在于实实在在能为人解决病痛的实用性上，这也是传统医学能够代代相传的基础。一个学派不管理论上怎么演绎，文化上怎么衬托，不能解决患者的实际问题都是不具备实用性的，也就不会有传承的可能性，所以传统医学类非遗项目一定是经实践检验而来，大多数为临床扎实有效的诊法、技法等内容。这是以非遗传承为主题医馆的核心，传统医药类非遗保护也主要保护这种诊法、技艺实用性的传承。

（3）传统医药类的非遗项目大多诞生于历史上的医馆之中。范文正公所言"不为良相，便为良医"的历史箴言慰藉了传统社会中知识分子的内心，许多科场失意的知识分子就在这样的精神感召下矢志岐黄，开办医馆，反复实践，而有功德建树。开办医馆或者在知名药号坐堂是传统知识分子狭窄的出路之一，也是他们养家糊口之外实现人生理想主要途径之一。所以，传统医学，尤其是中医药学，实践的主体力量就是知识分子，主要的实践场所就是这些知识分子所在的医馆。医馆就是千百年传统医药发展历程中最为适合医生实践与学术研究的机构单位。细数入选各级非遗名录的传统医学诊疗法、正骨法等具体项目，其发轫之处皆为各地知名的医馆，且有着明确的或子孙或师徒的传承谱系。正是因为医馆是众多传统医药类非遗项目的诞生与传承之所，所以医馆这样的模式也是较为适合这些非遗项目传承的一种社会存在形式。

（4）传统医学理论指导下的药物特殊制备方式是重要组合内容。传统医学有着合乎自身学理逻辑的理论推演，这样的理论不仅指导着疾病的诊断、辨识与治疗，更规范着药物理论。比如中药的辨识、采集、炮制与成药的制备，无不是在中医学理论指导下，如果脱离了这个基础理论也就不再是中药的范畴。在传统医学的理论指导下，药物的炮制与制备方式无疑是非遗保护的重点内容之一。从医学实践而言，疾病的辨识、诊断、治疗、预防是不能相互割裂的，药物无疑是传统医学防治疾病的最主要手段，从而塑造了传统医学"医药不可分家"的基本状态。实践观察，大多数的以诊法、正骨等实践技艺为主要内容的非遗项目都有着独特的药理、药效理解与独特的药物修制方法。

（5）传统医学的非遗项目大多具有实用性与文化性的双重品牌价值。以传统的中医治学为例，古人讲"秀才学医，笼中捉鸡"，比喻治经子学问的人学习中医是非常简单的。原因在于中医理论是建构在传统哲学思辨之上的，哲学引导着人们对生命的本质进行追问，所以每一种医学体系或者医学认识都有着思想的烙印。正是因为中国传统哲学建构了传统中医药学的理论基础，甚至直接运用传统哲学概念中的"阴阳""五行""天干地支"等阐释中医学实践内容，所以从小读四书五经、诸子百家的知识分子对中医学理论不会陌生，而且对这些概念理解深刻。正是传统医学的这个属性，使得医学离不开中国传统文化的土壤，再加上中国的传统医学着重在于解决人的疾病问题，更加离不开中国民俗的土壤，所以传承脉络清晰的传统医学非遗项目大多深刻地浸入人文环境之中，成为中国人思想中的底色之一，这种学术与文化交融的状态使得这些非遗项目大多形成了实用性与文化性的双重品牌，这是以非遗传承为主体医馆塑造品牌的关键。

二、以非遗传承为主体的中医医馆的存续现状

正因为传统医药类的非遗项目大多诞生于历史中的医馆或药号之中，所以传统医学最初被社会认可并适应需要的模式就是千千万万个医馆。直至今日，医馆依然是传统医学生存与发展的重要模式之一。分析各个级别的非遗名录中的传统医学项目，发现其与医馆的主要关系有以下几种情况。

1. 学派或世家运营成熟的个体医馆入选非遗名录

非遗名录的入选标准之一在于有明确的传承谱系与传承时间。在强调家学渊源的传统医学发展中，医学世家是普遍的存在。许多的医学世家在临床技艺

的传承之外，有着自己学派及世家运营的医馆。这样的医馆往往在其扎根之地威望甚高，是一方百姓心目中的"老字号"，有着天然的品牌效应。比如，山东省级非物质文化遗产代表性项目"郑氏妇科诊疗法"就扎根在鲁北地区滨州市，在山东省学界地位很高[2]，深受鲁北地区百姓的信任，其兴盛始于郑长松、郑其国父子。郑长松是新中国成立后黄河三角洲地区中医学术高峰，其服务百姓勤勤恳恳，名满江湖与庙堂，1956年获"全国劳动模范"称号。其子郑其国未及而立即获"全国五一劳动奖章""全国优秀医务工作者"等荣誉，更于2000年开办了中医妇科医馆，更于2003年创办滨州中医妇科医院，其即使每日临床，想请其看诊也需预约一个月左右，这在鲁北中医发展历程中是一个不小的奇迹，群众的高度信任使得郑氏妇科医馆得到了社会广泛赞誉。这是典型的医学世家自身开办医馆传承的思路，其传承脉络清晰，实践基地稳定，虽然服务模式单一但是生命力顽强。不足之处在于，这类医馆规模通常较难扩张，内容以特色专科为主，创承团队培养周期较长。

2. 高等院校、科研机构或公立医院保护下的传统医学非遗项目走进社会医馆

新中国成立以来，特别是高等医学院校建立以来，传统医学的研究与保护从零散的学派或世家走向了精专化，形成学术的宏大气象。由于传统医学的特殊属性，在各类中医药高等院校、科研机构与公立医院的建设之初，大量吸纳了以往个体医馆内的名医名家或医学世家的代表性医家，甚至直接将这些医馆纳入公立建制中。这些名家都有着明确的传承谱系与学术特色，很容易形成符合非遗名录入选标准的学派或流派，所以目前省级以上非遗名录中的传统医药项目大多数是从高等医学院校、科研机构和公立医院中选拔出来的。高等医学院校、科研机构以及公立医院更承担着专业人才的教育工作，所以这类项目的优势不仅在于传承扎实、学术兴盛，更在于其可以借助专业力量集中的平台快速、精准地培养大量优秀传承人，这些传承人在毕业或结业后又多走向全国甚至全球各个不同的地区，使得这类非遗项目服务的人群与范围十分广泛，从而使非遗项目的发展传承进入良性轨道。这种模式无疑是传统医学非遗项目的成熟且最优模式。比如，入选北京市非物质文化遗产名录的萧氏医学流派开山之师为新中国成立前"京城四大名医"之首萧龙友前辈[3]。萧氏于生于清同治年间，清末民初宦海显达，更勤习医学，1928年后以医隐世，成就一代中医大师的传奇。其嫡孙女萧承悰先生传承衣钵，成长为北京中医药大学东直门医院首席教授、中华中医药学会妇科分会主任委员，是全国中医妇科学界的领军者，并于2022年获评第四届"国医大师"。2021年年初，萧承悰先生主持创办的京城萧氏医馆在北京市东城区金宝街开业，成为萧氏医学流派传承发展的主要基地之一。医馆将萧氏流派传承文化与国医大师的德风医术完美结合，成为成熟非遗项目走进医馆的典型代表。

此外，由于医学高等院校、科研机构等机构保护下的非遗项目往往参与到本机构的教学工作中，这些机构许多毕业生会自己创办医馆或去某处医馆工作，这些学生在创业的前期往往需要使用师承非遗项目的品牌效应立足，所以这也为非遗项目扎根医馆提供了良性循环反馈的经验。比如，曾任黑龙江中医药大学基础医学院院长的姜德友教授在地域医学科研基础上创立的"龙江医派"传承谱系，并成功入选黑龙江省非遗保护名录。"龙江医派"传承上溯至唐宋，横括省域内的诸多民族医学与地方知名中医临床家的特色学术，依托黑龙江中医药大学的科研团队，成立黑龙江省"龙江医派"研究会，桃李满天下的同时，龙江医派这一非遗项目的服务也遍及天下，其中许多龙江医派的传承人走向医馆、社区，成为其学术的扎实实践者。这是目前高等院校、科研机构保护下的非遗项目走向医馆最为普遍的方式，也是最成功的方式，这些机构的科研保障与人才培养是传统医药非遗项目保持生命力的关键。

3. 资本雄厚企业开办的医馆结合各类传统医学非遗项目

传统医学类非遗项目随着中华民族伟大复兴的征程而为越来越多的人所重视，并且随着人们对自身健康的要求越来越高，这类非遗项目也得到了资本市场前所未有的关注，这是社会发展的必然，也是文化兴盛的具体体现。就实际情况而言，传统医学医馆的现状无疑是以个体经营为主的，但是集团化的力量往往可以将传统医药的非遗项目融入现代企业运营中，从而实现传统医药非遗项目的服务水平的规范化、市场适应的准确化、产能适应的同频化，效益转化的快速化。所以，资本雄厚的企业所创办的医馆或医院既需要传统医药非遗项目的品牌效应，传统医药非遗项目更需要借助现代化企业的运营方式以在实践中发展非遗传承。比如，云南华龙圣爱集团将传统医药非遗项目作为圣爱中医馆的主题，并将医馆连锁至西南地区各省，形成一家以中医药非遗项目为支点的集团化连锁机构，云南省级非遗项目"姚氏医学流派"的国家中医药管理局的学术基地与云南省文旅局主管的非遗项目在此有机结合。资本雄厚的企业自然有其成熟的运营模式与管理思路，这些都是传统医馆所不具备，也是传统

叁 运营创新篇

医馆在运营中所必须掌握的内容，所以这两者具备结合的意义。怎样用现代企业的管理运营思路顺应传统医药发展的客观规律是这个结合过程中亟待解决的关键问题。从实际情况来看，资本是建设医馆的有力保障，学术与临床才是核心竞争力，传统医馆的德风建设更是获取社会尊重的有效途径，这背后的逻辑就是现代企业的运营、管理模式与传统医馆风格的有机结合，再加上非遗的品牌效应，则更有力地提升了医馆的水平与市场竞争能力。

三、在非遗保护政策下的中医医馆的发展策略

传统医药非遗项目在各级政府的促进与保护下得到前所未有的重视与发展，但是针对以非遗传承为主题的医馆在非遗保护政策下有哪些发展策略则是本文最应该给出的结论。

1. 非遗可以成为医馆的主题，但是不应该成为医馆的主体

非物质文化遗产的保护侧重于在现代社会下濒临失传的民族文化瑰宝的各种表现形式，传统医药在所有非遗项目中具备很强的特殊性。医学科学首先是实用的，能够解决实实在在的问题。因为医学的实用性，使其在不受政策保护的情况下也能很顽强地生存并发展，所以非遗名录的选拔主要是对传统医学文化的认可，而不是现实学术的考核。作为一个医馆，首先需要解决的问题是临床中患者的实际问题，学派的传承与文化建设只能成为医馆的主题，而不能取代"临床真功夫"这个生命线的主体地位。所以，以传统医学非遗项目为品牌主题的个体医馆需要十分注意这一点，不能将主要的精力放在文化宣传上，而应该扎实练好临床内功，文化认可才能够实至名归，传承成就才会自然而然。

2. 依法完善非遗名录各个细则，使医馆享受非遗政策支持

一个完整的非遗项目包括项目名称、保护单位、代表性传承人等几个方面内容。每个非遗项目通常需要首先通过项目的选拔，其次再确定恰当的保护单位，然后再由主管部门选拔出代表性传承人。由于非遗项目有着政府认可的权威性，所以以上各个内容的审核有法规可依据。每一项非遗项目都是经历了超过百年的传承，在这样长的时间内自然有复杂的传承脉络、多重的实践地点（医馆）与众多的传承人员，这也造成了一个项目会有许多实践地点（医馆）与传承人员，在传统医学项目中尤为突出，在医学世家的发展过程中则更为复

杂。由于非遗选拔促成中对项目、保护单位与传承人数规范要求，时常会造成许多项目传承人之间的不协调，或者出现家族内或者学派内意见不统一。解决这个问题，务必要求以非遗项目为品牌的医馆尽早重视非遗项目、保护单位、代表性传承人的申报，务必按照法律法规的要求建设自己的医馆，以尽快达到具备入选标准。这样有助于厘清非遗项目申报时的内部问题，有助于医馆能够享受到非遗保护政策下的支持。

3. 全面打造非遗品牌，文化搭台，学术唱戏

每项传统医学非遗项目都有一个明确的归类，比如中医诊疗法、中医传统制剂方法、针灸、中医正骨疗法等，但是传统医学的发展历程表明疾病的诊法与治疗不能截然地分开，医学与药学不能截然地分开，各个治疗方法之间不能截然地分开。比如一个认识疾病的诊疗方法入选了非遗名录，这类诊疗方法的背后往往有着独特的药理与方理的认识；再如，一个正骨世家的非遗项目中既有独特的正骨手法，也常有经验性的外治膏药[4]。以非遗传承为主题的医馆要抓住自身的第一特质，以点带面，将自己传承而来的独特的学术认识、诊疗方法、治疗方式全面地融合起来，形成全面的非遗品牌，以面向患者，服务临床。

非遗的选拔侧重于文化传承，医馆的天职在于能够在实践中解决患者的实际问题，这两者侧重不同，但是有共同之处。以非遗传承为主体的医馆务必重视文化的建设，这是品牌塑造的必要。在这个基础上，务必夯实内容，使得表里统一，这样的品牌在市场上才是顽强的，才是可以得到群众信任的。所以，医馆需要站在文化舞台上，唱好学术与临床的实践大戏。

4. 传统医馆需要与现代社会法则、现代企业的经营与管理理念找到结合点

医馆是传统医学自身学理与社会适应下塑造的一种成熟模式，已经深入人心，传统的医馆也是传统医学非遗项目主要载体之一。但是需要注意的是近代社会以来的社会法则和人伦关系发生了许多本质性的变化与进步，所以时代发展呼唤着医馆必须适应时代走出一条与时俱进的道路。

（1）社会的发展改变了传统社会的运转法则，医馆必须适应现代社会运转法则。传统的农业产业为主的社会生产离不开土地与劳动力，所以传统社会安土重迁，也容易形成世家聚居，这样的家族聚居形式很容易形成地域性的社会法则与规矩，在不同地区的医生所遵循的社会法则可能不尽相同，对医生的价值取向与社会意义评判标准也有些许区别[5]。现代社会信息通畅，强调法治，

所以现代社会下的传统医学医馆在强调文化或医术传承的同时务必重视现代社会下的法律法规。比如，现代社会下，许多以非遗项目为主的医馆重视自身家学的传承，但是忽视规定学历的获取，从而导致无法取得执业医师证书，以至于非法开展诊疗活动。随着《中华人民共和国中医药法》的落实与施行，国家以法律的形式为民间传承的医生开辟了一条合法的从业之路，可以说是给以非遗传承为主的医馆带来了巨大的福音。再如，许多非遗项目传承主题的医馆认为非遗申报成功后自然就有着品牌的保护与专属使用权，其实不然，现今的商标、专利等项目需要及时去相关主管部门申请确认。许多个体医馆在这个问题上吃了不少的亏，这是此类医馆需要留心的地方[6]。

（2）现代企业的运营与管理理念有助于传统医馆的良性发展。非遗强调明确的代际传承，传统医学也强调学术与技艺的传承，但是这些在历史中形成的传统医学非遗项目都是遵循着传统社会人才培养的模式，如家学亲传、师徒亲炙等，这显然与现代的教育理念不同。传统社会中的医馆经营有学徒、有口头契约等内容与形式，现在社会下的企业或个体经营有明确的法律规范，所以现代医馆的工作人员不能等同于传统社会下的学徒，现代医馆的人才培养也不可能取代高等院校为主体的人才培养模式，所以现代的医馆务必掌握现代企业经营的相关法律法规，掌握现代企业的经营理念，从中找到与传统医馆相结合的点，使传统医馆适应现代社会发展。甚至许多医馆可以与现代成熟的企业结合起来，形成一种合力使得非遗传承与医馆发展进入良性循环状态。

5. 注意后非遗时代的到来

近 20 年的时间里，中国各级政府公布的非遗名录琳琅满目，仅就传统医学项目而言，各级各类项目就数以千计。此外，非遗项目对传承谱系、传承时间、文化意义都有着清晰的界定，一个非遗项目并不是短时间内就可以培育出来的，所以经过近 20 年的选拔，国内的非遗项目已经应较为全面地囊括了，短时间内再涌现出大量优质非遗项目的可能性不大。这就使得非遗项目将会很快进入选拔之后的保护或筛选阶段。针对以非遗传承为主题的医馆将会主要面对：非遗品牌众多，从而导致非遗品牌效应下降。人人都可以用非遗的牌子，那么非遗这块招牌的含金量就势必下降了。这就对传统医学医馆提出了考验，要求这些医馆务必以学术为基，以实用为归，以服务为质，以疗效为本，勤修内容，重视形式，使非遗这种外在品牌形式与实践服务内容形成同频共振的效应。

四、结论

在中华民族伟大复兴的伟大征程中，传统医药作为传统文化的精粹部分一定大有贡献。医馆作为传统医药社会存在与相关非遗项目传承的主要社会单位，应该在非遗文化的保护下得到充分的发展。我们应该注意到，非遗所侧重的文化保护应该与医馆的临床实践结合起来，传统医学自身的发展模式应该与现代社会的法则统一起来，传统医馆的经营方式应该与现代企业的经营管理理念组合起来，形成文化与学术的合力，传统与现代的融合，从而使传统医馆在新时代大有作为，与时俱进，为中华民族文化的兴盛与传统医药的学术传承贡献自己的力量。

参考文献

[1] 中华人民共和国中央人民政府官网．国务院关于公布第一批国家级非物质文化遗产名录的通知［EB/OL］．（ ）［ ］https：//www.gov.cn/zwgk/2006-06/02/content_297946.htm.

[2] 胡国华，罗颂平．全国中医妇科流派研究［M］．北京：人民卫生出版社，2012.

[3] 周凤梧，张奇文，丛林．名老中医之路［M］．济南：山东科学技术出版社，2011.

[4] 陈邦贤．中国医学史［M］．北京：团结出版社，2011.

[5] 叶鋆生．中国人文小史［M］．西宁：青海人民出版社，2019.

[6] 李灿东．中医医政史略［M］．北京：中国中医药出版社，2015.

HB.10 基于地域特色的中医医馆
发展现状与策略建议

陈谦峰[①]　刘浩然[②]　陈欣雅[③]

摘　要：中医医馆作为传统中医施展才华的主战场，具有不可替代的重要作用与价值。我国浓厚的地域中医文化氛围，是中医医馆得以构建的基础，中医医馆也成为宣传弘扬地域中医文化的平台。高超的中医临阵技术、特色的中医诊疗方法，优质的中医从业人员，是一家中医医馆立足的关键，日益先进的经营理念与就诊方式，增强了中医医馆在市场中的核心竞争力。但在中西医不断博弈的今日，中医医馆仍然面临着巨大的挑战，符合当代要求的青年中医的培养、适应市场变化的连锁中医医馆的发展路径，契合时代发展的智慧化诊疗模式等，无一不是亟待解决的问题。同时，中医医馆也应该及时响应国家政策号召，把握机遇，迎接挑战，在中医药复兴的关键阶段，做出相应的贡献，展现中医人的责任与担当。

关键词：中医医馆；地域特色；中医流派；发展现状；策略建议

叁　运营创新篇

引　言

党的十八大以来，以习近平同志为核心的党中央一直把中医药工作摆在重要的位置。2017年正式施行第一部中医药法，中医药政策法规体系得到不断完善。中医医馆是发挥中医药价值的重要平台，《"健康中国2030"规划纲要》

---

① 陈谦峰，医学博士，江西中医药大学中医学院副教授，主要研究方向：中医经典理论与临床研究。

② 刘浩然，医学硕士，江西中医药大学中医学院助教，主要研究方向：盱江医学的理论与实践研究。

③ 陈欣雅，医学硕士，江西中医药大学中医学院助教，主要研究方向：盱江医学的理论与实践研究。

中明确指出，支持创办国医堂和中医馆等形式多样的中医综合服务区，以便为居民提供更多中医药服务，进一步强化基层中医药服务能力。2023年3月，国家中医药管理局制定并印发的《中医馆建设标准》与《中医阁建设标准》分别规范了中医馆与中医阁及相应中药房设置，面积不得低于300平方米，中药房须在中医馆内独立设置，使用面积不低于40平方米，且中药方的中药饮片品种数不少于300种，加强了对基层医疗卫生机构中医馆和中医阁建设指导，进一步提升基层中医药服务能力，从而更好地满足城乡居民对中医药服务的需求[1]。

当前中国中医事业正面临着前所未有的机遇与挑战，随着中医的蓬勃发展，优质的中医医馆也"遍地开花"，特别是一些具有地域中医流派支持的中医馆，例如江西旴江医学、广东岭南医学、安徽新安医学及江苏孟河医学等地域医学代表，皆在其地域内创办特色中医医馆。与普通的中医医馆相比，其不仅具有更浓厚的中医文化色彩，还有更优质的中医资源与技术，给当地患者提供更加可靠的中医诊疗服务。除此之外，这类地域特色中医医馆逐步形成连锁化模式，起到一定的品牌效应，辐射更广的社区和群体，便于百姓基层就医。本文对具有地域特色的中医医馆的发展现状做出讨论分析，并提出对中医医馆未来发展的思考与建议。

一、基于地域特色的中医医馆发展现状

（一）弘扬中医地域文化，构筑特色医馆品牌

中医是中华优秀传统文化的精髓部分，各具特色的地域文化是中医不断传承与发展的重要基础，在中医医馆不断盛行的今天，医馆的文化建设已然成了必不可少的环节。一家成功的中医医馆，需具备"精气神"，而这也恰恰是医馆文化的基石，即在医馆的装修布置、员工的精神风貌、医者的诊疗态度等方面，结合当地中医地域文化背景，形成一套特色风格体系[2]，如此，中医医馆才能固其"根"，并逐渐发展壮大、生生不息。

中医四大医学流派之一的旴江医学，是江西省地域中医的杰出代表。旴江医学以仁爱救人、博施济众的医风和精湛严谨的医术著称，在南昌华云中医院

便得到了良好的体现。作为盯江医学的传承者，南昌华云中医院广纳名医，诚开良方。并在用药时恪守江西药帮"炮制虽繁，必不得省工夫；辅料虽贵，必不得短斤两"的原则，严格把控中药材的采购、碾磨、炮制、煎煮等工序，保证了药材的地道和纯正。南昌贡方堂中医馆创建于 2019 年，但其前身则是北魏孝文帝时期的名医徐成伯创立的"贡方堂"。历经一千余年的发展，贡方堂中医馆始终遵循徐成伯的行医理念，发扬悬壶济世、仁爱为民的医学精神，不改其字号，不变其初心。在浙江杭州全国唯一的国家级中华老字号示范商业街区清河坊中，有着多家以江南风或徽派建筑风为主的老字号中医馆，高门墙、金字招牌、青砖石门、木结构的小楼颇具江南中医特色。同样，在孟河医派的流传地江苏省，颇具地域特色的中医医馆林立不绝。江苏省常州市新北孟河中医门诊部，是孟河医派传承人巢伯舫和席德治于 2010 年创建的，其目的不仅是单纯地开展医疗活动，也是为了更好地保存孟河医派的宝贵经验、经方验方和技术手段。在这样的时代背景下，许多孟河医派名老中医前辈在孟河中医门诊部设立了传承工作室，并秉持了孟河医派一贯的清轻廉验的治疗特色，这样不仅造福于百姓群众，更使孟河医派传承千古的医术经验得到更加恒远的流传。

在中医馆的建设与发展过程中，打造地域"正统"是非常有必要的。各个地区的中医医馆要与当地的名医名方相结合，做好对名医脉络的传承工作，这样才能让医馆的名声更加响亮。同时，要建立中医医馆的文化氛围，可体现于医馆的装饰中，如名医名言、中医字画、治疗器具的展示等，相比于空白的墙壁和杂乱的就诊环境，颇具地域特色的中医气氛也更能使患者感受到中医的魅力，同时也能发挥出其对地域中医文化的传承发扬作用。在全球文化荟萃交融的当今时代，旗帜鲜明、技艺独特的地域中医文化，注定能够成为中医医馆所仰赖的根基与源泉。

（二）传承地域医学经验，开展丰富适宜技术

具有鲜明地域特色加持的中医医馆通过对地域医学学术理论与临证经验的传承，将其应用于日常的诊疗当中，既能提高疗效，也起到了一定宣传推广地域医学的作用。如江西省的部分中医馆依托千年"建昌医药""盯江医学"以及近些年兴起的"热敏灸"技术，充分发扬名老中医的宝贵经验，广泛运用在当地中医馆中，甚至在各地设立热敏灸体验馆，使地域特

色技法走进家家户户，且致力于原产地道地中药的原则，坚持从道地产区寻找原药材，确保中药品质，吸引无数患者前来医馆就医，取得显著的疗效。安徽新安医学流派传承的医馆，汲取新安医家"察色按脉"功夫，充分运用"调理脾胃""固本培元""养阴护阴""准《伤寒》法"等新安特色治法，发挥流派优势，使医馆迎来诸多调理身体的忠实患者，也促使新安医学持续灿烂辉煌。除此之外，医馆积极响应国家中医药管理局举办的"中医临床优秀人才研修项目"，新安医学的名中医担任特色教学班导师，传授后学，进一步加强中医临床人才队伍建设，使新安医学得到不断的传承与发扬。

中医适宜技术是指中医的传统特色疗法，具有安全有效，简便价廉的特点，其中包括针刺、艾灸、刮痧、拔罐、推拿、敷贴、香疗及药膳等极具中医特色的诊疗技术，是中医的重要组成部分，主要体现在疾病预防、疾病治疗、疾病康复保健方面[3]。除去常见的疗法，此类地域特色的中医医馆还开展丰富具有地域特色的疗法，如"无痛蜂针疗法""特色膏方"及"热敏灸"等具有地域医学特有的优势疗法，多集治病、养生及康复于一体。此外，在拥有了丰富的适宜技术的基础上，好的药材也是取得良好疗效中至关重要的一部分，孟河医派临方炮制技艺极具特色，方法有17种，每类不同的炮制方法达上百种，不乏独门秘制之术，强调"精制纯正"擅长以药炮药，追求药性纯正和药效精准的高品质中药饮片，因此诸多孟河医派中医医馆充分发挥自身药材饮片优势，对提升临床疗效有着积极的促进作用。

总之，具有地域特色的中医医馆具有更多的学术特色以及更加丰富的诊疗手段，两者相辅相成，共同促进中医馆形成更具特色、更加专业、更为可靠的良好形象，从而产生更为广泛的吸引力与影响力，使之葆有生机与活力，弘扬更多优秀的中医传统文化。虽然中医的适宜技术丰富，但医馆的规模大小不一，部分小医馆的适宜技术较为单一，具有一定的局限性，难以满足居民的长期需求。

（三）下沉优质地域资源，提供高水平诊疗服务

中国医疗资源不平衡的问题始终存在，《"健康中国2030"规划纲要》指出，"共建共享、全民健康"是建设健康中国的战略主题，实现共享，重视

基层，推进优质中医医疗资源向基层下沉[4]。地域特色的中医医馆大多与中医院校的附属医院联合创办，其中不乏名老中医轮流坐诊，甚至定期举办义诊活动，让优质的中医资源下沉，使百姓在家门口便能看难得的专家门诊，例如 2017 年首家新安中医馆开诊时，国医大师及众多国家级名老中医齐聚医馆坐诊，庞大的医馆阵容给予居民更大的健康保障，既惠民利民，又给予了地域医学更多的展现空间与发展机会。另外，著名的江苏孟河医派以"费、马、巢、丁"四家最具代表性，当地医馆邀请其传人们进行小规模义诊，极大提高了中医医馆的诊疗水平。同时，孟河医派名医联合医馆开展"线上门诊 + 远程会诊"模式，开创了"孟河堂云医馆"，让百姓在家附近的中医馆就能预约全国名老中医在线面对面问诊服务，线下中医和线上名老中医一起为老百姓实时会诊、开方，解决了名医多地奔波的问题，又满足大家找专家看病的心愿。

除此之外，部分走高端路线的地域特色中医医馆更是配备了国内顶级中医医疗设备，从而实现更加精准化的检测以及定制化养生，例如运用医学红外热像仪做早期探查、疾病诊断、疗效评定以及追踪观察，运用舌脉像、经穴、体质辨识采集分析仪对人体的舌像信息、脉象信息、经络穴位信息以及中医体质信息进行采集、判读、分析并给出全面、客观、科学的健康评估诊断报告，帮助医生更好地开具处地方，选择更适合的治疗方式。

总之，优质资源的下沉以及诊疗手段的改善，提高了不少基层的诊疗水平，给予医馆更多生存的底气，但仍有不少医馆难以生存，问题出在哪里？虽然名老中医坐诊模式可以在初期吸引众多慕名而来的患者，但如果医馆要长期经营下去主要看疗效，且名老中医的群体还是占少数，只有将发扬中医的主力军青年中医培养起来，医馆才有持续发展的动力，中医才能绽放出更加强大的生命力。

（四）注重流派师承教育，提高执业人员素养

中医的主体更倾向于"人"，而不是"病"。"以人为本"的理念始终贯穿于中医学的血脉之中。《素问·汤液醪醴论》言："病为本，工为标"，并告诫医者要"治病必求于本"，"本"指的是整个患者，而不仅仅是其所患疾病。所以只有患者与医者齐心协力，达成共识，才能使疾病的治疗效果达到最大化[5]。但这对医者的水平有着很高的要求，由于名老中医资源有限，故

中青年高质量中医人才的培养成为迫在眉睫的事情，而中医医馆则能够在这件事情上发挥出其得天独厚的优势价值。

孟河医派至今仍然保持着流派活性，其内、外、妇、儿、针、伤各科皆有传人，是中国目前传承历史最悠久、学科最齐全、传人最多、流传最广泛的地方中医流派，并享有"吴中名医甲天下，孟河名医冠吴中"的美誉。孟河医派之所以能够有如今这样的辉煌，离不开其流派地域上各个医馆的师承制培养模式。江苏省常州市孟河医派名医堂，作为孟河医派临证传承基地，自成立以来诸多孟河医派名老中医在此设立了传承工作室，并成立了常州孟河医派传承学会。这些中医前辈亲自或选派其嫡传弟子，在全国各地传承工作室进行带教坐诊。十余年来，无数中医学子在这种拜师学艺的模式下，学习到了孟河医派真正的精髓，并成为一个个具有真才实学的中医医者。和北京的同仁堂并称为中国著名的南北两家国药老店的杭州胡庆余堂，在传承发扬方面下足了功夫。胡庆余堂至今仍保留着师徒相承的传统，虽然其本身就拥有很多名老中医资源，但仍然会从中医院校中引进青年医者来扩大队伍，形成了老中青三代人才梯队，通过跟诊名老中医，将院校教育与师承教育相结合，青年中医师在医术上得到了更快、更大的进步，也促进了医学经验的继承和发展。岭南医学是广东地区的著名地域中医流派，以中医药文化底蕴浓厚的广州市为例，中医医馆有三种途径来参与中医人才的培养与发展。一是培育传承人，把其中具有代表性的传统中医传承人认定为非遗代表性传承人，并按规定给予经费补助；二是在老牌中医医馆设立代表性传承人工作室，建立中医师承机制；三是开展老牌中医医馆与学校人才共育，鼓励中医传承人到中医院校兼职任教并传授技艺，同样也支持中医院校毕业生到老牌中医医馆就业[6]。同样，新安医学流派也在师承教育上做出了规划，安徽省黄山市计划在未来三年到五年内，通过新安国医大师与省级名老中医工作室、新安名医堂及省级以上新安医学非遗传承项目的社会影响力，积极引进培养新安医学领军人才和新安医学传承创新骨干人才[7]。

这种将中医医馆与中医人才教育紧密结合的发展模式，无疑是有益于地域中医文化的继承发扬和中医人才的培养的，但现在却面临着名老中医资源严重不足的情况，根据国家中医药管理局的数据披露，目前全国名老中医药专家传承工作室仅有 2000 余个，如何去深入挖掘和均衡各地域的名老中医资源，并巧妙地与院校教育相结合，是中医师承教育进一步发展的关键问题所在。

（五）医馆连锁立足地域，方便百姓基层就医

中医医馆的崛起符合国家中医药发展战略规划的方向，早在 2019 年年底，国务院发布的《关于促进中医药传承创新发展的意见》就明确提出"大力发展中医诊所、门诊部和特色专科医院，鼓励连锁经营"的目标要求，于是各省市地区扶持中医药发展的政策陆续出台，加速了中医医馆新型项目和连锁模式的扩大化[8]。但由于各地区的经济发展水平参差不齐，连锁中医医馆的发展趋势也有所不同。

根据国家中医药管理局的数据，2012—2022 年这十年间中央财政累计投入支持了 3.67 万个中医馆的建设，截至 2022 年年底，全国共有 85.38% 的社区卫生服务中心和 80.14% 的乡镇卫生院设立了中医馆，并计划 5 年内社区基层医疗机构中医 100% 覆盖，"十四五"规划也预计 3 年后中医机构增至 9.5 万家。目前，公立中医院在积极推进公立中医馆的建设，且逐渐延伸到了基层社区中来，无形之中与民营中医医馆展开了市场份额的竞争。目前很多民营中医馆是由原先的药店转型而来，即开设诊疗区域，聘请名老中医坐堂。但由于近年此类中医馆的数量急剧增加，导致许多在连锁药店中仅通过饮片盈利的中医馆利润不大，且提供的中医诊疗方式单一局限，不能满足所有患者的需求[9]。人们对于中医的信任感，往往受到医师知名度、实际疗效、医馆可靠性等因素的影响，此时则需要一种新型连锁中医医馆模式来打破僵局，而其中数广东岭南固生堂中医馆连锁最为突出。作为第一个在港交所上市的中医医馆企业，固生堂采用了"合伙人"机制，具备一定患者资源和业务能力较强的医师合伙人可在一家中医馆中入股 30% 并参与分红，这样将医师利益与门店业绩高度绑定的经营模式，更加有利于激发股权医师的主观能动性，同时也能更好地保持中医馆医师的人员稳定性。

中国地域中医各具特色，公立与私立中医医馆各有优劣，在信息技术日益发达的今天，民营中医医馆更要通过不断寻求产品与商业模式的独特性与创新性来提高自身竞争力，在中医复兴的历史重要阶段，中医医馆肩负着传承中医治法和发扬中医文化的重任，只有将真正纯粹的中医融入老百姓的生活之中，让群众就医得到真正的便利且有更多的选择，中医馆才能振兴，中医才能继续发挥出它无可替代的重要性。

叁 运营创新篇

（六）响应地方政策，充分把握机遇

近年来，随着中医不断崛起，国家越发重视中医的保护与发展，相应地，地域医学也迎来了前所未有的机遇与挑战。2022 年 12 月国家八部门联合印发了《"十四五"中医药文化弘扬工程实施方案》的通知，提出要加大中医药文化保护传承和传播推广力度。全国各地都在积极响应，2023 年 7 月，安徽省中医药管理局印发了《安徽省中医药文化弘扬工程行动方案》的通知，其中提出要加强"北华佗，南新安"安徽中医药文化传承，加强中医药"非遗"及流派保护和传承，此项政策的出台意味着地域医学的繁荣发展将在不远的将来得到很好的实现。2023 年 2 月，浙江省五部门联合印发了《浙江省高质量推进中医药"走出去"三年行动计划》的通知，提出支持杭州、宁波、温州等地建设清河坊街、南塘街区、药行街等传播"浙派中医"的平台，推动中医药文化海外传播。2022 年 11 月，青海省印发了《青海省"十四五"中藏医药发展规划》的通知，将建设 66 个旗舰中藏医馆，10% 的社区卫生服务站、村卫生室建成"中藏医阁"，到 2025 年，筛选推广 30 个中藏医优势病种诊疗方案、100 项中藏医药适宜技术和 20 个疗效独特的医疗机构中藏药制剂，建设一批省级中藏医流派工作室，收集、调查、整理 60 种以上民间中藏医药传统知识等。可见，随着全国各地的政策出台，打造具有地域特色的中医馆成为地方中医药事业的重要举措，充分发挥地域医学在预防、保健、养生、康复方面的优势作用。

除了各类保护与发扬中医药政策的出台，国家在财政投入上也给予中医药事业充分的支持，2012—2022 年这十年间中央财政累计投入支持了 3.67 万个中医馆建设，到 2022 年年底，基本实现全部社区卫生服务中心和乡镇卫生院中医馆全覆盖[10]。财政部向国家中医药管理局下达的 2022 年中医药事业传承与发展补助资金达 35.63 亿元，比上年增加 15 亿元，增长 73%[11]，用于支持各省中医药事业传承创新发展，从而实施好中医药振兴发展重大工程。其中，"十四五"期间江苏省财政将投入 1 亿余元专项资金用于"星级"中医馆建设，每个"五星级"中医馆予以 30 万元奖补[12]。

总之，近些年国家对于中医药事业十分重视，在财政上也加大了投入力度，这些对于地域特色的中医馆来说无疑是一个难得的机遇，但是仍存在地域医学的保护力度不够大，经费保障不够的问题，使得难以形成规模化且稳

定的地域特色中医馆，因此这也仍是一个不小的挑战。此外，若想要发展好中医馆事业，对于人才的培养和投入仍是至关重要的一环，只有拥有足够的中医人才，并且是大量青年中医人才，中医馆才有长远发展的资本和源源不断的运行动力。所以，中医人才方面需要国家在政策上做一些更好的调整。

二、基于地域特色的中医医馆发展策略建议

（一）拓展地域文化传播形式，提升医馆公众认可度

中医文化传播是中医药振兴发展道路上非常重要的一个部分，在这个信息化的时代，巧妙运用社交网络媒体平台则变得尤为重要，是将地域性中医文化推向全国的重要途径。如今，中医文化传播的媒介主要为公众号和短视频App，不仅起到了宣传的作用，提高了中医认可度，还向公众科普了许多实用的中医知识，帮助应对生活中的健康小难题。但是此类形式都较为单一，主要传播的人群也是同一类中医爱好者，群体总数相对较小，一味地科普而没有创新点，则难以吸引更广泛的群体，容易原地踏步。所以，拓展中医文化传播形式则是将中医推向大众的必要行动，例如移动终端App可以为各个层次的中医文化受众提供方便快捷的服务，中医文化相关App的开发有较大发展空间[13]。中医类电视剧、电影以及综艺也是一种传播中医文化非常有效的方式，大平台和明星的加持，能将中医推广至各个年龄段人群，加之地域性的中医文化非常具有特色，具体而完整的故事能很好地引起观众的好奇与共鸣，容易吸引到一些从未尝试过中医的人群，从而进一步拓宽受众群，提高公众对中医的认可度。

除了线上平台，线下的传播形式也有待创新，中医博物馆以及体验馆的建设是传播中医文化的重要途径，更是展示地域文化的重要平台，面对一些不善于运用电子设备的群体，做好线下的传播则至关重要。如今的中医博物馆多为院校博物馆，其中国家一级博物馆仅有1家，因此在选址、主题以及宣传方面还是要花更多的工夫，将博大精深的中医文化推广至全民众才是发扬好中医的前提，特别是特色鲜明的中医地域文化，尽量避免仅为院校学生开放的狭小格局，推广至大众才是实现中医复兴的正确方式。

叁　运营创新篇

（二）深化地域特色服务模式，加快精准化诊疗进程

随着时代不断向前发展，中医医馆也不得不面临改革与创新，原有的中医医馆服务模式，已经不能完全满足患者多样化、个性化的需求了。现在的中医医馆大多都提供了多元化的服务种类，方、药、针、灸、推拿、食疗等中医治疗手段早已屡见不鲜，但一些中医医馆过于追求"量"而忽视了"质"，号称包治百病，擅长全科疾病，但患者的数量和再访率往往不尽如人意，这是因为数量庞大的公立和私立医院及中医馆，都能够进行此范围内的医疗活动。相反，中医所最擅长的部分，恰恰是公立医院及西医诊所不具备的，中医医馆应在"大而全"的基础之上打磨"小而精"的领域，如中医推拿手法治疗腰痛病、小针刀治疗筋伤病、中医治疗绝经前后诸证等，均是中医特色技术且效果显著[14]。在诸如此类的优势病种方面，中医医馆应更加注重于提高从业中医师的技能水平并加强医馆内的医疗设施水准，也要做好相关医疗方式的宣传活动，这样不仅能够方便患者更加便捷地得到及时有效的治疗，也能够进一步发展相关特色中医技术。

在中医医馆连锁化的进程中，重复的店面装修与医疗内容，往往无法使得群众的中医医疗需求得到充分满足，而分馆的形式则可以较为有效地改善这一态势。连锁中医医馆可以针对专门人群，建设不同类型与特色的中医医馆分馆，树立以某些人群为核心服务对象的医馆形象，以成都市目前热度最高的小儿推拿中医馆"羊爸爸"为例，其品牌logo采用了卡通人物形象，突出了其以儿科为主的医馆特色，在医馆内还设置了儿童游玩区域，并提供书籍画报供儿童阅读，墙上张贴着儿童穴位图和儿童健康知识漫画，装修风格完全凸显了儿童主题，且在孩子进行小儿推拿治疗的过程中，陪同家长也能同时进行针灸等成人治疗项目[15]。作为全国首家"袖珍"中医医馆的广州市意守堂中医馆，开创了一种新型中医医馆模式，虽然"单打独斗"但却有着更加清晰的目标策略，那就是将医者与患者的合作更加深入化，以提供更加高质量、高疗效的中医诊疗服务。未来的中医医馆发展趋势，除了"大而全"，更需要"小而精"，只有这两种不同服务模式的中医医馆共同发展、携手进步，我国的中医医馆体系才能够更加合理完善。

（三）完善地域联合培养途径，注入医馆发展新血液

中医自古以来都讲究"传承"二字，与西医的标准化、机械化培养方式不同，真正的中医师凭借的绝不是对医学参数、药品剂量的死记硬背，而更需要的是构建属于自己的中医诊疗思维体系。而现如今的中医学高等院校所培养出的中医人才，绝大多数只具备理论基础，而中医临床实践经验却甚少，仅有的一年实习时间也大都接触着偏向西医化的操作流程，并没有受到太多关于中医临证思维的锻炼。此时，作为我国传统中医用武之地的中医医馆，理应承担着重要的中医人才培养责任，但截至目前，中医医馆与中医药高等院校的合作与交流却明显不足，于是便存在着中医药大学毕业生就业困难，中医医馆也无处寻觅合适人才的困境。中医人才储备不足、中医临床实践能力不足、缺乏有效的继续教育等，均是中医医馆优秀中医师缺乏的重要原因[16]。

在传统的观念中，人们认为中医医馆只是一个服务场所和盈利场所，而如果我们转换思维，将中医医馆纳入中医教育中来，增添其教育场所的标签，是否能够对新一代中医人才的培育产生积极的作用？中医思维的养成，少不了临床的实践，而现如今中医的精髓所正在那一个个中医医馆之中。中医医馆应该积极培养中医人才，主动与中医药高等院校交流合作，政府也应出台相关政策，对现有的中医药人才培养体系进行合理的改善与创新，并加大力度支持达到标准的中医医馆参与中医药院校学生的临床能力培养中来，达成院校—医馆—学生三方的合作关系，以真正提高未来中医人才的医疗水平。中医医馆应在经营结构上推陈出新，从而加强对优秀中医人才的吸引力，同时，政府应该加大对民营中医医馆建设的资金支持，更加重视基础中医医馆的发展，改善提高中医相关从业人员的发展前景与待遇保障。只有这样，中医医馆才能源源不断地流入新鲜血液，青年中医人才也才能得到更好的发展与机遇，我国的中医事业为能够向更加健康的方向发展。

（四）制定完善相关地域政策，打破医馆从业者困境

中医类政策在近几年不断出台，相较之前增加了非常多利于中医发展的

叁 运营创新篇

141

政策，现实中也得到了很好的成效，但因为中医涉及的内容十分广泛且复杂，还存在许多现实难题，则需要不断地完善政策，主要表现在中医馆政策、地域医学政策以及人才政策，只有把握好这三个方面，才能打破困境，得到更加持续性的发展。首先，中医馆中纯粹的中医环境独一无二，是真正锻炼中医医术的地方，但面临着不稳定、缺乏晋升空间的弊端，这需要国家加大对中医馆的扶持力度，减少中医馆生存难题的困扰，制定更加完善且适用于中医的晋升途径，而不是单纯将西医模式生搬硬套，这样反而耽误了中医人才的发掘与培养。其次，地域医学是中医重要组成部分，非常多有价值的内容值得深入挖掘，对临床起到很好的指导意义，是今后的一个重要研究方向。现在的政策法规很少提到地域医学相关内容，这点需要引起更大的重视，这将是实现中医百花齐放的重要基础。最后，人才政策是重中之重，是中医传承发展的重要因素。培养人才、用好人才，人才激励是关键[17]，但是现在的激励政策主要运用在中医医院里，缺乏对中医馆中真正纯中医人才的重视，这极大地影响了人才走向纯中医道路的积极性，从而进一步面临中医人才断层的困境。例如中医院校毕业生正面对着就业难题，而中医馆又缺乏青年人才的注入，面对生存难题。出现这一局面，在政策上则需要更加有针对性地增加正激励项目，给予中医馆从业者更多保障，营造良性的竞争环境，促进人才向中医馆的流入，既能解决就业问题，又能促进中医药事业更持续且繁荣的大发展。

总　结

中医医馆作为我国中医文化传承与技能发挥的主阵地，无论在"健康中国2030"规划还是在中医药振兴战略的进程中，都扮演了无法替代的角色。基于不同中医地域文化沃土之上，中医医馆又焕发出了新的魅力，不同的中医流派各具特色、源远流长，一边是传承，一边是创新，正是在这样的节点之上，中医医馆有着不可限量的前景，但也肩负着巨大的历史责任，中医地域文化品牌的构建、中医特色技术的发展、新型服务模式的转变、青年中医师的培养、相关政策的改革，都是亟待解决的重要问题。中医医馆的发展任重道远，但却十分值得期待，因为它不仅代表着一种医疗方式，更代表了中医文化的传承与未来。

参考文献

［1］方碧陶．国家中医药管理局发文加强中医馆中医阁建设指导［J］．中医药管理
杂志，2023，31（06）：66．

［2］李增辉．如何打造人人点赞的中医馆文化［J］．中国药店，2022，288（03）：
78-80．

［3］李艳，王一珉．中医适宜技术在社区的运用［J］．中医临床研究，2023，15
（06）：146-148．

［4］吴伊茹，邓勇．北京市优质中医医疗资源下沉实践和思考［J］．中国医院，
2022，26（12）：46-49．

［5］谢光璟，石和元，王平．论《黄帝内经》对中医医学模式的影响［J］．中华中
医药杂志，2020，35（07）：3317-3319．

［6］吴梦月．师承教育，驱动中医药人才梯队建设［J］．中国药店，2021，280
（07）：64-66．

［7］方前进．新安医学更好融入基层中医馆建设之思考与借鉴［J］．中国农村卫
生，2022，14（05）：38-40．

［8］张笑雨．破解中医馆多元发展的"密码"［J］．中国药店，2021，283（10）：
76-77．

［9］马飞．中医馆拼服务卷出优生态［N］．医药经济报，2022-08-25（008）．

［10］李彪，李宣璋．国家卫健委：鼓励社会力量在基层办中医［N］．每日经济新
闻，2022-08-03（002）．

［11］徐婧．中央财政下达中医药事业传承与发展补助资金超35亿元［J］．中医药
管理杂志，2022，30（09）：104．

［12］江苏：深化基层中医药综合改革建好家门口"微型中医院"［J］．中国卫生，
2023（01）：16-17．

［13］任程，谢震宇，刘淑仪，等．中医文化传播现状与调研［J］．中国中医药现
代远程教育，2021，19（20）：49-52．

［14］陈友娴，李静．基于临床路径按中医特色病种付费试点改革研究［J］．中国
卫生质量管理，2021，28（03）：37-40．

［15］何金颖.O2O 模式下成都 X 中医诊所的服务营销策略研究［D］.成都：电子科技大学，2022.

［16］王瑞雯.基层中医馆发展现状及对策研究［D］.济南：山东中医药大学，2018.

［17］顾士萍，刘龙涛，刘良裕，等.中医药专业技术人才激励措施调查与思考［J］.中医药管理杂志，2020，28（07）：38-41.

叁　运营创新篇

肆

技术创新篇

HB.11 互联网时代的中医馆现状与发展

王若佳[①]　郭凤英[②]　陈隽柏[③]　吴国平[④]

摘　要： 互联网时代，中医馆作为传承和发展中医的重要场所，面临着全新的机遇与挑战。本报告从运营模式、服务内容、线上平台及技术创新四方面调研了 48 家中医馆的互联网化发展现状，运用 PEST-SWOT 模型评估了其外部环境和内部条件，并对北京中医药大学国医堂、固生堂和小鹿医馆进行了案例分析。本报告发现，传统型、企业型和互联网型三种中医馆的运营模式有所差异；互联网时代的中医馆面临着政策支持、市场需求、技术创新和文化传承等机遇，但同时还存在法律规范、人才培养、质量监管和竞争压力等挑战。本报告建议，政府应健全相关法律法规，提高产学研联动，促进中医馆与互联网技术的深度融合；中医馆应加强法律意识、提升人才素质、保障服务质量，以实现中医馆的现代化转型和可持续发展。

关键词： 中医馆；互联网；PEST-SWOT；现状分析；发展路径

引　言

互联网的快速发展与普及逐渐改变了传统医疗产业的运营方式和服务模式。中医作为我国独具特色的医学体系，历史悠久且源远流长。在互联网时代，中医馆作为传承和发展中医的重要场所，也面临着全新的机遇与挑战。

中医馆是指专门从事中医服务的机构，旨在传承、发展和推广中医药文化，并为患者提供中医诊疗服务。近年来，中国政府高度重视中医药事业的互

① 王若佳，管理学博士，北京中医药大学讲师，主要研究方向：健康信息学，大数据管理与应用。

② 郭凤英，工学硕士，北京中医药大学管理学院副教授，主要研究方向：自然语言处理、大数据处理与分析、人工智能等在医学领域的应用。

③ 陈隽柏，北京中医药大学管理学院硕士研究生，主要研究方向：健康大数据管理。

④ 吴国平，北京中医药大学管理学院硕士研究生，主要研究方向：医院管理。

肆　技术创新篇

联网化发展，并通过一系列相关政策措施，积极推动中医馆与现代科技相结合。2016 年 8 月，国家中医药管理局发布《中医药发展"十三五"规划》，提出应加快中医药信息化建设，构建基层医疗卫生机构中医馆健康信息云平台，推进"互联网＋中医药"行动计划，促进中医药各领域与互联网全面融合，实现远程医疗、移动医疗、智慧医疗等医疗服务模式创新[1]；2017 年 12 月，国家中医药管理局在《关于推进中医药健康服务与互联网融合发展的指导意见》中指出，要积极推进中医药健康服务的互联网化和智能化发展，包括深化中医医疗与互联网融合，发展中医养生保健互联网服务，推动中医药健康养老信息化等内容[2]；2022 年 11 月，《"十四五"全民健康信息化规划》发布，规划中提出了八个优先行动，其中"互联网＋中医药健康服务"行动强调应进一步优化升级中医馆健康信息平台、推动提升中医医院智慧化水平、鼓励医疗机构研发应用名老中医传承、智能辅助诊疗系统等具有中医药特色的信息系统[3]。这些政策的出台明确了中医互联网化发展的方向和目标，为中医馆的现代化转型提供了契机。

为了进一步掌握目前中医馆的互联网化发展态势，了解其面临的机遇和挑战，本报告通过收集与汇总 48 家中医医馆相关资料，全面梳理了互联网时代下中医馆的运营模式、服务内容、网络平台及技术创新情况，并运用 PEST-SWOT 模型从政治、经济、社会和技术等外部环境因素出发，同时结合中医馆自身的优势、劣势、机会和威胁，提出相应的发展策略和建议。笔者期望通过对互联网时代中医馆现状及发展趋势的全面调研，为相关从业者、管理者和决策者提供有益参考，以推动中医医馆在互联网时代取得更好发展。

二、互联网时代的中医馆现状分析

（一）运营模式

中医馆的运营模式是指中医馆在运营过程中采用的管理和运作方式。笔者分别对传统型中医馆、企业型中医馆、互联网型中医馆三种类型共 48 家中医馆的运营模式进行了调研，调研名单具体如表 1 所示。

表1　中医馆调研名单

中医馆类型	调研名单
传统型中医馆（11家）	北京中医药大学国医堂、南京中医药大学国医堂、福建中医药大学国医堂、成都中医药大学国医馆、安徽中医药大学国医堂、湖北中医药大学国医堂、河北中医学院国医堂、首都医科大学附属中医医院名医馆、成都中医药大学附属医院名医馆、广西中医药大学附属瑞康医院国医堂名医馆、上海国医馆
企业型中医馆（32家）	同仁堂、固生堂、和顺堂、广誉远、上医仁家、正安中医、君和堂、鹤年堂、胡庆余堂、九芝堂、万承志堂、童涵春堂、宏济堂、紫和堂、方回春堂、德仁堂、震元堂、泰坤堂、百黎堂、成都秉正堂、三溪堂圣爱中医馆、张同泰国医馆、赵树堂中医馆、深圳五味中医馆、深圳大通中医馆、广州市十三行国医馆、鸿仁堂中医馆、叶开泰国医堂、直隶国医馆、吴门中医馆、灵兰中医
互联网型中医馆（5家）	小鹿医馆、快问中医、甘草医生、大家中医、问止中医

1.传统型中医馆

传统型中医馆通常是在固定场所设立的中医诊所，患者可以预约就诊，医生在医馆中进行诊断并提供中药处方以供患者到医馆药房购买中药材或中成药。该运营模式多为挂靠中医药类高校或中医医院的国医堂或名医馆，主要依托学校或医院的医师资源和中药资源，提供传统的中医药诊疗服务。

传统型中医馆通常以线下面诊为主，其在线平台建设多为辅助线下流程，例如提供信息查询、预约挂号、医生介绍等功能。线上运营多以官网、公众号、微信小程序等为主要互联网平台。例如，北京中医药大学国医堂是挂靠在北京中医药大学下独立的门诊部门，以线下特需门诊为主，线上主要通过官网、公众号和小程序等互联网平台公布医资、基建等情况；广西中医药大学附属瑞康医院的国医堂名医馆是该医院下设的一个科室，并没有独立运营的官网和公众号，其线上功能主要通过医院的统一平台"广西中医药大学附属瑞康掌上医院"实现，提供的预约挂号、门诊缴费、报告查询等也多为医院线下诊疗服务的辅助功能。

2.企业型中医馆

企业型中医馆是以企业形式经营的中医机构，通常拥有一定规模和品牌影响力。该运营模式下的中医馆多依托自身的资源和管理能力，提供中医医疗服务和中药产品。

由于不同企业的市场规模、品牌定位、开办时间存在一定差异，因此企业型中医馆的互联网运营模式相对更加多样化。常见模式包括以下几种。

（1）线上线下一体化运营模式（Online Merge Offline，OMO），是将传统线下实体店与线上互联网平台紧密结合的一种营销策略，旨在通过整合线上和线下渠道，为消费者打造无缝的服务体验。例如，固生堂采取新中医 OMO 模式，集合全国名中医，搭建"互联网＋中医"一体化平台，为用户提供医疗健康解决方案。

（2）线上辅助线下诊疗模式。和传统型中医馆的服务模式类似，部分企业型中医馆设置了预约挂号、门诊管理等功能，此外还有一些中医馆结合在线诊疗功能对疑难杂症进行线上会诊，减轻了患者就诊负担。

（3）在线产品制售为主、诊疗为辅的模式。一些企业型中医馆以生产丸、散、膏、丹、片剂、胶囊、颗粒等产品为主，同时辅以其他服务一同经营。如胡庆余堂是我国现存历史悠久的传统中药企业之一，享有"江南药王"盛誉，坚持走百年传统中药特色与现代科技相结合之路，开通了在线商城服务，以方便用户随时随地购买健康产品。

（4）互联网创新型运营模式。部分中医馆通过引入新技术和创新服务模式，为患者提供个性化的中医医疗服务，如紫和堂推出的"AI＋中医药"智慧中医创新模式、泰坤堂与微医、阿里、好大夫等互联网公司合作，探索符合老百姓中医需求的中医新商业模式。

3. 互联网型中医馆

随着互联网技术的发展，出现了以互联网为主要运营渠道的线上中医馆。该类中医馆通常通过微信小程序、移动 App 或第三方在线医疗平台提供全面的中医医疗服务。患者可以通过在线平台进行在线问诊、远程医疗和草药配方等服务。例如，"小鹿医馆"是一家以线上为主的中医医馆，患者可以通过移动应用程序进行在线问诊，医生根据患者提供的病情信息进行诊断和开方，然后将中药配送给患者。"大家中医"的运营模式为熟人医患模式，患者必须关注医生后才能在大家中医 App 上进行咨询，该模式可以在一定程度上避免线上较为复杂的医患关系。

（二）服务内容

互联网时代的中医馆服务内容是指中医馆向患者和用户提供的各种在线医疗、健康和保健服务，主要包括医馆概况和医生基本信息查询、预约挂号和门诊管理等辅助线下诊疗、在线问诊咨询、在线开方、药物代煎与配送、保健品销售、智能体质测试、中医知识学习等。

1. 基本信息查询

基本信息查询是中医馆在互联网上最为常见的服务内容之一。一般通过官方网站、微信公众号或专门的应用程序提供中医馆概况及中医师基本介绍，如医馆的地理位置、医师规模、历史沿革以及医生的照片、所属科室和擅长领域等。通过提供医馆概况与医生介绍的服务，中医馆可以在互联网上向患者展示医馆实力和医生的专业能力，增加患者对医馆的信任和选择的便利性。

在调研的48家中医馆中有47家提供了基本信息查询服务，比例高达97.9%，具体如图1所示。

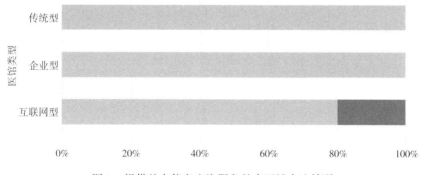

图1　提供基本信息查询服务的中医馆占比情况

（1）全部11家传统型中医馆均提供了该服务，多为通过官网或公众号介绍医馆的基本情况，如北京中医药大学国医堂通过官方网站及微信公众号，介绍了医馆成立时间、地理位置等基本信息和医生名单、出诊时间表等医生出诊信息，帮助患者了解医馆大致情况；医生介绍方面，多数医馆将医生照片、所属科室、擅长领域等信息以列表形式展现以帮助患者进行挂号，但是对于医师团队规模较大的医馆，缺乏医生搜索或推荐功能，容易造成患者选择困难。

（2）全部32家企业型中医馆均提供了该服务，其中，以诊疗服务为核心的企业型中医馆在其官网和微信公众号中多会对医馆历史、规模、医师团队实力进行更加翔实的介绍，如固生堂、上医仁家；而以药品制售为核心、诊疗服务为拓展的企业型中医馆会在其官方网站中偏重于企业运营情况和市场规模等内容，对于医馆及医师团队的相关描述需在微信公众号或小程序中获取，如胡庆余堂、三溪堂。

（3）5家互联网型中医馆有4家提供了该服务，多为通过官网或公众号介绍医馆的基本情况，在小程序或App中提供中医师基本信息。而大家中医由于特殊的"熟人医患"运营模式，官网介绍主要面向医生，并没有基本信息查询服务，小程序和App上也没有医生推荐功能。值得注意的是，除了公司简介、主要服务内容以及所获奖项称号等信息外，小鹿医馆还提供了医疗机构执业许可证、互联网医院营业执照和互联网药品信息服务资格证书等资质证书供用户查询，有助于增强用户对中医馆的信任和选择意愿。

2.辅助线下诊疗

辅助线下诊疗服务一般包括预约挂号、门诊缴费、报告查询、个人档案记录等内容。患者通过在线平台选择合适的日期和时间预约就诊的科室及医生，并通过门诊管理服务进行线上门诊缴费，大大减少了就诊过程中的不便和排队等待时间。此外，一些在线平台还提供了诊断报告、检查结果、就诊记录和用药记录等信息的在线查询，以方便患者及时查看和日后回顾。通过互联网辅助线下诊疗，中医馆能够更好地组织和管理就诊流程，提高就诊效率，帮助患者节省时间和精力。

在调研的48家中医馆中，93.8%（45家）的中医馆提供了辅助线下诊疗服务，具体如图2所示。

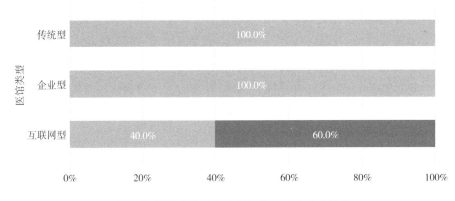

图2 提供辅助线下诊疗服务的中医馆占比情况

（1）11家传统型中医馆均实现了预约挂号服务，大部分医馆利用微信公众号实现预约挂号功能，少数医馆如北京中医药大学国医堂保留了官网预约挂号。其中，部分医馆存在指引不清晰、逻辑混乱的问题，如上海国医馆预约挂号功能仅能通过微信公众号实现，但是官网就诊预约模块除了空泛的介绍外没有明确的指引，导致预约挂号功能学习成本过大，造成就诊困难。此外，72.3%（8家）的中医馆实现了门诊缴费，54.6%（6家）的中医馆实现了报告查询，54.6%（6家）的中医馆实现了个人档案记录，使得患者无须花费大量时间排队缴费、获取纸质报告，同时避免医生书写纸质病历造成的时间浪费。

（2）全部32家企业型中医馆均提供了该服务，多以微信公众号或小程序的形式，功能体验整体较好。不过，仍存在部分医馆在患者个人信息保护方面难以取得患者信任的问题，如方回春堂在注册登录时需要用户填写身份证信息，且未就身份证信息的使用作出具体说明，不利于患者个人信息保护。

（3）互联网型中医馆由于普遍缺少线下实体机构支撑，因此仅有40.0%（2家）的中医馆具有能够正常使用的预约挂号功能。其中，小鹿医馆由于获得多家企业投资，并且与众多第三方机构合作，挂号范围较广；问止中医依托自身线下实体中医馆，可以实现对该医馆签约医师的线上预约挂号服务功能。而甘草医生、快问中医体量较小，规模不足以支撑线下问诊的服务；大家中医特殊的"熟人医患"模式使得该平台没有提供挂号预约的功能。

3. 在线问诊咨询

在线问诊咨询是中医馆线上服务发展以及信息化转型的重要方式之一。一般支持多种不同类型的问诊形式，患者可以通过图文、语音或视频与医生进行互动咨询。其中，图文问诊是患者线上对医生发起问诊后，通过发送文字、图片的形式描述自身症状与需求；语音问诊是医生与患者在线上直接进行语音沟通，双方能够真实听见互相的声音，表述会更直接明朗；视频问诊打破了传统线下面诊模式，患者可实现足不出户与医生进行线上"面对面"交流，通过视频形式医生可以更好地了解患者的精神状态和病情程度，从而进行直观的判断。

在调研的48家中医馆中，68.8%（33家）的中医馆提供了在线问诊咨询服务，具体如图3所示。

提供在线问诊咨询服务的中医馆占比情况

● 提供该服务的中医馆 ● 不提供该服务的中医馆

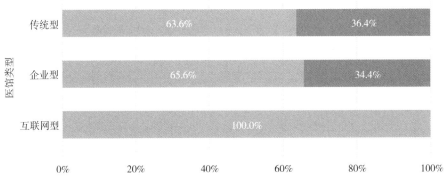

图3 提供在线问诊咨询服务的中医馆占比情况

（1）63.6%（7/11家）的传统型中医馆提供了该服务。其中，部分医馆如北京中医药大学国医堂仅提供了在线复诊服务，患者需要通过国医堂应用程序选择之前线下面诊过的医生，并等待工作人员审核后方可进行线上咨询，首诊患者则无法使用在线咨询功能；部分医馆如安徽中医药大学国医馆提供了完整的云门诊服务，可实现网络买药、视频问诊、患者问答、推荐医生、报告解读等功能，使患者在线上就可以体验完整的线下诊疗全流程，极大增强了医馆服务的可及性。

（2）65.6%（21/32家）的企业型中医馆提供了该服务。其中，体量和咨询量均较大的医馆，其页面设计与交互性功能较好，用户满意度较高，如固生堂设计了粉丝系统、口碑系统两种评价反馈工具，不少医师粉丝量过千，口碑好评如潮；但同时，部分医馆受自身体量、市场规模、发展规划等因素影响，难以分出精力、财力或无意优化在线问诊咨询服务，相关页面简陋、咨询量较少。

（3）全部5家互联网型中医馆均提供该服务，且作为其主要服务内容。其中，小鹿医馆大多为在线复诊，由患者线下面诊后，通过医生的推荐和介绍，后续使用该软件进行线上复诊；甘草医生和快问中医相对体量较小，可实现在线问诊的小程序功能也相对简陋；大家中医由于其特殊的运营模式，不同医生的服务内容各不相同，部分医生只提供在线复诊，患者必须提供医院的诊疗记录才提供线上问诊服务。需要注意的是，互联网问诊作为一种在线医疗服务模式，需要具备相应的资质和证书来确保合法性、安全性和质量，而目前已调研

肆 技术创新篇

的医馆中,仅有小鹿医馆和甘草医生在官网开放了资质查询。

4. 在线药事服务

在线药事服务是中医医馆在互联网上提供的一种便捷的药物服务,主要包括在线开方、药物代煎、药物配送等服务内容。通过在线平台,医生可以根据患者的病情和需求开具个性化的电子处方,并通过快递等配送方式将药物直接送到患者指定地址。此外,部分医馆还提供代煎服务,药物代煎是指中医馆的专业中药师代替患者进行中药煎煮的服务。由于中药煎煮过程相对烦琐,部分患者或家庭无法进行熟练的煎煮操作,而代煎服务在提供便利性的同时还能确保药物煎煮的准确性和质量,为患者提供了极大的便利性。

在调研的48家中医馆中,70.8%(34家)的中医馆提供了在线药事服务,具体如图4所示。

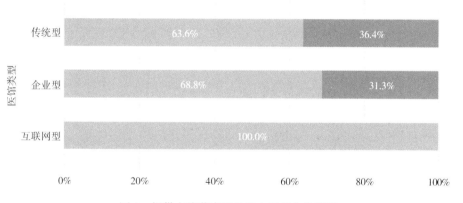

提供在线药事服务的中医馆占比情况

●提供该服务的中医馆 ● 不提供该服务的中医馆

图 4　提供在线药事服务的中医馆占比情况

(1)63.6%(7/11家)的传统型中医馆提供了在线开方;54.6%(6/11家)的中医馆提供了药物配送,其中部分医馆如北京中医药大学国医堂、成都中医药大学国医堂等主要提供拍照上传药方进行抓药的服务,因此不需要先进行在线咨询;此外,被调研医馆均未在线上明确说明是否提供药物代煎服务。

(2)68.8%(22/32家)的企业型中医馆提供了在线开方;65.6%(21/32家)的中医馆提供了在线配送,而仅有18.8%(6/32家)的中医馆明确提供了药物代煎功能。在提供在线开方的22家中医馆中,有6家明确指出提供复诊开方,其余均未就开方事项做具体说明。

（3）5家互联网型中医馆均提供在线药事服务，包括在线开方、药物配送和药物代煎三种服务，其中药物代煎服务多受限为仅有该平台医生开的药方才能代煎。

5. 在线商城服务

在调研的48家中医馆中，62.5%（30家）的中医馆提供在线购买中医药产品、保健食品或养生物品的服务，具体如图5所示。

提供在线商城服务的中医馆占比情况
◉提供该服务的中医馆 ● 不提供该服务的中医馆

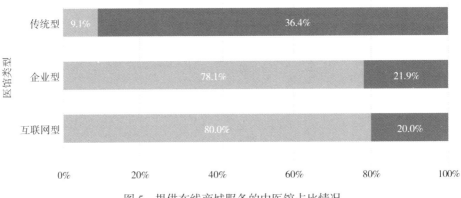

图5 提供在线商城服务的中医馆占比情况

（1）传统型中医馆中仅有成都中医药大学国医堂开设了一个名为"欣姐食养"的官方微店，用户可购买按摩理疗等服务及中药中成药并邮寄到家，但该微店页面中有较多无关广告和优惠、拼团链接，可能会降低用户对其信任程度。

（2）78.1%（25/32家）的企业型中医馆提供了在线商城服务。其中，以药品制售为主体业务且规模较大的企业型中医馆，其线上商城多为官方门店，品牌质量有所保障、产品选择多样化、购物体验便捷，如同仁堂、胡庆余堂；而体量较小的中医馆，其线上商城设计简陋、缺乏匠心，如童涵春堂的会员商城，无销量、买家评价等基本内容，也无相关第三方权威机构认证保证，难以取得消费者信任。

（3）80.0%（4/5家）的互联网型中医馆开设了线上商城，可提供中医保健食品或养生物品的购买，如小鹿医馆的在线商城海南小鹿中医互联网医院商城、大家中医的七分养生馆、问止中医的问止轻养旗舰店、甘草医生的甘草生活等。互联网型中医馆的在线商城入口一般并不明显，且存在商品分类粗糙、页面排版不一、经营许可证未明确提供等问题。

6.其他类型服务

除了线上问诊和药物配送等传统互联网运营模式外，部分中医馆会结合互联网技术和创新，提供额外的功能服务以满足用户多样的健康需求，如智能体质测试、日常养生打卡、中医药健康知识科普等（如图6所示）。例如，甘草医生提供了体质测试模块，用户可以通过答题自行了解自身体质状况并获取个性化养生建议；此外，甘草医生还开放了养生打卡功能，该功能可记录用户的饮食、运动、睡眠等养生行为，并提供相应的养生建议，帮助用户培养良好的生活习惯，提高健康管理的效果；问止中医在其微信公众号中提供了中医药健康知识科普模块，用户可以选择课程学习中医相关知识，或通过名医专家的在线直播提升对中医的了解，提高自身健康素养，增加对中医文化的认知。

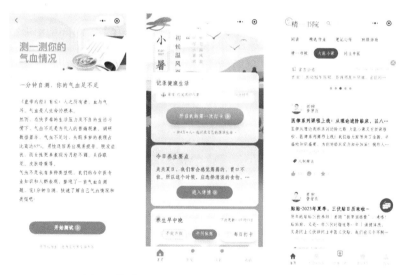

图6 体质测试、养生打卡及中医知识学习模块

（三）线上平台

中医馆的线上平台是指其在互联网上建立的官方网站、微信公众号、移动应用程序、在线商城、社交媒体和短视频平台。不同类型线上平台在提供服务内容、面向受众群体和用户交互方式上可能有所差异，对各自具有的意义优势和存在问题进行分析如下。

肆 技术创新篇

157

1. 官方网站

官方网站是中医馆在互联网上的门户，可以展示中医馆的基本信息、医生团队、服务项目等内容，部分官网还提供预约挂号、在线咨询等功能。统计结果显示，85.4%（41/48 家）的中医馆有自己的官方网站，其中传统型中医馆 8/11 家、企业型中医馆 28/32 家、互联网型中医馆 5/5 家。

中医馆的官方网站应该遵循及时更新、定期维护、不断优化的原则。其中，及时更新是指中医馆应该根据自身业务发展、政策变化以及新闻活动及时更新网站内容，保持网站新鲜度和活力；定期维护是指中医馆应该根据网站的技术状况、安全风险、用户反馈等，定期维护网站的功能，保持网站的稳定性和可靠性；不断优化要求中医馆根据网站的访问量、用户体验、竞争力等，不断优化网站设计，提高网站的美观性和吸引力。然而，调研结果显示，部分中医馆的官方网站存在信息更新不及时、内容呈现较为简单、缺乏个性化和交互性等问题。例如，赵树堂中医馆的"中医新闻"模块仅更新到 2021 年 7 月，网页所用插件也已失效；张同泰的"电子杂志"模块仅更新到 2015 年第 3 期，动态信息页面均无法查看（图 7）；深圳大通中医馆的官方网站虽设计相对精美，但最近一次更新为 2018 年 8 月，已有 5 年未更新。

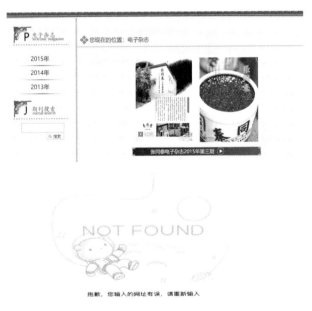

图 7 张同泰中医馆的电子杂志模块及动态信息页面

2. 微信公众号

微信公众号是中医馆在微信平台上建立的官方账号，一般可提供预约挂号、在线问诊、中医知识学习、健康养生推送等服务内容。统计结果显示，93.8%（45/48 家）的中医馆有自己的微信公众号，其中传统型中医馆 8/11 家、企业型中医馆 32/32 家、互联网型中医馆 5/5 家。

图 8 为不同类型中医馆的微信公众号运营情况。对不同类型中医馆微信公众号的服务内容、原创文章篇数和平均阅读量进行分析如下。

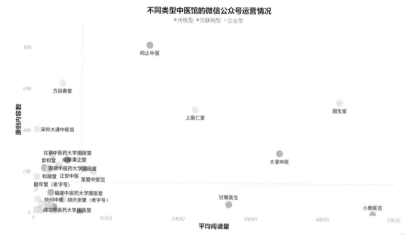

图 8　不同类型中医馆的微信公众号运营情况

（1）传统型中医馆的微信公众号主要功能是辅助线下诊疗，包括预约挂号、门诊缴费、个人档案、报告解读等。由于信息化进程开始较晚，总体微信公众号经营情况一般，原创文章篇数均未超过 300 篇，平均阅读量不超过 3000 人次；发文内容方面，主要集中在健康科普、医生出诊或停诊信息。

（2）企业型中医馆公众号主要提供预约挂号、复诊购药、在线商城、订单与收货信息、个人信息查询等服务，其中紫和堂还设置了"体质测试"功能；发文内容方面，主要围绕养生科普、健康资讯、医生出诊信息等。此外，调研结果显示，不同企业型中医馆的微信公众号经营情况相差较大，一些中医馆（如固生堂、上医仁家）的微信公众号原创文章篇数较多，超过 500 篇，平均阅读量高于 5000 人次；多数中医馆公众号的原创文章数和平均阅读量处于中等水平，原创文章数 100~500 篇，平均阅读量 500 ~ 5000 人次；还有部分中医馆微信公众号经营欠佳，原创文章数较少，且阅读量较低，如赵树堂中医馆原创篇数为 2，平均阅读量为 360，百黎堂原创篇数为 14，平均阅读量为 257。

（3）互联网型中医馆的微信公众号服务内容相对更加丰富，涵盖在线问诊、开方抓药、在线商城和其他多样化服务内容，如甘草医生的智能体质测试、日常养生打卡，问止中医的中医药健康知识科普等。和前两种类型的中医馆相比，互联网型中医馆的微信推送具有更高的平均阅读量，大概在7000~20000人次，其中少数文章阅读量高达10万；发文内容仍以养生知识为主，部分涉及企业新闻资讯或医馆医师治疗病例的推送相对阅读量较低。

总体来看，传统型中医馆和多数企业型中医馆并没有注重微信公众号的运营，存在更新频率低、更新内容少等问题。微信作为当前主流的通信、信息获取渠道，利用好该平台对医馆的知名度和业务量均会有较大助益。建议相关医馆可以提高更新频率、重点推送精选文章，从而提高阅读量、增加用户关注度，促进医馆的互联网化发展。

3. 移动应用程序

移动应用程序是为了方便用户在移动设备上获取中医服务而开发的应用软件，一般包括App和微信小程序等形式。统计结果显示，66.7%（32/48家）的中医馆开通了移动应用程序线上平台，其中传统型中医馆1/11家、企业型中医馆28/32家、互联网型中医馆3/5家。

具体来看，多数中医馆有微信小程序，而移动App相对较少。其中，部分中医馆存在名称说明不当的问题，如圣爱中医馆的"昆明圣爱中医馆"小程序内容主要为产品售卖，并无相关诊疗服务，会给用户使用造成误解；部分中医馆存在页面设计使用不流畅、功能不够完善的问题，如"昆明圣爱中医馆"小程序首页下部的导航条可进行从"首页"到"全部产品""购物车""我的"等页面的跳转，但是当点击首页中某个功能，或导航条中的"全部产品"时，页面导航条消失，用户进行返回跳转不便。

4. 在线电商平台

中医馆可通过在线电商平台开设店铺，提供中药产品、保健食品和养生物品的销售服务，常见渠道包括天猫、淘宝、京东、腾讯微店等。统计结果显示，62.5%（30/48家）的中医馆开通了在线电商平台，其中传统型中医馆1/11家、企业型中医馆25/32家、互联网型中医馆4/5家。

通过在线电商平台，中医馆可以扩大销售渠道，触达更多潜在用户，从而提高产品销售和品牌影响力。然而目前仍存在一些问题待进一步解决。首先，部分中医馆的在线电商平台入口模糊，信息展示不够清晰，如胡庆余堂的官方网站上没有在线商城介绍和链接、深圳五味中医馆的商城跳转链接不可用；其次，据我国法律规定，中医药相关电商平台需要具有营业执照、药品经营许可证、互联网药品信息服务资格证书、食品经营许可证等，然而笔者尚未在互联网上查询到部分中医馆的资质证书，一些在线商城存在售卖假冒伪劣产品的风险。

5. 社交媒体与短视频平台

中医馆在社交媒体和短视频平台（如微博、抖音、小红书、快手等）上开设账号，通过发布中医知识、病例分享等内容，吸引更多用户关注和互动，从而达到品牌宣传、扩大自身影响力的目的。统计结果显示，60.4%（29/48 家）的中医馆具有微博官方账号，37.5%（18/48 家）的中医馆具有抖音官方账号，45.8%（22/48 家）的中医馆具有小红书官方账号，25.0%（12/48 家）的中医馆具有快手官方账号。

总体来看，中医馆对于社交媒体平台的重视程度较低，其中，开通社交媒体账号的传统型中医馆数量最少，仅有 1 家开通微博官方账号，其余社交媒体账号均未开通；其次是互联网型中医馆，有 2 家开通微博官方账号、1 家开通小红书官方账号；而企业型中医馆相对更加注重社交媒体的宣传作用，有 26 家开通微博官方账号、18 家开通抖音账号、21 家开通小红书账号、12 家开通快手账号。此外，部分医馆虽然有社交媒体平台官方账号但运营效果不佳，如广誉远在各社交平台均有官方认证账号，但作品质量不高，获赞量较低；部分医馆虽然有平台账号但无官方认证标识，可能会降低用户对该类账号的信任度。

（四）技术创新

目前，多数中医馆主要使用发展较为成熟的基础技术。如，使用网站开发框架或内容管理系统建立线上平台，开发移动应用程序提供预约挂号、在线咨询和健康管理等服务，使用数据管理和分析技术来处理和分析患者的医疗数据等。少数中医馆通过引入人工智能、大数据和物联网等技术进行了创新服务，部分典型案例如下：

肆　技术创新篇

（1）互联网中医云平台"小泰"。"小泰"为泰坤堂与上海道生医疗科技公司合作共同开发的互联网中医健康服务平台，该平台通过远程采集患者的面色、舌象、脉象等信息，将数据和检查报告在线发送给医生工作站。医生可以通过该平台分析患者的诊断信息，并与患者进行音频或视频的交流，以确保医生对患者的诊断和治疗方案准确无误。

（2）问止中医大脑。问止中医大脑是一项基于人工智能技术的中医诊疗创新。它是由专业中医医师和技术团队共同开发的一种智能辅助诊断系统，旨在通过模拟中医名医的知识、经验和诊疗思路，提供个性化、精准的中医治疗方案。在使用问止中医大脑时，患者只需提供相关的病症信息，系统会根据患者的情况进行数据分析，并模拟名医会诊的过程。通过与多个中医专家知识库的对比和交互，系统最终得出一个共识性的诊断结果，并给出个性化的中医治疗方案。

（3）"互联网＋中药代煎"服务。义乌三溪堂创新推出的"互联网＋中药代煎"服务是一种基于互联网技术的中药煎制和配送服务，其核心"互联网＋中药代煎"服务平台实行智能化、标准化、数字化和可追溯的煎药过程。平台具备自动加水和智能化控制煎药方式、煎药时间的功能，确保了煎药的质量和一致性。

综上，部分中医馆通过技术创新实现了线上线下一体化，利用人工智能、大数据、物联网等技术改善了医疗服务的质量和效率，提升了患者体验。这些创新为中医馆在互联网时代的发展开辟了新的空间，并为行业的未来提供了更多的机会和可能性。

三、互联网时代的中医馆发展路径

互联网时代的中医馆线上服务体系作为我国"互联网＋中医药"未来发展的全新路径，其发展过程必然受到外部因素以及自身内在因素的影响。本报告基于 PEST-SWOT 模型，从政治、经济、社会和技术因素四方面对互联网时代中医医馆的优势、劣势、机会和威胁进行分析，有助于全面、系统地了解目前我国中医医馆互联网化的运行处境和发展趋势。

（一）政治因素

1. 优势：国家战略大力支持，互联网化发展契合政策导向

近年来，中医药事业在国家战略层面得到高度重视和支持。继 2015 年《国务院关于积极推进"互联网+"行动的指导意见》明确提出"互联网+"概念后，各项"互联网+""互联网+医疗""互联网+中医药"相关政策陆续出台，有力支持了"互联网+中医药"的发展。中医馆互联网服务作为中医药传承与创新的一种形式，符合国家战略目标和需求。此外，健康中国战略也为中医馆的互联网化发展提供了广阔空间。一方面，健康中国战略强调全民健康信息化的重要性，中医馆可以借助互联网平台，提供在线健康咨询、诊疗服务和健康管理，为患者提供更便捷、高效的医疗体验；另一方面，健康中国战略鼓励创新与发展，中医馆的互联网化发展可以通过创新的商业模式、技术手段和服务方式，推动中医药事业的转型升级。可见，中医馆的互联网化发展与政府提倡数字化、信息化和智能化医疗健康服务的政策导向契合紧密，具有显著的政治优势。

2. 劣势：法律法规尚未健全，医馆发展缺乏明确规范

"互联网+中医药"作为一个新兴行业，相关的法律法规和监管机构尚未完善。目前，仅有《互联网药品交易服务审批暂行规定》《互联网药品信息服务管理办法》《互联网诊疗管理办法（试行）》《互联网医院管理办法（试行）》等部门规章能够对互联网中医馆的发展起到部分监管作用，导致中医馆在进行线上服务时存在一定的法律法规空白。例如，由于缺乏明确的法律规定和监管机构的监督，一些中医馆可能存在用户信息泄露和滥用的风险；由于网上药店的配送流程缺乏规范和监管，中药及中成药的质量和安全性在运输和配送过程中可能存在不符合储存条件、超过有效期等问题；此外，由于互联网平台的开放性，可能存在一些没有经过严格审查和评估的中医师或中药师参与互联网中医药服务，增加了医疗风险和安全隐患。

3. 机会：总体政策利好，助推"互联网+中医馆"持续发展

各级政府为中医馆的互联网化发展提供了重要的资源和良好的政策环境。2016 年，国家中医药管理局发布的《中医药发展"十三五"规划》提出应加快中医药信息化建设，构建基层医疗卫生机构中医馆健康信息云平台；2022

年，国家卫生健康委员会、国家中医药管理局、国家疾病预防控制局联合印发的《"十四五"全民健康信息化规划》明确了八项主要任务、五项重点工程以及八大优先行动，为中医馆互联网服务的发展提供了指导和支持。其中，"互联网＋中医药健康服务"行动强调应进一步优化升级中医馆健康信息平台、推动提升中医医院智慧化水平、鼓励医疗机构研发应用名老中医传承、智能辅助诊疗等具有中医药特色的信息系统，鼓励中医馆利用互联网推广中医药文化和服务。

4. 威胁：监管政策有待完善，存在医疗纠纷与药品安全隐患

互联网中医馆的兴起给患者提供了便捷的医疗服务，但也面临着政策监管、药品安全、医疗纠纷等方面的挑战。首先，互联网的开放性和信息传播的便利性使得互联网中医馆的注册、资质和经营行为难以有效监管。传统医药界的监管体系往往无法适应互联网时代中医药的发展，缺乏明确的法律法规和规范，导致互联网中医馆的运营存在一定隐患。如，部分中医馆存在线上销售假冒伪劣药品或没有经过严格审核药品的情况。此外，中医馆的线上诊疗过程存在信息不完全和误诊的风险，一旦发生医疗纠纷，如何解决和维护患者权益成为具有挑战性的问题。传统医疗纠纷解决机制往往无法适应互联网医疗的特点，亟须政府和相关部门进一步建立健全互联网医疗纠纷解决机制，保障患者的合法权益，提高中医馆的线上服务质量和责任意识。

（二）经济因素

1. 优势：拓宽医馆服务范围，缩减患者就医成本

互联网医疗服务作为一种创新的医疗服务模式，借助互联网平台和大数据技术，能够高效整合线上线下医疗资源，实现诊前、诊中、诊后全程一体化医疗服务，为患者带来更加高效便利的就医条件。中医药作为中华民族几千年的健康养生理念与经验的智慧凝结，强调辨证施治，长期管理，其机构复诊率较高，占比可达60%[4]。而基于"互联网＋医疗"的中医馆服务模式，能够利用互联网平台的优势服务于任何线上用户，不受限于地理位置，突破传统医疗空间，大大拓宽了医馆的服务半径和服务人群。此外，互联网时代下，一些医馆将部分适合线上服务的业务如预约挂号、复诊转方、医生门诊、院后咨询等转化为线上形式，不但能够节省人力资源，简化患者就诊流程，降低医馆消

耗，同时也能通过建立患者用户画像，利用技术赋能，实现医生和患者间的精准匹配，以信息通支撑服务通，缩减患者就医成本，为患者提供便捷就医服务。

2. 劣势：信息化建设成本较高，影响医馆运营效率

"互联网＋医疗"模式是时代发展的必然趋势，但中医馆在落地实践全方位、多层次的互联网化布局时所面临困境也较为明显。首先，发展"互联网＋医疗"模式需要在中医馆内做互联网技术设施配置，如细化网络、数据基础设施构建等，而当前的中医馆在网络平台建设上仍缺乏足够重视，挂号平台无法快速找到、网络链接无法访问等问题频发；其次，部分医馆内部数据信息无法体现清晰的逻辑结构，导致其网络平台建设速度无法与时代发展速度保持同步，而搭建框架完整、设施完善、层级分明的信息化平台需要大量的人财物投入，这必然会给医馆带来成本压力，反而影响中医馆的正常运营效率。

3. 机会：经济总量持续上涨，资本投入带来发展活力

据国家统计局发布数据，2022年全年国内生产总值（GDP）达1210207亿元，按不变价格计算，较上年增长3%；其中卫生健康支出22542亿元，较2021年增长17.8%[5]。事实上，2020年、2021年以及2022年中国居民消费水平都保持较高增长水平，其中，近三年的人均医疗保健消费分别为1843元、2115元和2120元。以上数据表明，伴随经济发展和技术革新，人民群众的健康意识显著提升，随之带来了医疗保健消费需求的扩增，而中医理念、养生调理也走进群众的视线，逐渐受到推崇。在市场需求和激励政策的双重引导下，社会资本投资开办中医诊所的热情高涨，中医馆作为中医诊疗服务的重要载体成为社会资本投资的主要目标，而资本的入驻也带来中医医疗服务模式与信息技术的进一步突破，为其发展注入了新活力。"互联网＋中医馆"的创新尝试拓宽了线下中医馆的经营方式，实现了服务空间的多维化、服务内容的多样化、服务方式的链条化，最大限度地体现出中医药服务的特色，满足公众对传统中医药服务模式的理解与认知。

4. 威胁：医疗市场竞争激烈，缺乏监管影响经济效益

首先在互联网时代，中医馆面临着来自其他医疗机构和健康服务提供商的经济竞争与挑战，如大型综合医疗机构、发展较为成熟的互联网医疗平台等。这些竞争对手可能拥有更强大的资金、技术和市场推广能力，给中医馆的线上

肆　技术创新篇

运营带来了市场份额和生存空间的压力。其次，互联网诊疗不仅包括远程问诊、药物配送等环节，还涉及费用支付、医保报销等问题，每个环节都需要打通互联，任何一个环节缺失或不完备，都会影响医疗机构的正常运营。然而，当前国家及各地政府对中医馆的线上运营仍缺乏有效监管，导致中医馆鱼龙混杂、标准化程度不高。医馆信息化建设程度不高的平台如何保障包含患者信息在内的病情资料与照片、互联网就诊支付费用如何通过医保报销等问题严重影响患者就诊体验，导致大量消费人群流失，经济效益减少。此外，"互联网＋"意味着更灵活、更市场化的运营和业务模式，若是无法做出创新和突破，没有将互联网规律与中医医疗规律相结合，盲目线上定价会严重影响群众对于中医药服务的信任度，进一步带来中医医疗服务市场的萎缩。

（三）社会因素

1. 优势：拓展医馆受众群体，扩大品牌影响力和知名度

传统中医馆的受众范围受限于地理位置和空间，而互联网服务能够突破这些限制，将受众群体扩大到全国乃至全球范围。通过在线平台，中医馆可以接触到更多的潜在患者和用户，尤其是那些无法亲自前往中医馆就诊的人群，如居住在偏远地区、身体不便的患者或国外的华人。这为中医馆提供了更广阔的市场机会和患者资源。另外，通过互联网平台，中医馆可以展示其专业水平、医师资质和丰富经验，向潜在用户传递专业形象和品牌价值，同时还可通过社交媒体宣传等形式迅速扩大其影响力和知名度，将中医馆的信息传播给更广泛的受众群体，使更多人能够了解和认识中医馆的专业服务和独特优势。

2. 劣势：名老中医在线沟通存在障碍

名老中医是中医行业中的权威人物，他们拥有丰富的临床经验和精湛的医术，深受患者的信任和追捧。然而，由于年龄、技术水平和数字素养等因素，一些名老中医对于线上平台的使用和操作可能存在一定困难。这使得他们无法充分利用互联网平台提供的线上医疗服务，限制了中医馆在线上平台上发挥其专业优势的能力。此外，中医的诊疗过程注重医患沟通和面对面交流，这有助于医生全面了解患者的病情和症状，并为其提供个性化的治疗方案。然而，在线上平台上，面对面交流的缺失可能导致沟通不畅、信息不准确和误解误诊等

问题，同时患者在线上进行病情描述可能存在一定主观性和不准确性，从而导致医生对患者病情的判断出现偏差，加剧在线医患关系的恶化。

3. 机会：健康养生需求增加，线上消费观念逐渐养成

随着人们健康意识的增强和生活水平的提升，居民对养生服务的需求逐渐增加，健康消费观念也开始发生改变。近年来，居民用于健康与养生方面的支出逐年增加，消费规模持续扩大，而中医诊疗、中药调理、针灸推拿等中医药技术在健康养生方面具有的独特优势进一步催生了居民对健康养生服务的需求。此外，互联网的普及和疫情的推动使得线上健康消费观念逐渐养成，为互联网时代中医医馆的发展奠定了良好的市场基础。总体来看，随着养生服务需求的增加和人们线上健康消费观念的养成，中医馆可以借助互联网平台推广中医养生知识和服务，满足用户对健康养生的需求；同时，中医馆还可以通过线上平台进行在线健康咨询和问诊服务，帮助用户解决健康问题，进一步培养用户线上健康消费的观念，推动中医养生的普及和发展。

4. 威胁：网络舆论负面影响，核心受众存在数字鸿沟

互联网的飞速发展和普及使得信息传播更加广泛和迅速。近年来，虽然中医药知识宣传普及力度有所增强，但仍有民众对中医药理论与实践缺乏正确的认识和判断，而一些互联网平台中关于中医药的负面言论可能会进一步影响公众对中医的认知和信任，不利于互联网时代下中医馆的良好发展。另外，中医的核心受众（如老年人）往往存在数字鸿沟，即对互联网技术的接受和使用能力相对较低。这部分受众由于无法充分享受线上中医服务带来的便利和效益，可能会限制中医馆在线上平台上的发展。

（四）技术因素

1. 优势：构建线上线下一体化平台，创新中医诊疗方式

随着信息技术的发展与应用，传统中医馆如同仁堂、北京中医药大学国医堂等通过搭建官网、微信公众号等新平台为医生提供接诊、问诊和开放功能，形成涵盖预约挂号、在线诊疗、在线复诊、门诊缴费、档案管理等功能的线上线下一体化平台。同时，涌现出如小鹿医馆、快问中医等以互联网线上业务为主的新型中医馆，既可接纳线下医院的复诊患者，也可利用5G低时延、高带宽的优势对首诊患者进行图文、视频问诊[6]。可见，无论是传统还是新型中

医医馆，互联网医疗平台及互联网技术已经成为诊疗过程中不可或缺的一部分，依托新兴技术，创新中医诊疗形式，有利于提高中医馆的服务效率和便捷性，拓展患者群体和市场份额[7]。

2. 劣势：线上平台功能较不完善，影响患者就诊体验

官方网站、微信公众号、移动应用程序等互联网医疗服务平台是中医馆发挥互联网医疗服务效能的重点所在。线上平台的功能性、可用性和易用性是影响患者就诊体验的关键。调研结果显示，虽然多数医馆能够通过官网、微信公众号等渠道实现预约挂号等功能，但由于各医馆的信息化建设状况参差不齐，没有统一的建设标准，导致功能不全、逻辑混乱、可用性差等问题频出。例如，部分医馆仅开设了简单的预约挂号功能，取号、开方、缴费、复诊等烦琐的步骤仍需线下进行；同时部分医馆存在功能指引不明确、官网中出现较多空链接等现象，严重影响了患者就诊体验。

3. 机会：新兴信息技术发展，助力中医线上智能诊疗

计算机硬件技术的升级和价格的下降，以及人工智能、互联网和物联网等先进技术的兴起，为中医馆的互联网服务带来了全面升级的机会。这些技术的应用在完善已有功能的同时，还可以深入挖掘患者档案信息及医师开药信息，为中医医馆提供更多智能化的服务，助力中医诊疗的发展。一方面，利用物联网与传感器技术，可以辅助实现中医望、闻、问、切等诊疗方式的虚拟化与数字化。例如，智能舌苔分析仪可通过物联网技术实现对舌苔的图像采集和分析，患者只需在家中自己进行舌苔拍摄，然后将图片上传至云端。另一方面，借助深度学习与自然语言处理模型，可以模拟名老中医的诊断思路，依托于中医传统诊疗的理论和规律，结合舌诊、脉诊等中医诊断技术的特征信息，将传统中医的诊疗经验与现代智能技术相结合，从而提供对中医师有实际帮助的决策支持。

4. 威胁：医馆重视程度不高，阻碍线上平台更新迭代

中医馆发展互联网医疗健康服务对医馆信息化建设具有较高要求，然而，由于以线下业务为主的中医馆普遍对此重视程度不高，存在一些问题阻碍了线上平台的更新和迭代。首先，中医馆在互联网平台上的官方网站是展示其形象和服务的重要窗口，然而由于重视程度不高，医馆官网的信息更新通常较为滞后，无法及时向患者和用户提供准确的医疗信息和服务

动态；其次，中医馆对互联网平台的设计和实现往往缺乏专业性，导致平台的界面和用户体验较为简单且不够友好，限制了患者和用户在互联网平台上全面获取信息和进行便捷操作的需求；再次，在现阶段，部分中医馆更多关注于线上平台是否具备基本功能，而对功能的进一步完善和持续维护的重视程度不高，导致功能新增缓慢，无法满足用户的个性化服务需求；此外，互联网医疗服务需要支撑的硬件设施包括网络基础设施、服务器、数据存储等，然而中医医馆的硬件设施建设相对滞后，未能满足互联网平台的需求，影响了平台的稳定性和功能拓展；最后，中医医馆面临专业信息技术人才和"中医＋信息技术"复合型人才的缺乏[8]，限制了中医馆在信息化建设方面的发展。

四、典型中医馆案例分析

（一）北京中医药大学国医堂

北京中医药大学国医堂隶属于北京中医药大学，是学校的医疗、教学及科研基地，整合了大学及三所附属医院共 600 余位知名专家，其中长期出诊专家近 150 名，博士生导师 41 名，90% 以上为副主任医师（副教授）以上职称，是北京中医药大学对外弘扬和展示博大精深中医药文化的窗口。

该医馆以线下运营为主，线上建设包括官方网站、微信公众号和移动应用程序平台，具体可提供如下互联网服务：①医馆概况介绍，包括医院简介、地理位置、医生信息及出诊情况、号源情况、中医科普、新闻发布、通知发布。②线上挂号服务，可通过官方网站或微信公众号选择出诊的医生进行预约挂号（见图 9）。③在线复诊服务，针对首诊在国医堂门诊部面诊并想再次找同一医生复诊的患者，可通过国医堂 App 选择复诊医生、提交审核、等待确认后即可使用在线复诊功能。④抄方抓药服务，可在国医堂 App 内通过选择在线处方（以往在国医堂开药处方）或拍照上传处方的方式进行线上抄方抓药。⑤健康档案服务，国医堂 App 记录了患者在国医堂就诊的病历信息，同时患者还可上传自己在其他医疗机构的病历记录、化验检查等资料供医生参考。

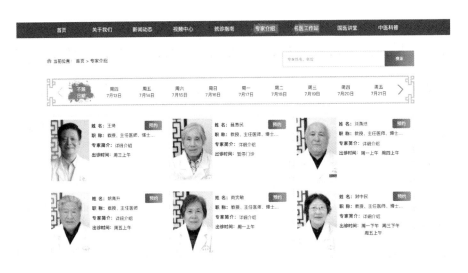

图9 国医堂官方网站的预约挂号服务

对该医馆在互联网时代的现状进行分析，发现：①北京中医药大学国医堂的互联网平台建设较为全面，是本次调研的11家传统型中医馆中唯一具有移动应用程序的中医馆。且各平台分工明确清晰，其中官方网站及微信公众号主要承担医馆介绍、预约挂号的功能，其他如在线咨询、抄方抓药、健康档案等由于体量更大，能实现更复杂功能的移动应用程序承担。②平台之间指引清晰，引导功能描述明确。其中，官方网站展示了官方移动应用程序下载二维码及微信公众号二维码，方便患者前往其他平台体验完整功能；预约挂号功能包含预约表填写及挂号说明，详细阐述了整个挂号流程；移动应用程序中虽然功能较多，但每一模块均有相应的文字介绍，最大可能减少患者的使用学习成本，提高服务效率。③平台维护更新不及时，页面布局有待改善。该问题在官方网站上表现较为明显，"国医讲堂"模块于2019年10月停止更新，"中医科普"模块于2017年11月停止更新，部分模块如"视频中心"和"名医工作站"已无实质内容，但网站仍保留对应的空链接。除此之外，官网用了非常大的篇幅进行照片的展示，但是照片时间久远且清晰度欠佳，且没有对应的文字介绍，导致用户整体观感受到较大影响。④平台功能较为保守，技术创新不足。尽管北京中医药大学国医堂借助官网、微信公众号、移动应用程序等新平台搭建了较为完善的线上线下一体化诊疗平台，但是实现的功能较为基础，多是将原本线下实现的功能转移到线上，缺少利用人工智能等新兴技术开展的技术创新。

综上可知，北京中医药大学国医堂在互联网时代积极进行线上建设，并提供多项互联网服务，然而仍存在平台维护不及时、缺乏技术创新等问题。未来，一方面可通过增加计算机技术人才和"医学＋计算机"复合型人才的培养和聘请，加强对平台维护的重视程度，提高维护更新频率，完善拓宽已有功能；另一方面还可以进一步利用新兴技术，加大资金及科技人才的投入，开展技术创新，进一步发挥互联网平台优势及作用，提升用户满意度和体验感。

（二）固生堂

固生堂中医连锁管理集团创办于 2010 年，是中国首家横跨北上广深等区域，集传统中医医疗、中医教学、中医推广等于一体的中医连锁机构，是中医服务行业第一家在港交所上市的企业。目前，固生堂已经在全国 11 座城市开设 40 多家基层中医馆，通过开展互联网医疗，服务全国 340 个城市。现拥有包括 7 名国医大师、9000 多名主任和副主任医师共 2 万余名医生提供中医诊疗服务。同时还建立了产地直采、名家验药的药品质量控制体系。

该医馆采用独特的 OMO 线上线下一体化商业模式（见图 10），通过官方网站、微信公众号、移动应用程序、社交媒体等平台为客户提供全面的中医服务，具体包括：①医馆概况介绍，官网的"关于固生堂"页面包括集团简介、企业愿景、使命、堂训、价值观、目标介绍以及固生堂在行业内所获得荣誉的陈列。②预约挂号服务，官网及公众号内的挂号预约选项均可自动跳转到小程序，实现通过地区、科室、门店等信息进行医生筛选与预约。③复诊购药服务，通过微信公众号与小程序之间的联动跳转，可以在"我的医生"中选择医生进行复诊，同时还可以查看个人处方，并进行线上购药。④健康档案管理服务，通过微信公众号与小程序之间的联动跳转，实现就诊人管理、就诊记录、个人医生、个人处方、问诊单以及问诊报告管理。⑤个人信息管理服务，通过微信公众号与小程序之间的联动跳转，实现收货地址、购药订单以及优惠券、积分等内容的管理。⑥健康知识科普服务，通过微信公众号推送以及小程序中的"科普文章""医典"等模块，为用户进行健康知识普及和常见病症查询。

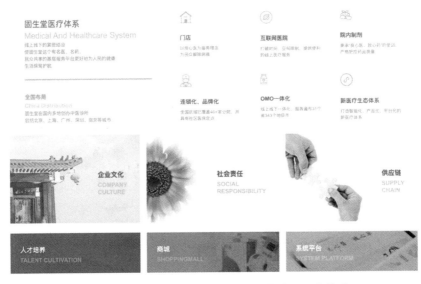

图 10　固生堂采用 OMO 一体化经营模式的医疗体系

对该医馆在互联网时代的现状进行分析，发现：①固生堂依托政府对"互联网＋医疗"的发展政策，采用自建和并购的方式快速发展线下医疗机构并搭建线上医疗健康平台，构建了中医行业中独特的 OMO 一体化商业模式。据统计，实行 OMO 运营模式的城市线上收入增长 73.9%，在疫情期间较好地对冲了疫情对线下机构的影响。②在互联网平台的建设上，固生堂已与 13 个第三方在线平台建立合作关系，并通过官方网站、公众号、小程序、手机应用软件等多样化平台为用户提供在线预约、随访咨询、诊断和处方等全方位服务。其中，固生堂微信公众号运营情况良好，原创文章近 600 篇，平均浏览量达 4 万余次；此外，固生堂还善用社交媒体，如通过运营抖音、微博、小红书等新媒体进行品牌和服务宣传，以吸引更多的潜在用户。③固生堂在互联网平台的建设上存在一定的资源浪费和冗余。据调研，固生堂有"固生堂名医推荐""固生堂中医 i""固生堂"和"固生堂健康商城"四个官方小程序，其功能不尽相同。这不仅会导致用户在使用时选择困难，增加用户使用小程序的时间和学习成本，还会增加企业本身对于小程序业务的运营成本。④在线平台功能有待进一步完善。据调研，固生堂官方网站首页中部分功能不能使用，如"人才培养""商城""系统平台"等模块均不可点击跳转。此外，固生堂的在线商城经营不甚完善，在官网上所设置的"商城"模块跳转不可用，且在天猫、京东等各大电商平台上均无固生堂官方旗舰店，虽然可以查询到"固生堂健康商城"

微信小程序，但点进去也显示"店铺已打烊"字样。

综上可知，固生堂作为中医服务赛道第一家在港交所上市的企业，牢牢把握了当前国家政策优势，在互联网时代展现了积极的发展态势，其独特的OMO线上线下一体化商业模式也取得了良好的效果，然而仍存在平台资源冗余、部分功能不完善等问题。未来，一方面应继续顺应政府对"互联网＋中医药"服务的政策鼓励，整合资源、减少冗余，优化平台结构，避免资源浪费和用户选择困难；另一方面还可以增加对线上平台的重视程度，关注用户对互联网平台的使用反馈意见，修复无法点击跳转的模块，并确保线上商城的正常运营，以提供良好的购物体验。

（三）小鹿医馆

小鹿医馆成立于2015年，是国内首家互联网中医医院——平安正阳互联网中医医院唯一官方指定平台，是一个集医生患者管理、远程诊病、为患者送药到家于一体的全流程中医诊疗服务平台。目前，小鹿医馆已覆盖中医40余个科室，拥有平台医生2万余名，大多为三甲医院主任医师、副主任医师；其战略合作伙伴包括同仁堂、华润三九药业、顺丰速运等多家公司；近年来已完成多轮融资，并于2020年与阿里健康达成战略合作，入驻支付宝小程序，全面承接支付宝用户的中医诊疗及咨询服务。

该医馆以互联网为主要运营渠道，通过官方网站、微信公众号、移动应用程序、在线商城等平台为患者提供中医医疗服务（见图11），具体包括：①基本信息介绍，包括官网中对小鹿医馆创始团队、所获奖项和相关资质证书的介绍与展示，以及小程序内对平台中医师的基本介绍。②线上挂号服务，在小程序和App中均可选择医师进行挂号。③在线咨询服务，在小程序和App中均可选择医师进行图文、电话及视频问诊，也可以直接点击首页的专家问诊或快速问诊开启问诊。④在线开方服务，在小程序或App内问诊可自动根据医生诊断结果在线开方，此外还可以在首页直接点击按方抓药，通过提供正规机构开具的处方单实现在线开方。⑤药物配送服务，小鹿医馆为每位购药患者购买了顺丰次日达服务，保证药材能够及时送达。⑥药物代煎服务，由平台医生开具的处方可联系医生备注药物代煎服务。⑦在线商城服务，用户可在"海南小鹿中医互联网医院商城"小程序中购买中医药产品、保健食品或养生物品。

肆　技术创新篇

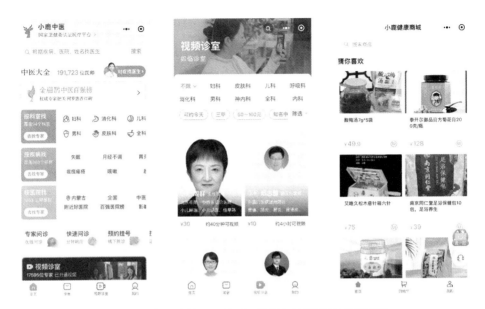

图 11 小鹿医馆的 App 首页、视频问诊页及健康商城页

对该医馆在互联网时代的现状进行分析，发现：①小鹿医馆作为国内首家互联网中医医院的官方指定平台，及时响应了《中医药发展战略规划纲要》等国家政策，抓住了互联网中医医疗的发展契机，使得它在互联网中医医疗行业中处于有利地位。②小鹿医馆与中医老字号、药品供应商、健康保险公司、快递物流公司等多种战略伙伴建立了合作关系，使其能够提供更多的服务选项和资源，如在中药配送方面，小鹿医馆与康美药业、同仁堂和顺丰速运合作，为每位购药患者购买了顺丰次日达服务，保证药材能够及时送达。③小鹿医馆尚未形成自身独特的品牌定位，在竞争激烈的互联网医疗行业中是一个较大的挑战。在该行业中，微医、好大夫在线、春雨医生等知名互联网医疗平台也涉及中医诊疗，这增加了小鹿医馆在市场中的竞争压力。同时，还存在其他更具特色的互联网型中医馆，如甘草医生、问止中医、快问中医、大家中医等，它们以独特的定位和服务内容吸引了一部分用户。④小鹿医馆在互联网宣传方面相对欠缺。尽管有微信公众号，但原创内容发布较少且更新速度较慢。此外，在其他重要的新媒体平台上，如微博、抖音、小红书等，小鹿医馆尚未设立官方账号，限制了它在更广泛受众群体中的知名度和影响力。

综上可知，小鹿医馆作为国内首家互联网中医医院的官方指定平台，在互联网中医医疗行业中具有一定领先优势，然而仍存在缺乏独特品牌定位、网络宣传方面不到位等问题。未来，一方面可根据自身的资源和能力，选择具有潜力和需求的中医领域作为自己的核心业务，明确自身品牌定位；另一方面还可以充分利用新媒体平台进行宣传推广，与中医专家或意见领袖合作，借助他们的影响力和粉丝基础，扩大自己的受众范围和目标客户群。

五、结论与建议

（一）结论

互联网时代的中医馆是中医药事业发展的新趋势和新形态，具有重要的现实意义和发展潜力。本报告通过收集与汇总 48 家中医馆相关资料，全面梳理了互联网时代下中医馆的运营模式、服务内容、网络平台及技术创新情况，并运用 PEST-SWOT 模型从政治、经济、社会和技术等外部环境因素出发，同时结合中医馆自身的优势、劣势、机会和威胁，提出相应的发展策略和建议。

报告主要得出以下结论：

（1）传统型、企业型和互联网型三种中医馆的运营模式有所差异，传统型中医馆的在线平台建设多为辅助线下就诊流程，服务内容以基本信息查询、辅助线下诊疗为主；企业型中医馆的互联网运营模式相对多样化，以药品制售为主体业务的中医馆多数提供了线上商城服务；互联网型中医馆则以线上为主要运营渠道，通过微信公众号、移动应用程序等平台提供全面的中医医疗服务。

（2）互联网时代的中医馆服务内容主要包括基本信息查询、辅助线下诊疗、在线问诊咨询、在线药事服务、在线商城服务等。其中，基本信息查询和辅助线下诊疗服务最为常见，被调研医馆中开设相关服务的比例分别为 97.9% 和 93.8%；在线问诊咨询是中医馆线上服务发展以及信息化转型的重要功能，目前虽已有 68.8% 的中医馆开设了该功能，但仍面临着相关资质不明确等问题；70.8% 的中医馆具有在线药事服务，主要包括在线开方、药物代煎、药物配送等内容；而具有在线商城服务的中医馆相对较少，占比 62.5%。

（3）互联网时代的中医馆线上平台主要包括官方网站、微信公众号、移动应用程序、在线电商、社交媒体和短视频平台。其中，官方网站和微信公众号是中医馆开通最多的线上平台，占比分别为 85.4% 和 93.8%；其次为移动应用程序（66.7%）、在线电商平台（62.5%）；而社交媒体和短视频平台并未受到多数中医馆的重视。此外，一些中医馆的线上平台普遍存在信息更新不及时、内容呈现较为简单、信息展示不够清晰、功能有待完善、缺乏个性化和交互性等问题。

（4）互联网时代的中医馆面临着全新的机遇与挑战。其中，机遇主要来自国家战略及政策的支持、中医养生及线上健康消费市场的需求、新兴信息技术的发展与创新和中医药文化的普及与传承；挑战主要来自法律规范尚未健全、复合型人才培养缺失、质量监管有待提升和医疗市场竞争压力较大。

（二）建议

1. 健全相关法律法规，加强主体监管责任

从政府角度，政府卫生主管机构和部门应制定针对性的、贯穿全流程的中医互联网医疗服务法律法规与统一标准规范，在优化当前法律法规的基础上，进一步明确监管主体，深化监管机制，避免责任不清导致各部门之间的相互推诿。同时，中医馆自身也应做到自查监督，诊疗前应主动积极申请并审查开展互联网服务应具备的资质要求，加强对医馆内医师的执业特长、专业能力、患者口碑等准入门槛的调查；诊疗时，中医馆应注重电子处方审核、信息系统使用、患者线下病历审查等问题，明确各环节的责任归属；诊疗后，中医馆应严格审核诊疗质量，确保信息可以追溯，责任可查，尤其是对于患者的电子处方和电子健康档案应严密保存，严禁泄露和外流，避免侵犯患者隐私安全。

2. 提升中医舆论优势，注重品牌建设推广

从政府角度，可以鼓励中医馆共同参与建设中医药科普主题官方微博或公众号，发布权威的中医药知识和新闻资讯，并提供可靠的中医馆推荐服务。通过与政府官方账号的互动，一方面可增加民众对中医药的认知度和信任度，另一方面也可提升医馆的社会责任感和公信力。从医馆角度，一方面中医馆应注重官方网站和社交媒体的宣传作用，通过网站向患者展示医馆特色、医疗团队及资质证书等信息，另一方面还可在微博、微信公众号、知乎、医疗类论坛等社交媒体平台上开设账号，定期发布中医药知识、健康养生小贴士等内容，并和有影响力的健康领域博主、医疗专家合作，进行互动宣传，以提升中医馆的

知名度和影响力。

3. 提高产—学—研联动，优化平台服务质量

从政府角度，政府相关卫生主管机构和部门可以牵头联合高校、互联网企业等社会主体共同研发推出一体化中医馆平台，以帮助因体量较小、市场规模较小、经济实力不足而难以优化线上平台服务的医馆提升平台质量；此外，由国家中医药行业协会牵头，联合政府部门及互联网企业等主体，共同制定中医馆在互联网时代的行业运营标准，对小程序、App 等线上平台的服务内容、患者个人信息的获取与使用等作出翔实的规范说明，从而优化平台服务质量。从医馆角度，针对部分平台存在某些功能无法使用、交互性差的问题，医馆自身应从"服务患者"角度出发，担起责任，主动优化平台运营维护，重视患者使用反馈，提升患者就诊体验。

4. 应用前沿创新技术，引进复合信息人才

现阶段，真正应用前沿创新技术的中医馆相对较少。未来，中医馆应积极探索利用云计算、大数据、物联网、人工智能等新一代信息技术，提升中医馆的服务质量和效率，满足用户的多样化需求。例如，可以利用云计算和大数据技术，构建中医馆健康信息平台，实现中医馆之间的数据共享和协同服务；利用物联网和人工智能技术，开发中医辅助诊疗、中药智能配送等智慧应用，提高中医馆的诊疗水平和服务便捷性；利用人工智能和自然语言处理技术，开展中医药知识图谱、中医药文献挖掘、中医药科普推广等创新项目，促进中医药传承创新。此外，中医馆还应加强与高校、科研机构、行业协会等的交流合作，引进具有中医药专业知识和信息技术能力的复合型人才，培养一支既懂中医药又懂信息化的队伍。同时，也应加强对现有人员的培训和考核，提高他们的信息化素养和应用能力。

参考文献

［1］中华人民共和国中央人民政府. 中医药发展"十三五"规划［EB/OL］. ［2023-7-9］. https：//www.gov.cn/xinwen/2016-08/11/content_5098925.htm

［2］中华人民共和国中央人民政府. 中医药局关于推进中医药健康服务与互联网融合发展的指导意见［EB/OL］.（2017-12-4）［2023-7-9］.https：//www.gov.

cn/gongbao/content/2018/content_5299628.htm

［3］规划发展与信息化司.关于印发"十四五"全民健康信息化规划的通知［EB/OL］.（2022-11-10）［2023-7-9］.http：//www.nhc.gov.cn/guihuaxxs/s3585u/202211/49eb570ca79a42f688f9efac42e3c0f1.shtml

［4］张婷.基于服务视图的QYT中医馆O2O服务创新［D］.杭州：浙江工商大学，2019.

［5］中华人民共和国.2022年国民经济和社会发展统计公报［EB/OL］.（2023-2-28）［2023-7-9］.http：//www.stats.gov.cn/sj/zxfb/202302/t20230228_1919011.html

［6］姜又琳，张红，马兆辉，等.智慧中医药服务新模式的实践与思考［J］.中国卫生信息管理杂志，2023，20（03）：358-363.

［7］朱笑笑，钱爱兵."互联网+"背景下传染病医院发展的PEST-SWOT分析［J］.中国医疗管理科学，2022，12（06）：66-72.

［8］赵文敏，田侃."健康中国"战略下"互联网+中医药"发展的PEST-SWOT分析［J］.时珍国医国药，2019，30（07）：1773-1776.

肆 技术创新篇

HB.12 智慧中医馆的发展现状与未来前景

张晓晴① 李敬华② 孟明明③ 王 晶④ 周恒宇⑤

摘 要： 智慧中医馆是以"万物互联"为核心思想，利用人工智能、大数据及"互联网＋"等技术手段，将中医的传统理论和现代技术相结合，打造集远程诊疗、全程多方位服务、信息云存储共享及中医智能辅助诊疗系统于一体的智慧诊疗平台，旨在为患者提供高效、便捷、安全、个性化的中医治疗方案。本报告对智慧中医馆的发展历程和现状进行梳理调研，发现智慧中医馆目前存在智能化技术不成熟、医疗数据共享困难、患者数据信息安全难以保证、复合型人才匮乏、服务内容较单一等亟待解决的问题，并针对这些问题提出加大政府扶持、加强医工结合人才培养等建议，以进一步满足患者的多样化需求，促进中医知识的传播和发展，提升中医药的服务效能和社会影响力。

关键词： 智慧中医馆；发展现状；前景展望

引 言

中医学在中国流传千年，历经了长期的临床实践与检验，积累了丰富的理论和实践经验，是中华民族集体智慧的结晶[1]。近年来，中医药事业的传承、创新与发展备受关注，中医药凭借其"简、便、廉、验"的特色优势在基层群众中被广泛认可[2]。中医馆作为在社区卫生服务中心和乡镇卫生院中建立

① 张晓晴，经济学博士，北京中医药大学生命科学学院教授，智慧中医装备教育部工程研究中心副主任，主要研究方向：中医智能诊断设备及大数据研究。
② 李敬华，医学博士，中国中医科学院中医药信息研究所研究员，大健康智能研发中心主任，主要研究方向：中医临床智能信息技术。
③ 孟明明，北京林业大学经济管理学院博士研究生，主要研究方向：产业创新。
④ 王晶，北京中医药大学生命科学学院博士研究生，主要研究方向：中医四诊客观化。
⑤ 周恒宇，北京中医药大学生命科学学院硕士研究生，主要研究方向：中医药人工智能。

肆 技术创新篇

的为群众提供中医药服务的基层服务单元，在中医药发展中占有重要地位[3]，中医馆的发展是基层中医药事业发展的重中之重。随着信息化时代的发展，数字化、智慧化与中医药创新正在进行高度融合[4]，借力现代互联网信息及人工智能技术，中医药数据资源正在实现汇聚、转换、利用与共享[5]。2022年12月，国家中医药管理局印发的《"十四五"中医药信息化发展规划》提出，深化数字便民惠民服务，推动中医药健康服务与互联网深度融合，优化中医馆健康信息平台。这充分凸显出，中医馆智慧化建设的必要性和紧迫性。本报告从国家政策、文献研究、企业调研等方面，对智慧中医馆进行了充分调查，为进一步优化发展智慧中医馆建言献策。

一、智慧中医馆的发展历程与现状

（一）国内关于智慧中医馆的政策概况

2017年，国家中医药管理局在《关于推进中医药健康服务与互联网融合发展的指导意见》中提出，大力拓展中医药健康服务与互联网融合的广度和深度，支持人工智能辅助诊断、多种生物特征识别、中医专家系统等建设，积极探索"智慧药房"建设，引导和鼓励中医医院充分运用中医体质辨识设备、中医"四诊"、经络、舌象等诊断设备、可穿戴式设备以及健康医疗移动应用，打造中医健康云，研发和构建具有中医特色的康复医疗服务信息系统和智能康复器械产品，从深化中医医疗与互联网技术融合等方面描绘出了中国"互联网＋中医药"的发展路径。2019年5月，中共中央办公厅、国务院办公厅印发《数字乡村发展战略纲要》提出要建设完善中医馆健康信息平台，提升中医药服务能力，大力发展"互联网＋医疗健康"，支持村级医疗机构提高信息化水平。2021年，工业和信息化部等十部门联合印发《"十四五"医疗装备产业发展规划》中明确指出，"十四五"时期，中国医疗装备产业发展面临重要的战略机遇与挑战，应当加速融合大数据、人工智能、可穿戴等新技术的中医特色装备研发，积极推动"5G+医疗健康"新模式的发展。2022年3月，国务院办公厅发布《"十四五"中医药发展规划》要求推进智慧医疗、智慧服务、智慧管理"三位一体"的智慧中医医院建设，持续推进"互联网＋医疗健康"，优化中医医疗服务模式。

随着中国综合国力的不断增强、人民生活水平的日渐提高，中医药以其在疾病预防、治疗和保健康复方面的独特优势以及与大数据、人工智能等高新计算机技术的结合应用，成为提高医生诊疗质量和患者就医效率的重要手段和发展必然趋势。智慧中医馆是立足于人工智能及大数据建设的中医辨证论治智能辅助诊断系统的集大成者，是健康中国时代未来医养结合市场的中坚力量。因此在政策的扶持下，依托大数据、5G 等高新技术的智慧中医馆将会迅速发展起来。

（二）关于智慧中医馆的相关文献研究

以"智慧中医馆""信息""中医馆""互联网"等为主题词，在中国知网、万方等数据库中进行文献检索，筛选近 5 年文献，共收集相关文献 24 篇。文献研究多聚焦于智慧中医馆健康信息平台所涵盖的内容、应用范围、发展方向以及所面临的机遇和挑战。于浩等[6]从信息系统的建设方面，针对中医馆健康信息平台构建提出了系统的阐述，为基层平台的构建提供了发展思路。邓文祥等[7]以"晟安智慧中医馆运营系统"为例，全方位介绍了智慧中医馆在社区中的运营方式及优势，指出智慧中医馆发展所包含的系统模块、应用系统及具体的诊疗过程，融合传统中医服务中的把脉开方、中医外治、养生调理三大板块业务，依托互联网技术，结合现代检测设备，实现中医药服务升级。陈翔[8-10]就中医馆健康信息平台的电子病历系统、安全保护等级及平台架构建设方式进行探讨，指出智慧中医馆建设现状、发展中应当关注的问题以及规范化标准制定，使得智慧中医馆可在标准范围内进一步规范、有序地发展。

智慧中医馆发展过程中仍存在一些不足之处。舒亚玲等[11]指出，平台建设的政策及制度保障、统一化的系统标准、数据共享水平仍有待进一步提升，同时应当充分理解和思考智慧中医馆应当具备的应用场景和相关功能，在现有的发展基础上进一步完善。屈良平[12]重点分析基层中医馆现状，指出了硬件建设投入产出比低、软件及管理系统建设不完善的问题，提出依托"家庭医生"服务平台的创新性服务模式，充分利用互联网手段，提高基层中医馆服务、诊疗能力，促进中医药文化发扬光大。

综上所述，伴随着现代科技的不断更新和国家政策的大力支持，智慧中医馆飞速发展，专业化程度越来越高。但就目前研究的情况来看，智慧中医馆的发展仍存在大量的问题亟待解决，如何推进智慧中医馆的发展、实现优质中医

肆 技术创新篇

181

资源下沉、推广智能化设备的普及应用，如何优化管理系统建设、实现优质资源共享等。

（三）智慧中医馆发展现状

本报告统计了近年来中医馆（包括中医诊所、中西医结合诊所、民族医诊所）数量及就诊人次。2021 年，全国中医类诊所总数 67743 个，比 2020 年增加 4452 个（增长 7.0%）；就诊服务量 16875.7 万人次，相较于 2020 年增加了 1137.5 万人次（增长 7.2%）。结合近年来，中医类诊所数量（见图 1）、中医类诊所服务量（见图 2），明显看出中医类诊所和服务量呈稳步上升趋势，当前不少中医类诊所都在推进智能化建设，智慧中医馆发展空间巨大。

数量（单位：个）

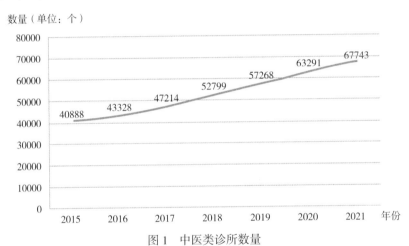

图 1　中医类诊所数量

服务量（单位：万人次）

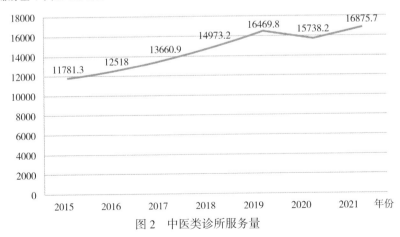

图 2　中医类诊所服务量

肆　技术创新篇

中医类诊所项目包括中医诊所、中西医结合诊所和民族诊所等数量不断增大，且其中不少诊所正在加快信息化、数字化、智能化建设。智慧中医馆在传统中医馆的基础上，运用大数据、人工智能等技术手段，结合信息化平台，积极打破信息孤岛，实现信息互联互通、开放共享，有助于提升公共服务整体服务质量和效率。但伴随中医馆规模扩大、数目增加，如何进行统一管理成为难题。

近年来，随着信息技术的深入发展，中医馆也开始转型发展。以智慧中医馆为代表的"中医馆+互联网模式"是有效整合中医医疗资源、利用先进中医辅助诊疗技术和降低中医人才培养成本的重要体现。相较于西医学科的日趋细分化发展，中医人工智能辅助系统以其全科属性，更能满足基层群众的全科诊疗的市场需求。

伴随科技进步和国家政策引导，智能中医诊疗产品体系不断丰富，为智慧中医馆建设提供了更多样的硬件支持。调研显示，目前包括北京、上海等多省份的企业正牵头进行中医辅助诊疗产品研发（见表1），应用人工智能技术模拟中医"望闻问切"等手段，采集数据后统一录入信息系统，依据中医理论和临床诊断治疗方法，应用人工智能等方法对采集得到的数据进行分析，明确患者疾病及身体状态，并给予治疗建议。

表1　部分省市中医辅助诊疗产品研发情况

省市	中医辅助诊疗产品	省市	中医辅助诊疗产品
北京市	智能经络诊疗系统（经络诊疗机器人） 智能中医辅助脉诊系统	安徽省	新型智能舌诊采集分析系统
上海市	中医智能舌诊仪	江西省	全自动智能灸疗机器人
天津市	仿生智能中医脉诊系统 多模态智能中医四诊合参辅助诊断系统 中医智能舌面脉采集分析系统	四川省	藏医智能化特色诊断与辅助医疗系统 中医智能脉诊仪
江苏省	智能中医经络检测仪	云南省	智能无创电针仪及针灸适应征中医分型智能取穴系统

（四）智慧中医馆的产品体系

1. 产品类型

目前，智慧中医馆的建设还在积极探索，人工智能辅助诊疗设备也正在大力研发，有部分中医馆或企业已经具备一定的中医辅助诊疗技术和中医人工智能设备。通过对现有市场进行调研，并对市场所存在的辅助诊疗设备进行了数据收集（见表2）。通过数据可以发现，中医人工智能辅助诊疗设备主要是围绕中医四诊即望、闻、问、切所研发的中医诊断智能化产品，其次是中医体质辨识与针灸推拿相关的人工智能产品。

表2 医疗设备公司官方网站及其产品名称

馆名	网址	产品名称
谷医堂（湖南）健康科技有限公司	http://www.juseshop.cn/	谷医堂互联网医院、谷医堂中医馆、谷医堂药房
西交智汇	https://www.lamidata.com.cn/	智慧中医AI诊断分析系统（面诊、舌诊、问诊、脉诊、处方、开药、大数据病历等）
嘉兴市万寿堂医药连锁有限公司	http://www.wstyy.com.cn/	嘉兴万寿堂药店
上海予嘉智能科技有限公司	http://www.yujiatec.com/	四诊仪、闻诊仪、脉诊仪
上海经荣医疗科技有限公司	http://www.medicaljr.com/	中医舌面采集与分析仪、中医四诊仪、中医闻诊仪、中医情志检测、经络检测仪
上海道生医疗科技有限公司	https://www.daosh.com/	道生四诊仪、道生舌面象仪、道生脉象仪、道生脉象采集体质辨识仪、道生手持式舌象仪
北京太一科技有限公司	https://www.taiyi-tech.com/	智能脉诊仪
知能医学	http://www.shcpr.cn/	中医四诊仪（包括舌面脉信息检测分析系统、中医闻诊仪）、中医推拿仪、中医针刺仪、智能耳穴仪、中医体质辨识系统、多功能艾灸仪
合肥云诊信息科技有限公司	http://www.ai-tongue.com/	健康状态辨识系统
大经中医	https://dajingtcm.com/	中医智能辅助诊疗系统、名老中医经验智能化传承系统、名老中医专科专病AI工作室、智慧中医云HIS系统、智能脉诊仪
上海钧控机器人有限公司	https://www.junctrl.cn/	JHR-4艾灸机器人、JFR-6艾灸机器人、智能AI舌诊仪、数字门店管理系统
湖北器长光电股份有限公司	http://www.qcopto.com/	中医面诊仪、中医手诊仪
上海欣曼科教设备有限公司	http://www.xinmanyixue.com/	中医四诊仪、智能中医舌诊、面诊图像采集仪、中医望诊信息采集管理系统、中医体质辨识系统
重庆宗脉医疗科技有限公司	http://www.zongmy.com/	四诊仪、脉象仪、闻诊仪

肆·技术创新篇

续表

馆名	网址	产品名称
济宁市奥之星电子科技有限公司	https://sdjnsazx.d17.cc/	中医体质辨识仪
山东济宁拓德电子科技有限公司	http://www.sdtdet.com/	中医体质辨识系统
知人健康	http://www.renzhikang.net/	中医治未病系统
脉景	https://www.macrocura.com/	脉景中医人工智能辅助诊疗系统（包括智能问诊、舌诊、面诊、开方、患者管理）

*注：因篇幅有限，表格仅展示 20 家医疗设备公司。

2. 智慧中医馆的名老中医传承体系建设概况

1990 年人事部、卫生部和国家中医药管理局联合界定名老中医的概念为"有独到的临床经验和技术特长"，并强调了名老中医经验传承对弘扬中医药学理论与学术创新的重要性[13]。随着计算机技术的不断发展，数据传输的速度越来越快，分析的精度也越来越高，借助于大数据技术对名医医案等复杂大型数据集进行分析、处理和提取对推动中医药事业的发展具有重要作用。机器学习、知识图谱和自然语言处理等人工智能技术是构建名老中医经验传承平台的关键技术，促进了中医医生及中医爱好者对名老中医的经验技术进一步深度学习，同时也借助量化模型进行数据挖掘，直接参与辅助临床决策。

通过对名老中医传承模式的调研发现，目前主要通过名医医案的数据智能分析（多个或单个）、经方数据分析决策、疾病辨证论治数据分析、中医药文献数据平台、中医经典方剂数据库等方式来对名老中医的临床经验和技术特长进行学习和传承。人工智能技术作为名老中医传承的有效方法之一，智慧中医馆的建设应该大胆引进人工智能技术，辅助提升中医医师诊疗水平，降低诊断成本，提高患者疗效和满意度。

（五）技术在智慧中医馆中的应用

伴随时代发展与科技进步，以人工智能、大数据等为代表的信息技术对传统中医馆的赋能效应日益显现。在国家政策的支持下，智慧中医馆的建设规模、传播速度和发展深度得到了很大提高，信息平台建设得到完善。以机器学习、多模态分析为底层技术发展起来的中医客观化、标准化检测评估手段，成为推动中医馆数字化发展的重要因素之一，为智慧中医馆的硬件发展提供了技

肆　技术创新篇

术支撑。通过对大量名老中医的诊疗方法和诊断思路的训练，建立模型，并应用于智慧中医馆的建设和运营，提高了诊断速度和准确性，减少了就医成本和医患矛盾。目前，新兴技术在智慧中医馆的应用较为广泛，本报告选取部分具有代表性的技术进行介绍。

中医人工智能应用：中医人工智能赋能中医馆是提升医馆诊疗水平和患者满意程度的重要方式。目前学界并未对其做出明确的定义，笔者认为，中医人工智能是人工智能技术与中医药临床诊断治疗技术的结合，是借助深度学习、计算机视觉、人机交互等关键技术进行人体健康信息的分析。而基于中医四诊发展的智能辅助诊疗设备是智慧中医馆发展的核心所在。以脉诊仪为例，其利用现代化的科学仪器，通过时域分析法、频域分析法及速率分析法等对脉图进行智能化分析，筛选和确定主要生理指标，运用人工智能算法，建立典型疾病特征图库，促进脉诊客观化分析。

专家问答系统：名老中医的临床经验和学术思想是中医学术传承和发展的主体，加强名老中医的经验传承，有利于促进中医学术的繁荣发展。专家问答系统是一个基于专家规则的问答式诊断系统，可以将名老中医的经验传承上传至健康云平台，实现中医传承数字化、智能化和规模化。中国中医科学院基于知识图谱所开发的中医药大数据健康中心与健康云平台，依托于海量名老中医数据，并对其进行充分的整合和分析，为广大中医医生及中医爱好者提供了丰富的资源，为提高诊疗水平和降低误诊率做出一定贡献。

集成共享平台：资源不平衡、信息不对称、城乡差距、贫富差距是阻碍中医药高速、高质量发展的重要因素。以智慧中医馆为载体，利用数据库或 HIS 系统等技术构建信息平台，实现信息资源、人才资源、服务资源的共享，可以更好地使优质资源下沉，提高基层中医药的服务能力。同时，中医诊断强调辨证论治、四诊合一，以电子病历为代表的信息共享方式在智慧中医馆多样化的诊断方法中也提供了一个较好的数据实时交互平台，降低医务人员工作负担，在智慧中医馆的发展过程中起到一定的促进作用。

（六）智慧中医馆的人才培养方向

智慧中医馆可联合全国诸多名老中医，地方名中医、传承人、综合医院专家主任等，开展疾病预防保健等学术知识讲解，培养群众自身的健康管理意识及科学认知。

相较于传统中医馆，智慧中医馆需要的不仅是掌握中医药知识的医生，同时具有计算机、运营管理等专业知识同样重要。近年来国家出台相关政策，指出应当深化落实"医工交叉"特色人才培养计划，培养复合型高层次医学人才，鼓励理工类、医科类高校、医疗机构、科研院所积极合作，积极探索"医工交叉"特色人才培养新模式，扩大高素质人才队伍规模。

"人工智能＋中医药"复合型人才：与中医药专业型人才相比，可以更加灵活地应用人工智能、大数据等计算机技术进行实验设计与完善、数据处理与分析，便于科研工作的进行；相较于传统中医人才，复合型人才对智能化诊疗设备运作模式、操作方法等更加了解，有利于提高临床诊疗的效率与准确性使用效率，提高单位时间产值。

"运营管理＋中医药"复合型人才：互联网时代下的中医馆，更需要全方位、多角度统筹运营，充分利用互联网传播速度快、范围广的优势，大力宣传智慧中医馆硬件设施等特色项目，提升互联网时代下大众对中医馆的认知。统筹各方面人才高效、有序地开展工作，运营管理知识必不可少，培养具有运营管理能力的中医药复合型人才，对互联网时代下的中医馆的运行与发展意义重大。

"健康管理＋中医药"复合型人才：伴随社会压力逐步增大，个人健康管理逐步成为中青年越来越关注的问题，治未病观念逐渐深入人心，传统中医馆更注重治病，在此方面关注较少。智慧中医馆除了承担祛疾除病的责任之外，还需要系统地引导中青年人培养健康生活的理念，对人们进行个性化健康管理和生活指导。相较于中医药专业人才，"健康管理＋中医药"复合型人才具有相关知识储备，可以更加系统、专业地提出自己的建议和看法，丰富、优化智能中医馆的服务模式。

（七）智慧中医馆发展中存在的问题

1.智能化设备短缺，技术不够成熟

基于人工智能、物联网、大数据等信息技术的中医辅助设备和诊疗系统，是发展智慧中医馆的前提条件。智能化设备作为发展智慧中医馆的核心竞争技术，是智慧中医馆可以辅助医生完成部分医疗工作的重要基础。在近年的政策支持下，中医馆的硬件建设已基本完成，但智能化中医诊疗设备建设仍存在被忽视的问题，大数据支持下的名老中医诊疗方法难以铺设到中医馆中，智能化

检测设备的普及应用仍然有很长的路要走。

2. 医疗数据难共享、依旧割裂、非标准化

尽管中国智慧医疗的建设发展总体上呈现稳步上升的态势，但是医疗行业的智能化、信息化水平还不够高，医疗资源的整合和共享难以得到充分的保障。由于各地区城市发展不同，每个区域当地的医疗数据化程度也不尽相同，且缺乏统一的标准，各医疗机构之间存在着明显的信息不对称现象。这样就易造成各地区对医疗健康数据的采集和整理程度不一致、评判标准不一致等情况，就会对建立医疗行业的数据共享联盟造成很大的困难，最终导致医院数据割裂和"数据孤岛"的产生，其中有技术、利益、政策等多重因素的综合影响。

3. 患者数据信息安全难以保证

数据是构建人工智能算法的重要支撑，但医疗数据来源的安全保证等方面还存在较大的空白。随着公众对个人数据隐私安全的警惕心越来越强，如何寻求医疗大数据的"开放"与"隐私"的平衡，将成为亟待解决的问题。传统的信息泄露诸如手机号码、身份证信息的泄露也会给用户造成很大的威胁和损失，而这种威胁在人工智能医疗领域只会有增无减。这些数据信息有非法共享的隐患且传播极快，一旦被暴露，不法者很容易进行数据欺骗、身份窃取或其他攻击行为，从而影响一个人的正常生活。因此加强数据安全建设，重视健康信息的监督管理，避免泄露就诊患者的个人隐私就显得尤为重要。

4. 复合型人才匮乏，运营能力较弱

要更好地建设智慧中医馆，需要具有诊疗、设备建设及维护、组织管理等能力的人才，但复合型人才培养困难，培养成本相对于专业型人才更高，同时人才培养质量无法得到充分保证，人才建设需要各类医馆积极投入资源进行继续教育培训，为具有发展潜力的人才提供学术交流的机会，破除传统的诊疗方式，科技时代充分应用互联网优势，提高中医馆发展活力和就诊效率。

5. 服务内容较单一，优势特色不足

中医馆分散于全国，各地文化及特色优势均不同。智慧中医馆建设应当着眼于与本地文化相融合，充分利用本地资源，在传统针灸、切脉等诊疗手段基础上积极创新，充分发挥本地道地药材等优势，结合病人生长环境相关气候等

特征综合分析，达到更好的治疗效果。

6. 品牌优势未发挥，用户信任度低

作为医疗服务平台，在注重医馆服务质量的同时，也应当充分利用各种平台进行宣传，提高智慧中医馆知名度，重视名医的"品牌效应"，提高患者就诊信任程度；打造网络宣传平台，以微信、抖音等新网络媒体为载体，开辟传播"中医文化＋自媒体"的新渠道，通过线上线下讲座、短视频等多种手段科普互联网医疗等新兴诊疗手段，充分释放就诊人群的潜在需求，提高就诊效率，丰富就医方式，形成更好的医患关系。

二、智慧中医馆建设的关键要素分析

为深入了解基层中医馆智慧化建设的具体情况及建设关键环节，研究于2022年9—12月选取全国17个省份具有代表性的69家中医馆进行调研。调研过程中，发现包含中医馆健康信息平台建设在内的中医馆智慧化建设，均以中医智能辅助诊疗系统为核心展开[14]。中医智能辅助诊疗系统是以现代化的中医诊疗设备为基础，通过应用物理学、信息学、数学等现代科技理论知识和技术进行中医四诊信息客观化、量化实现的手段[15]。其涵盖智能诊断与辅助系统，集中体现了智能中医的信息化、现代化、便捷化，可应用于中医智能设备、电子病历系统、诊断决策系统建设等多个场景[16]，是中医馆智慧化建设的核心。本报告对中医智能辅助诊疗系统建立的关键因素进行分析，并提出相应改进策略，旨在提高各中医馆中医智能辅助诊疗系统的建设水平，进而助力中医馆的智慧化建设。

调研对象为17个省33个市69家具有代表性的中医馆，主要调查中医馆人才配置情况、中医馆所具备的智能化产品、当地政府政策支持情况及资质认证等中医馆智慧化推进中医智能辅助诊疗系统的建设情况。调查问卷根据中国中医馆智慧化建设实际情况结合文献设计，借助问卷星平台进行问卷的发放与收集，进行网络问卷调查。调查全程采用统一方式、统一内容、统一标准进行，以保证调查的准确性、一致性。应用SPSS 26.0软件进行统计分析，采用描述性分析和卡方检验的分析方法。研究以 $P < 0.05$ 为差异有统计学意义。

（一）理工科人才的技术支持

对理工科人才具备情况与中医智能辅助诊疗系统进行 Pearson 卡方检验，检验结果如下（见表3）。从表3可以看出，理工科人才具备情况与中医智能辅助诊疗系统建立情况的卡方值为 16.816，显著性为 0.000，说明具备理工科人才对中医智能辅助诊疗系统的建立完善有显著作用。

表3　理工科人才的具备情况与中医智能辅助诊疗系统建立的 Pearson 卡方检验

是否具备理工科人才	未建立中医智能辅助诊疗系统 /%	已建立中医智能辅助诊疗系统 /%	χ^2	P
是	33.33	66.67	16.816	0.000**
否	83.33	16.67		

（二）政府政策的积极推动

对当地政府政策支持情况与中医智能辅助诊疗系统建设情况进行卡方检验，因交叉表中有1个单元格的期望值小于5，因此采用连续校正的卡方进行检验，检验结果见表4。由表4可以看出，当地政府的政策支持情况与中医智能辅助诊疗系统建立情况的卡方值为 7.754，显著性为 0.005，说明当地政府颁布政策进行支持对中医馆中医智能辅助诊疗系统的建立有较强的推动作用。

表4　当地政府政策支持情况与中医智能辅助诊疗系统建立的卡方检验

是否得到当地政府政策支持	未建立中医智能辅助诊疗系统 /%	已建立中医智能辅助诊疗系统 /%	χ^2	P
是	22.22	77.78	7.754	0.005（P）
否	75	25		

（三）中医智能诊疗设备的多元化

对建立中医智能辅助诊断系统的中医馆和未建立的中医馆所具备的中医智能诊疗设备进行卡方分析，结果如表5所示。从表5可以看出，是否建立中医智慧辅助诊疗系统与中医馆所具备的中医智能诊疗设备种类的卡方值为 35.523，显著性为 0.000，说明建立中医智能辅助诊疗系统有助于中医馆具备更加多样的中医智能诊疗设备。在中医智能诊疗设备的应用过程中，其反馈的数据也可以帮助中医智能辅助诊疗系统不断改进，起到循环促进的作用。

表 5　中医馆所具备智能诊疗设备交叉汇总表（数字（占比））

具备设备	中医馆是否具有中医智能辅助诊疗系统（%）		汇总（n=69）
	是（n=22）	否（n=47）	
舌诊仪	1（2.13）	7（31.82）	8（11.59）
脉诊仪	1（2.13）	12（54.55）	13（18.84）
面诊仪	1（2.13）	8（36.36）	9（13.04）
体质仪	2（4.26）	11（50.00）	13（18.84）
闻诊仪	1（2.13）	6（27.27）	7（10.14）
经络仪	7（14.89）	9（40.91）	16（23.19）
西医一体机	1（2.13）	8（36.36）	9（13.04）
血糖仪	26（55.32）	18（81.82）	44（63.77）
血压仪	33（70.21）	21（95.45）	54（78.26）
血氧仪	8（17.02）	11（50.00）	19（27.54）

注：卡方检验 χ^2=35.523 P=0.000**

对所调研的 69 家中医馆所具备智能诊疗设备进行汇总，绘制出如下响应率和普及率汇总表（见表 6）。从表 6 中可以看出，目前在中医馆中使用最为广泛的是血压仪和血糖仪，其普及率分别为 78.26% 和 63.77%，而血氧仪、经络仪、脉诊仪、体质仪等中医智能诊疗设备尚未普及推广。

表 6　中医馆所具备智能诊疗设备的响应率和普及率汇总表

具备产品	响应		
	普及率（n=69）	n	响应率
血压仪	54	28.13%	78.26%
血糖仪	44	22.92%	63.77%
血氧仪	19	9.90%	27.54%
经络仪	16	8.33%	23.19%
脉诊仪	13	6.77%	18.84%
体质仪	13	6.77%	18.84%
面诊仪	9	4.69%	13.04%
西医一体机	9	4.69%	13.04%
舌诊仪	8	4.17%	11.59%
闻诊仪	7	3.65%	10.14%
汇总	192	100%	278.26%

肆　技术创新篇

（四）资质认证的有力支持

对中医智能辅助诊疗系统的建设情况与其资质认证情况（互联网医院、互联网诊所等）进行卡方分析，因交叉表中有 1 个单元格的期望值小于 5，因此采用连续校正的卡方进行检验，结果如表 7 所示。从表 7 可以看出，是否建立中医智能辅助诊疗系统与中医馆是否取得互联网医院相关的资质认证的卡方值为 15.947，显著性为 0.000，说明建立中医智能辅助诊疗系统对于其获得互联网医院、互联网诊所等资质认证具有显著推动作用。互联网医院、互联网诊所的资质认证说明国家对于中医馆的智慧化发展是十分重视的，而国家的支持也必定会推动中医智能诊疗辅助系统的建立与完善和中医馆的智慧化建设。

表 7　中医智能辅助诊疗系统建设情况与资质认证（互联网医院等）情况的卡方分析

是否具备中医智能辅助诊疗系统	取得资质认证 /%	未取得资质认证 /%	χ^2	P
是	36.36	63.64	15.947	0.000（P）
否	0.00	100.00		

智慧中医馆作为结合传统中医和现代科技的医疗模式，具有广阔的发展前景。通过人工智能技术、大数据分析和互联网平台的应用，智慧中医馆将为人们提供更便捷、个性化的中医医疗服务。未来，智慧中医馆将以提升医疗体验为主要目标。通过引入智能终端设备和在线咨询平台，患者可以随时随地获取中医医生的建议和治疗方案，大大节省了时间和精力。智慧中医馆还将实现远程诊断和远程监测，打破地域限制，使偏远地区的患者也能享受到高质量的中医医疗服务。此外，智慧中医馆将促进中医药的传承和创新。通过结合传统中医知识和现代科技手段，一方面，智慧中医馆将探索更有效的治疗方法和药物研发，推动中医药在现代医疗领域的应用和发展。同时，智慧中医馆也将提供全面的中医药咨询和知识传播，加强公众对中医药的了解和认可。另一方面，智慧中医馆将吸引更多的专业人才和技术开发者的参与。这将推动技术创新和服务质量的提高，进一步完善智慧中医馆的功能和效果。不仅如此，智慧中医馆的发展也将带动相关产业的发展，形成更加完整和成熟的智慧医疗生态圈。

三、智慧中医馆的发展对策与建议

纵观当下关于智慧中医馆的研究，围绕智慧中医馆的行业政策、市场发展、产品体系、传承建设及人才培养的理论研究、技术发展、模式创新与标准创建的研究也成为广大学者关注的热点问题。但是如何打破中医知识传承的瓶颈，突破传统中医药学习传承的学术壁垒，避免传承人才断档，是促进智慧中医馆创新发展的重中之重；如何规范和统一中医药健康数据标准，逐步通过量化分析、多模态信息融合实现中医主观四诊的数据化与客观化，是提升智慧中医馆发展上限的关键所在；如何在发展智慧中医馆的同时确保医疗信息安全，是智慧中医馆能够依法合规开放的前提保障。结合当前智慧中医馆发展状况，对其未来建设发展提出如下对策与建议。

（一）人才培养对策

完善老中医师承教育模式传承体系，推进中医药传统技能代际传承。中医馆可持续生存发展的关键在于要有代际相传的中医队伍。中医馆具备科学和文化的双重属性、中华民族原创的民族属性与历经数千年实践检验的传统属性。中医有很多个体化的用药、用方思路，往往是很多著作和通用教材覆盖不到的，也有很多病情研判技巧、疗程安排方式，这些是来自老中医常年行医积累总结的经验。发展中医药师承教育，建立高年资中医医师带徒制度，建立早跟师、早临床学习制度，强化中医思维培养，继承创新名老中医的学术思想与艺术精粹，将师承教育贯穿临床实践教学全过程。持续推进全国名老中医药专家传承工作室、全国基层名老中医药专家传承工作室建设，通过加强中医药活态传承、培养名老中医药专家学术经验传承人。

落实智慧中医馆"中医 +"特色人才培养工程，提升中医药人才队伍数字化能力，支撑中医馆数字化、智能化转型。智慧中医馆在传统中医馆的基础上，运用大数据、人工智能等技术手段，结合信息化平台，配备智能硬件医疗设施设备，推动中医诊疗数智化。要实现智慧中医馆高效运作、持续发展，充足的"中医 +"复合型人才储备是必要条件。中医药专业院校可通过构建"医工交叉""医管交叉"等双学位或辅修教育模式推动复合型中医人才培养；针对现存中医人才队伍可通过开展专题研讨、集中培训、主题报告和援助深造等促进中医人才跨领域、跨专业学习深造。重点培养"人工智能＋中医药""运营管理＋中医药""健康管理＋中医药"等多种复合型人才，对标实现智慧中医馆智能诊疗、高效运营、全面健康管理等新生功能。

完善人才评价体系，创新人才激励机制。遵循中医馆发展特点和人才成长规律，建立科学合理、全面规范的评价体系，将"能看病、看好病"作为主要评价内容；创新完善与中医药医疗服务特点相匹配的执业注册、人才培养、认证评价、选聘激励等人才管理制度，激发中医药人才活力，建设领军人才、优秀人才、骨干人才梯次衔接的高层次人才队伍。建立健全青年人才普惠政策，促进青年人才脱颖而出。为推进中医传统精粹和中医智慧守正创新、代际相传，中医人才培养需将青年人才作为重中之重。在重大科研立项、重大人才建设项目中设立青年专项；加大优秀中医临床人才、青年岐黄学者等青年人才培养力度；招收优秀的有潜力的青年中医人才加入名老中医药专家传承工作室，作为名老中医传承人培养；持续开展中医专业农村定向免费医学生培养、中医类别全科医生规范化培训、转岗培训等基层人才计划；加快中医药类博士后科研工作站布局建设，以科研带动产业高质量发展。

（二）技术创新对策

健全智慧中医馆传承创新模式，推动中医药典籍与药材的电子化数据库建设。重视古典医籍精华的梳理和挖掘，推动加快中医药典籍与药材的数字化数据库建设刻不容缓，其不仅对传承中医学术具有重要的历史价值，更是现代中医药科技创新和学术进步的根基，能够加大中医药典籍与中医药医疗、科研、保健与文化的交流与联系。加快数字化共享药房的技术创新，融合智能制造、人工智能、物联网、大数据、数字孪生等技术，实现智能识别药方、智能调剂药材、智能煎制、智能包装与智能配发全流程数字化、透明化、可追溯化，保障患者的中药汤剂质量与用药安全。患者在数字化共享药房上也可查阅与所需汤剂相关的药材内容，提升自我中医药知识储备，达到中医知识全民化的理想状态。

加快推进智慧中医馆科技创新，加强中医药研发平台建设。推进智慧中医馆与现代科学技术深度融合，推动合作技术创新，通过对接高校的优势资源与平台，全面推进智慧中医馆传承创新。推动中医药生产过程的技术创新，积极加入智慧中医馆科技支撑平台，推动中药制剂共享和研发转化。做好中医馆智慧生产系统运作，逐步拓宽中医药领域数字化改革路径。通过星斗云系统、大数据、互联网等技术实现质量数字化，做好中药源头的标准控制，大规模采用智慧生产系统做好成本控制、降本增效，实现中医药全产业链升级换代、技术革新。以搭建平台和完善体系等为重点，从中医馆服务实际需求出发，探索形成系统集成的中医药数字化改革模式，推进中医馆数字化诊疗、服务、传承等建设，促进中医馆创造性转化、创新性发展。

（三）服务模式创新

建立健全的中医药服务体系，完善智慧中医馆信息服务网络。不断提升相关医疗机构中医药服务水平，健全智慧中医馆临床优势评估机制，探索完善中医药疗效评价方案，筛选临床疗效显著的名方名术名药。总结推广全链条信息服务模式，积极共享中医诊疗相关数据，构筑智慧中医馆的服务优化知识库。完善以患者为中心的服务功能，优化服务流程和方法，积极使用集预防、治疗、康复于一体的全方位知识覆盖的医疗信息平台。优化中医医疗服务模式，建立一体化的健康服务机制，完善服务功能，优化服务流程，总结诊疗模式，提高中医药全链条服务的便捷性和安全性。

坚持改革创新，持续提升智慧中医馆服务能力。构建线上线下一体化的智慧中医馆医疗服务模式，智慧中医馆的建设应该以传统中医馆为基础，依托互联网技术对信息、人才、服务资源进行有效的整合和共享，使得优质资源能够得到下沉、共享，以提升传统中医药的服务能力，让患者诊前、诊中、诊后均享有便捷、高效的中医药服务。要拓展智慧中医馆的智能体验场景，对传统诊疗模式进行数字化转型，充分考虑如老年人、妇女儿童、残障人士等不同群体的需求，利用数字工具的便捷性和普惠性，提供精准和个性化的数字辅助诊疗方式。

健全特色中医医疗服务体系，建立符合中医药特点的服务体系、服务模式等。优化智慧中医馆医疗服务模式，将预防、治疗和康复融为一体，形成现代中医服务体系，不断推进中医药的创新型发展，促进其形成特色。发挥中医药在疾病预防、治疗、康复中的独特优势，创建特色名医堂馆。结合当地文化及

肆 技术创新篇

195

资源，在传统的中医诊断手段上推陈出新，建设医疗、服务、管理等多方面各具特色的智慧中医馆，加大中医药数字攻坚力度。同时，探索中药生产全过程可追溯性管理，推广名老中药活遗产、中药智能辅助系统实施、中药在线服务等新模式。建立中医药临床评估机制，探索完善中医药疗效评价方案，筛选临床疗效显著的名方和名药，推进"百药百方"实施。

（四）数字设施建设对策

深化"互联网＋医疗健康"理念，加大数字设施建设力度。要加大对智能基础设施的软硬件投资，稳固以机器学习、多模态分析为基础的客观化和标准化的硬件技术支撑，充分发挥各部门、机构主体数字建设能力，依据内部基础设施、技术和主软硬件等需求，联合互联网、电信企业为中医院提供平台以及数据信息和计算能力，以及研发、技术等方面服务支持，积极加入中医药科技支撑平台，通过与医疗设备公司对接，引入各省市领先的中医辅助诊疗特色装备和系统，利用"政产学研"合作继续推进5G、人工智能等内部核心技术攻关，深化数字经济、人工智能与中医诊疗结合，建设以统一、高效、兼容、便捷、安全为统一标准的数字一体化的中医辨证论治智能辅助诊断系统的智慧中医馆。

构建信息数据库并防范数据风险。逐步完善智慧中医馆数据库的内容和体系，各主体可借助互联网第三方数字平台机构或HIS系统技术，建立供查阅、永久储存、实时共享的电子病历和电子健康档案、医学影像等医疗信息资源数据库和集成共享平台，同时结合名老中医和中医药专家的案例、文献和经验，借助于大数据技术分析、处理和提取名医医案的复杂大型数据集，并采取人工智能技术建模，构建名老中医专家问答系统，实现数据互联互通和高度共享，以此辅助临床决策，并促进业内经验和技术的深度学习，化解区域不平衡的问题，实现优质资源下沉，全面落实传统载体健康档案和数字化健康档案等医疗文件的归档、接收、利用工作。推进中医医院及中医馆健康信息平台接入全民健康信息平台，使群众在不同医疗机构间就医更加便捷。同时有必要明确数据库的使用范围、应用程序等规范，增强数字化数据安全意识，落实《网络安全法》和信息安全等级保护制度，要完善数据库安全监管体系，设置有效的安全防范系统和风险评估，及时预防数据泄露危机，确保健康档案的准确性、完整性、安全性和可用性。

完善中医药特色的数字化辅助医疗业务。鼓励中医辨证论治智能辅助诊疗系统等具有中医药特色的信息系统研发应用。基于人工智能、数据挖掘等技术手段，并结合智能穿戴设备和检测设备，以互联网平台赋能医疗手段，拓展中医院辅助诊疗服务范围，将远程诊疗、全程多方位服务、信息云存储及共享及中医智能辅助诊疗系统相结合，在远程会诊、中医体质辨识、中医"四诊"等服务上满足患者个性化的需求，构建覆盖诊前、诊中、诊后的线上与线下一体化的中医医疗服务模式，并利用互联网平台，对患者开展用药咨询等服务，同时在诊疗时通过患者的电子档案，结合中医理论和临床诊断治疗方法的大数据明确患者疾病及身体状态，并给予治疗建议，实现个性化、便捷化、共享化、精准化、智能化的特色智慧中医馆健康服务。

（五）标准建设对策

构建智慧中医馆特色信息平台。随着互联网的发展，大数据、人工智能等技术手段与传统中医馆相结合，打造特色的信息化平台，实现了医疗系统之间的信息共享，提升了公共服务的业务协同能力，使其实现规范化、一体化、智能化。今后应着重建立具有智慧中医馆特色的电子病历、中医知识库、数据平台、中医诊疗服务等，强化中医药服务，使"院内""院外"以及"互联网"相结合实现健康咨询指导，利用信息平台加强中医药的服务，实现"建设—评价—应用—评价—再建设"的循环，使群众提升使用中医药的意识，推动信息平台质量持续提升。

建立符合智慧中医馆特点的评价体系。健全智慧中医馆的绩效考核机制。制定统一指标和标准，使框架体系整齐统一，将绩效考核工作常态化，确保考核结果的客观真实，使其具有良好的导向性。完善临床教学基地的标准和准入制度。依据要求科学规划，制定统一标准并确定严格的审核制度。建立特色的人才评价体系，将特色的中医思维应用于临床医学中，在应用中不断强化，同时加强临床能力考核，以"会看病、看好病"的疗效导向作为中医人才评价的重点，构建科学全面、可操作性强的人才评价体系。建立智慧中医馆的特色化人才激励制度，提升薪资待遇、拓宽晋升渠道等，培养优秀的中医人才队伍。优化中医临床疗效评价体系，选择制定适合中医药发展的评价指标，同时利用同行评议、第三方评估等方式，不断完善智慧中医馆科研评价机制。

健全智慧中医馆管理制度。建立特色的智慧中医馆管理制度，既体现中医内涵，又契合智慧中医馆从规模扩张向提质增效的方向发展，推动智慧中医馆由粗放管理转变为精细化管理的运行模式，在资源配置重点由物质要素转向人员技术要素。落实智慧中医馆总会计师制度，有助于其重视成本，加强监管，实现可持续发展。建设中医病案质量控制中心和中药药事管理质控中心，完善中医医疗质量管理与控制体系。完善智慧中医防控体系，建设传染性疾病中医管理平台，提升安全性，构建和谐的医患关系，制定明确的处理制度，维护正常的医疗秩序，营造良好的就医氛围。

（六）政策支持对策

注重组织协同下的配套政策措施的制定。地方相关部门应立足本地中医药事业发展状况，研究制订实施计划和地方配套政策，加强政策规划、标准法规的统筹协调机制，切实抓好政策落实，发挥配套政策作用，避免围绕规划目标任务的重复建设。推出智慧中医馆远程医疗网络监测管理平台支持政策和网络资费优惠政策。引导发挥桥梁纽带作用的中医药行业协会，配合政府部门开展规划执行情况监测评估，加强省域内远程医疗网络质量的监测管理平台建设。同时鼓励基础电信企业面向智慧中医馆推出互联网宽带和专线接入资费优惠，为智慧中医馆减少远程医疗平台使用障碍和服务网络使用负担。

建立围绕智慧中医发展规划实施的协同工作机制，明确各部门政策规划执行要点。各地工业和信息化、卫生健康、医保、市场监管等部门与中医药主管部门建立协同工作机制，探索本地智慧医疗网络能力提升工作方案等工作规划的协同推进要点，抓紧抓实抓细规划，明确各部门在政策规划推行中应负责的任务和工作。加强中药药事管理，规范市场竞争秩序。各部门配合做好反不正当竞争执法工作，保护处方、秘方、诊疗技术的知识产权，同时加大短缺药品、原料药领域反垄断执法力度。营造良好营商环境，取消不合理的药品市场准入要求，推行处方专项点评制度，破除地方保护和市场分割，为智慧中医馆合理推广中药创造条件。

建立政策服务体系，营造良好的发展环境。将中医融入卫生服务政策中，不断优化政策环境，使中医药体系进一步健全，使中医能提升服务品质，发挥其独到的优势，更好地满足人民群众的健康需求。营造良好的发展环境，强化思想政治引领，选出中医药行业优秀人才模范和工作典型，弘扬崇高职业精神。此外，逐步将符合条件的治疗性智慧中医馆服务项目纳入医保支付范围，足额支付符合规定的基本医保费用。鼓励商业保险将智慧中医馆的预防保健、康复、中医理疗、护理等纳入保障范围。

参考文献

［1］李楠，毛晓波，于佳瑞，等.中医智能化发展探析［J］.卫生软科学，2021，35（02）：70-72.

［2］徐铁岩，顾英姿.促进中医药传承创新提升基层服务能力［J］.中国农村卫生，2022，14（05）：41-42.

［3］国家中医药管理局，卫生部，人力资源社会保障部.关于实施基层中医药服务能力提升工程的意见［Z］.2012.

［4］张婧懿，孙芳瑞，王梦思，等.数字技术赋能下中医医院高质量发展内涵及思考［J］.中国医院管理，2022，42（06）：13-15.

［5］陈启岳，周志伟，周敏.中医馆健康信息平台建设的实践与成效［J］.中国卫生信息管理杂志，2019，16（04）：423-427.

［6］于浩，朱翊.基层医疗卫生机构中医馆健康信息平台的构建［J］.中国数字医学，2020，15（01）：101-103.

［7］邓文祥，张文安，黄惠勇.智慧中医馆运营系统在社区的应用［C］//第五届中国中医药信息大会——大数据标准化与智慧中医药论文集.［出版者不详］，2018：375-379.

［8］陈翔，汪涛，李肖凤，等.中医馆健康信息平台电子病历系统基本功能规范研究进展［J］.电脑知识与技术，2021，17（25）：74-75+101.

［9］陈翔，汪涛，李肖凤，等.中医馆健康信息平台信息安全等级保护建设探讨［J］.中医药管理杂志，2022，30（16）：174-177.

［10］陈翔，汪涛，李肖凤，等.中医馆健康信息平台信息管理制度建设［J］.中医药管理杂志，2021，29（22）：178-180.

［11］舒亚玲，赵移眸，李慧，等.中医馆健康信息平台建设与发展的思考［J］.医学信息学杂志，2022，43（03）：71-74.

［12］屈良平.基层中医馆现状与发展的思考［J］.中国农村卫生，2022，14（04）：43-44.

［13］韩丽华，王禄.论"名老中医工作室"在中医人才培养中的地位与作用［C］// 中华中医药学会名医学术思想研究分会年会论文集.［出版者不详］，2013：6-8.

［14］陈启岳，周志伟，周敏.中医馆健康信息平台建设的实践与成效［J］.中国卫生信息管理杂志，2019，16（04）：423-427.

［15］马骏.社区居民健康档案管理及应用研究［D］.天津：天津医科大学，2008.

［16］李楠，于佳瑞，闫鹏宣，等.中医智能诊疗系统的研究与展望［J］.中华中医药杂志，2021，36（11）：6343-6346.

肆 技术创新篇

HB.13 中医医馆在人工智能时代下的法律挑战与对策

梁静姮[①]　张泽毅[②]

摘　要： 在人工智能技术不断拓展应用范围的时代背景下，中医馆作为基层中医综合性机构的代表，依托多种健康信息平台项目，致力于推进中医药信息化和智能化服务。然而，该进程亦引发了与人工智能应用相关的法律争议，这些争议涉及角色不明、信任危机以及保健与隐私取舍等情境。为规避中医馆人工智能应用之争议风险，弥补适法困境，本报告采取多方参与、伦理评估、法律规范等总体争议处理思维方法，综合考虑中国人工智能应用和医疗管理规范的实际情况，并批判性吸取美国和欧盟在医疗人工智能立法方面的经验。针对人工智能应用问题，建议完善中国中医馆人工智能应用的风险评估机制和持续检视机制；明确监管框架和政策规定，确立中医馆人工智能应用中的侵权责任划分；构建符合中医药价值体系的伦理规范，以确保中医馆人工智能的安全和有效性，保护患者的权益，最终推动人工智能在中医医疗领域的发展，实现其潜在的应用价值。

关键词： 中医医馆；人工智能；应用争议；管理机制；法律对策

引　言

中医药学是中国传统医学中的重要组成部分，在现代医疗领域中扮演着独特而重要的角色。与西医等现代医学不同，中医以其深厚的理论基础"望、闻问、切"和丰富的临床经验，注重治疗人体的整体观念和不同病症原理下的个

① 梁静姮，民法学博士，澳门大学法学院高级导师，主要研究方向：亲属法、继承法、卫生法、商法。

② 张泽毅，澳门大学法学院硕士研究生，主要研究方向：民法、卫生法、中医药政策研究、人工智能法、港澳法律政策。

肆　技术创新篇

体化治疗，对人们的健康维护和疾病治疗发挥着不可替代的作用。随着人工智能技术的快速发展，基层中医诊疗机构（中医馆）也在与人工智能的结合中产生了新的发展机遇。

为了推动国家中医药的振兴发展，2016年，国家中医药管理局印发实施了《中医药信息化发展"十三五"规划》，明确提出"到2020年，以国家、省级中医药数据中心建设为核心，建成中医药信息业务平台，与各级人口健康信息平台实现互联互通"。"十四五"规划时期，国务院办公厅印发了《"十四五"中医药发展规划的通知》，该通知要求依托现有资源持续推进国家和省级中医药数据中心建设；优化升级中医馆健康信息平台，扩大联通范围；落实医院信息化建设标准与规范要求，推进中医医院及中医馆健康信息平台规范接入全民健康信息平台。在机遇与挑战并存的人工智能时代，信息化建设后的中医医馆同样面临着一系列法律挑战和伦理考虑，其不仅关系到中医医馆的规范发展，也涉及患者的权益和医疗安全。

首先，在信息化建设中人工智能扮演的角色尚待探究，人工智能医疗器材作为诊断辅助工具的定位和管理机制尚未完全明确，这势必影响安全性、有效性和可靠性。其次，传统医学理论和技能与现代科技融合势必产生相当之冲突，在应用人工智能技术时，中医医馆必须充分考虑中医传统理论的特点和限制，以避免对中医专业知识和经验的削弱。此外，人工智能应用还面临着可能产生偏见、歧视和隐私泄露、知识产权侵权等问题的固有风险。人工智能算法的训练数据和模型构建往往基于大规模的数据集，如果这些数据集存在偏见或不完整，可能会导致人工智能系统产生不公平的结果，从而损害患者的权利。患者的个人隐私和数据安全也需要在人工智能应用中得到充分的保护。

深入探讨中医医馆在人工智能时代下的法律挑战与对策具有重要的学术研究意义。通过制定相应的规范和对策，可以确保中医医馆人工智能应用的合规性、可靠性和公正性。同时，也有助于保护患者的权益和隐私，促进中医医馆的可持续发展和传承。

本报告旨在深入探讨中医医馆在人工智能时代下的法律挑战与对策，以期为中医医馆的发展和人工智能技术的应用提供学术上的指导和建议，通过平衡传统中医诊疗举措与人工智能技术的结合，以更好地发挥中医医馆的优势，提升患者的医疗体验和健康效果。同时也期待该项研究为相关政策制定者、法律机构和医疗从业者提供参考，促进中医医馆与人工智能的良性互动和发展。

一、中医医馆人工智能应用的现状与规范

（一）中医医馆人工智能医疗应用之现状

中医医馆作为乡镇卫生院和社区卫生服务中心等基层中医综合性机构的代表，在大数据和人工智能技术的推动下，也开始探索与现代科技的结合，通过信息化方向发展实现提供更好的医疗服务目的[1]。当前中国中医医馆人工智能之应用，主要依托国家中医药管理局等主管机关的规范和要求设计基层医疗卫生机构中医诊疗区（中医馆）健康信息平台项目，包含中医特色电子病历、名老中医知识库、中医辨证论治、远程教育、远程诊疗、中医治未病及基层中医药业务监管等功能模块[2]，为人工智能提供数据和基础信息支持，推进人工智能、"互联网＋"与中医药的紧密结合。

在信息化建设的支撑下，人工智能于中医医馆之应用可分为数据挖掘与智能诊断两个模块，一是利用人工智能的数据挖掘技术建立中医特色病历、中医知识库等，实现中医诊疗文献整理和中医传统理论传承的发展。二是利用中医健康信息平台，开展中医辨证论治、中医诊前健康管理、中医药人工智能服务和智能设备研究等与实体诊断与管理相关的内容[3]。具体而言，文献整理为人工智能利用的基础性数据挖掘阶段，主要通过人工智能实现中医文献内容的交叉分析，用机器学习的方式分析中医数据库中存储的数据之间的相互关联，进而发现其中存在的内部联系；中医诊断等健康管理举措则是通过借助人工智能信息技术，将中医诊疗方案与临床案例进行分类整理，实现计算机中医辅助诊断[4]。

对于中医医馆医师对患者疾病诊断、治疗等健康管理来说，最大的问题在于中医医馆平台数据的来源与质量。首先利用人工智能技术建立科学规范的数据分析平台，对于人工智能来说，规范化的中医诊断术语的意义在于将结构化中医数据转化为计算机可以理解的语言。一方面需要将中医古籍或现代文献中的病案进行完整化、规范化，以提供 AI 模型训练的结构化数据样本；另一方面，结合临床建立统一的客观指标和统一标准的诊断评价，构建中医大数据分析平台，实现中医管理系统的智慧化及多元化。其次在构建智慧中医平台系

统的背景下，利用大数据实现更加便捷的信息采集及数据分析，进行风险评估及预测，不断优化智慧中医的算法模型，逐渐提高智慧中医的服务水平及能力[5]。而智能设备之应用则为利用中医诊疗数据对个体健康状态进行干预和评价，在现实中已有学者提出构建中医辨识的标准以及算法模型，对于测试结果及临床疗效进行测量并评价，配置合理的干预方案[6]，其可以包括辅助诊断、药物选择与治疗方案推荐等。

总的来说，人工智能现有之应用系通过结合人工智能算法和中医专业知识，以提供更精准的诊断结果和个性化的治疗方案，为中医馆内患者提供更好的医疗服务。

尽管人工智能在中医馆中的应用将越来越广泛，但现实中仍存在较多问题。

首先，人工智能在具体应用过程中在医疗领域的样本学习、认知智能以及无监督学习等方面存在较大的提升空间[7]，中医数据包含症状、体征、舌象、脉象、证候、病机（病位、病性、病势）、治法、方剂、药物、剂量等各类复杂的信息，虽然中医药工作者已做了大量的标准化研究工作，形成相对公认的标准化体系，但在具体实践中仍存在一些问题[8]。人们对于人工智能的要求与人工智能在实际运行过程中的结果存在一定的提升空间，想要实现人工智能技术在中医药领域的运用，还需要技术上的突破。

其次，如前述所言，高质量的数据是决定人工智能能否准确学习、高效运行的重要依据。而信息结构的完整性、信息来源的准确性以及信息的安全性仍需要相关可测量的评价与反馈，当前这种对于数据的获取方式以及数据质量本身的研究是医学人工智能研究的一个难点。医疗数据的权属问题在一定程度上制约了数据共享和数据流通，如何在数据保护和数据安全的基础上进行合理的数据共享与流通是当前学界的研究方向之一[9]。

再次，在现实的场景应用中，中医医馆中人工智能主要集中于诊疗服务之中，人工智能对医学伦理方面产生了一系列冲击，例如对于机器给出疾病的诊疗、康复以及预防建议等，会存在患者对于人工智能所作出的诊疗方案等信任程度较低的现象，进而可能会引起医患纠纷甚至是法律纠纷[10]。

最后，则是主体责任判断问题，在临床诊疗中，人工智能的诊疗速度远高于临床医生的诊疗速度，如果中医医馆中存在人工智能诊断辅助决策，对于中医医馆的中医师执业资格的认定、监管以及责任判断问题在临床研究中仍然是亟待解决的问题。目前中国尚未有针对人工智能机器人责任的相关法律规范，如何正确对待人工智能在此领域的发展，合理界定其在医学领域研究的主体责任，应得到合理的监管与监督[11]。

（二）中医医馆中人工智能应用的主要争议

1. 人工智能的应用角色不明

人工智能在医疗领域的运用，一直都在质疑声中慢慢前进。2019年10月召开的第70届世界医师会大会通过并发布了《世界医师会对于扩增智慧在医疗的宣言》(*World Medical Association Statement on Augmented Intelligence in Medical Care*)，对人工智能辅助医疗提出了建议。但在这份宣言中，以"扩增智慧"(Augmented Intelligence)取代了人工智能，因为认为目前人工智能在医疗的运用尚不足以取代真正的医疗，仅能站在辅助的角度，取代一小部分医疗工作，[12]例如，医疗影像判读、病历撰写辅助等[13]。

总之，人工智能在中医馆中所扮演的角色被界定为辅助者，但在实际应用的过程中引发了不同的观点。一方面，支持者认为人工智能可以提高中医馆的工作效率和准确性，其通过自动化的数据分析和模式识别，快速处理大量的患者信息和医学知识，通过提供即时的案例参考为医师决策提供支持，进而辅助医师进行诊断和制定治疗方案，帮助医师在临床实践中做出更明智的选择。除了在诊疗中的应用，人工智能在诊前的疾病预防和诊疗后的健康管理方面也可以发挥重要作用，通过相应的穿戴设备实时监测和分析患者各项医疗数据，为患者提供个性化的健康建议和病情预警[14]。另一方面，批评者指出，当前背景下中医药领域缺乏可利用的数据及统一的标准。中国几千年历史中所积累下来的医术典籍较多为非结构化的知识，与现当代文献中多样化的医学数据及受医师个人经验及主观判断所形成的临床诊断等原始数据量十分庞大，关联性弱、可利用性较低，缺乏标准化的数据实现人工智能与中医馆的现实结合[15]。

同时，中医学是一门积淀了几千年的传统医学体系，其中蕴含了丰富的中医理论、诊断方法和治疗经验。不同于西医，中医医馆的医务人员通过长期的学习和实践积累了丰富的经验，他们能够通过望、闻、问、切等多种方法综合判断患者的病情，给出相应的治疗方案。然而，当人工智能算法过于依赖于大规模数据和机器学习时，可能会导致算法主导医学决策的过程，而忽略了中医专业知识和经验的应用，使得人工智能应用到中医馆中可能会削弱医师的专业性和人文关怀。正如部分学者认为，中医治疗注重人际交流、情感支持，强调整体观念、"三因制宜""辨病机"等辨证论治，通过对不同个体进行具体分析实现个性化的治疗方式[16]，而人工智能难以提供这种人性化的关怀与辨证治疗思维。

2. 人工智能信任危机

在人工智能以飞快的速度进入医疗保健领域中医馆的同时，人们是否已做好准备迎接这种技术呢？尤其是对信斜坡起重要作用的中医馆而言。

《哈佛商业评论》（*Harvard Business Review*）在2021年发布的研究亦显示相较于传统医疗保健，消费者对于医疗人工智能的信任程度往往较低。

从个性化需求方面来说，医疗人工智能结合存在于系统的数据进行判断，是基于大规模数据集的普遍模式，无法满足患者个性化的需求。中医医学是一门以个体化治疗为特点的医学体系，注重从整体角度理解疾病，并根据个体的特征进行针对性的治疗，个体差异与个性化治疗作为中医诊疗的重要特点。然而，人工智能算法更倾向于基于大规模数据的统计推断，可能无法充分考虑个体差异和特定的病情，从而限制了中医的个体化治疗优势的发挥。若中医馆采取人工智能诊疗，则难以提供定制化的诊疗和治疗方案。从人工智能的表现上来看，消费者更加倾向于真人服务，因为与人工智能相比，与真人交流更加轻松，加之真人沟通使得医疗决策的透明度和解释程度较高，人工智能算法的决策过程往往难以理解，间接导致了消费者对诊疗结果的信任度降低。最后从责任承担的角度进行分析，当人工智能出现错误时，消费者希望能够追究其责任并获得相应的赔偿，但人工智能算法往往不具备承担相应的法律责任及道德责任的能力，即医疗人工智能并无法像人类一样可为其错误行为加以负责[17]。

此外，人工智能算法的不透明性和缺乏解释能力也是争议的焦点，中医本身所具备的数据模糊性以及经验性的特性，如果中医馆的中医医师无法理解算法的决策过程，就很难对其结果负责或将诊断与治疗结果解释给患者，亦可能引发信任和责任的问题。

当前责任义务划分规定以及消费者救济机制的不完善性，人工智能自身无法提供个性化定制之固有局限性，使得人工智能技术与中医的个性化治疗理念相左，人工智能的使用方（即医师）与人工智能的接收者（即患者或其他中医药消费者）的信息披露和沟通不畅，消费者无法更好地理解人工智能的局限性和潜在价值，难以获得对于中医馆中人工智能的信任。

3. 保健与隐私的取舍

今时今日，人们依然担心人工智能的问世会对人类生活带来重大威胁。但不可否认，在医疗保健方面，人工智能正为一些面临功能限制的人（通常是残疾人或老年人）提供支持和直接使用的辅助技术[18]。其有助于推动中医馆内，中医特色康复助力残疾人精准康复服务。

例如，人工智能与手机结合，可以协助中医馆的医生远程监测病人的身体情况；陪伴机器人的出现，可以协助用户服药、设置提醒和其他自我护理和认知活动；智能纸尿裤是传统失禁产品的演变，主要是解决吸收问题的产品，它嵌入了检测湿度的传感器和连接模块（例如物联网、Zigbee、蓝牙、Wi-Fi），通过连接的设备提醒用户、护理人员或医疗专业人员需要更换尿布或提供与尿布的地理位置相关的信息，还可以通过体液自动分析进行健康监测和报告。

人工智能使病人信息的传递更迅速，也能让医生更好地为其提供医疗保健服务。在这种特殊的情况下，隐私权是否值得向健康权让渡呢？事实上可以给病人一个选择。

中医馆也可能往云中医医馆的方向发展，参照阿里健康与京东健康互联网医疗服务的建设，将中医医馆与互联网、大数据进行结合实现线上问诊、购药等服务。但就当前互联网医疗行业的发展来看，其业务范围较为局限，所涉猎的疾病种类较为常见。

4. 偏见或歧视的可能

人工智能的核心技术就是其演算法，但演算法隐藏着偏见和歧视。全球最大的商务平台亚马逊曾经为了加速求职者履历审查工作，开发了一套秘密的热人工智能履历筛查系统。但亚马逊后来却发现，这个 AI "歧视" 女性，就停用了[19]。这种 "歧视" 的原因在于过去十年亚马逊求职者的资料，由于这些技术性的工作，求职成功的大多是男性求职者，于是这个人工智能系统就倾向于给女性打低分，从某程度上也体现了科技产业中男性的主导力量。明显地，其违反了性别中立的原则。

在中医医馆与人工智能的结合中，还存在可能人工智能算法技术本身因归纳式算法思维所带来的偏见或歧视的问题[20]。知名的《科学》杂志（Science）在2019发表的研究便具体指出"内置人工智能偏见"（In-Built Bias）实例，该研究表明全美各地医院和保险公司所使用的某医疗保健预测算法，可协助识别存在"高风险护理管理"（High-Risk Care Management）需求的患者，然而该算法提出黑人患者的可能性事实上极低[21]。

人工智能在医疗资源管理与分配上亦可能出现偏见、歧视问题。

算法的底层逻辑是从现有的样例特征中提取、归纳、总结出可普遍适用的规则来指导实践，由于中医医馆人工智能算法的训练和学习依赖于大规模数据集，即包括某区域海量中医诊断病历、中医古典诊断方式等。如果这些数据集存在不完整性、虚假信息，或者算法模型中存在隐含的偏见，就可能导致算法在中医医馆应用中产生不公平或歧视性的决策结果。

相较于其他领域，在中医医馆的人工智能应用中，此种偏见或歧视更是多数源于数据集本身的构成。中国地域辽阔，不同地域之间自然因素、社会因素和人口因素等差异性可能会造成所搜集数据的不完整性，多数中医药学者研究认为，在不同疾病状态下，体质、季节节气、地域等均对证素的分布有影响[22]，如气虚体质与气虚、阳虚、阴虚显著相关；中国岭南地区易出现脾湿、呼吸道感染，新疆易出现肾阴虚；春分时，肝气郁滞产生的可能性大等。另外，老年人多见包含虚的证素，儿童多见食积证素[23, 24]。中国辽阔，不同省份之间的数据构成不尽相同，倘若中医人工智能训练数据集不充分代表各种人群、疾病类型和地域特点，算法就可能对某些特定人群或疾病表现更敏感，而对其他人群或疾病的诊断和治疗能力相对较弱。同时，数据标注在这一过程中的主观因素和偏好也可能导致算法的偏见，从而影响中医医馆医师总体上对患者的诊断和治疗。

此外，中国当前中医医馆信息化数据平台之搭建多为省级数据中心，而不同地域之间存在的医疗水平并不相同，各地中医医馆的诊疗服务本就面临中医资源分配不均衡、中医临床疗效水平参差不齐之困境。在此种困境之下数据的搜集，亦会加剧地域的差距，更有甚者，不恰当诊疗数据库训练下的演算法机制、算法决策或许更为偏见，导致对某些人群的疾病判断不准确或治疗方案不恰当，产生"提供不公平和不平等的医疗服务待遇加剧医疗差距"之风险。

解决偏见和歧视问题是中医医馆在人工智能时代下面临的重要法律挑战

之一。中医医馆在应用人工智能算法时需要正确认识到这一问题的存在，并采取相应措施来减少偏见和歧视的风险。一方面，需要加强不同地域数据的互联互通，增进数据的多样性和代表性，确保训练数据集涵盖不同人群、疾病类型和地域特点；加强算法的审查和评估，检查是否存在隐含的偏见或歧视。另一方面，需要加强公众教育，提高人们对人工智能算法的认识和理解，以防止不公平待遇的发生。除了关注中医本身的专业知识和经验外，进一步研究和探索如何在中医医馆应用人工智能算法时解决偏见和歧视问题，以确保医疗服务的公平性和公正性亦有所裨益。

（三）中医医馆人工智能应用之管理机制与规范

国家对于近年来医疗领域新兴人工智能的发展之态度，并非任其"野蛮生长"，而是以政策引导的方式，逐渐提出相应的发展要求，包括技术研发支持政策，就健康信息化、医疗大数据、智能健康管理等相关技术和产品提出具体规划，指出医疗、健康及养老等方面的人工智能应用方向。依笔者所见，中国现行人工智能于中医馆应用之规范可从现实伦理规范、数据信息安全规范、诊疗方面之规范等方面实现初步构建。

首先，各行各业的数字化转型与互联网医疗的出现带动了中医馆人工智能应用的蓬勃发展，政府不断出台相应政策促进医疗与人工智能的结合，2016年6月，国务院发布了《关于促进和规范健康医疗大数据应用发展的指导意见》，支持研发健康与医疗相关的人工智能技术[25]。为全面推进健康中国的建设，2022年国家卫生健康委制定了《医疗机构设置规划指导原则（2021—2025年）》，鼓励发展中医药，强化信息化的支撑作用，推动人工智能、大数据、云计算、5G、物联网等新技术与医疗深度融合，推进智慧医院建设和医院信息标准化建设[26]。但与此同时，人工智能应用于医疗行业所产生了各种信息安全及伦理问题，各国政府、世界行业组织以及互联网巨头纷纷发布伦理原则，鼓励科研人员将伦理问题置于人工智能设计和研发的优先地位，如中国在2019年6月发布了《新一代人工智能治理原则——发展负责任的人工智能》，提出了包含和谐友好、公平公正等在内的八条原则。2021年9月国家新一代人工智能治理专业委员会发布了《新一代人工智能伦理规范》，将伦理道德融入人工智能全生命周期，促进公平、公正、和谐、安全，避免偏见、歧视、隐私和信息泄露等问题，既为人工智能领域的工作者提供了清晰的伦理指引，也为人工智能医疗器械伦理审查规范的构建打下了根基[27]。

其次是针对数据信息安全方面之规范，当前中国还未制定有关中医与人工智能应用方面的规范，尽管《中华人民共和国职业医师法》《中华人民共和国母婴保健法》等都对病人的隐私做出了规定，但这些法律很难具有现实操作性[28]。为此，近年来中国积极推动《中华人民共和国个人信息保护法》《中华人民共和国数据安全法》以及《中华人民共和国网络安全法》等与信息安全保护相关的法律的有效实施，逐步建立对人工智能技术滥用与欺诈的处罚细则。2018年国家卫生健康委员会正式研究制定了《国家健康医疗大数据标准、安全和服务管理办法（试行）》，从立法层面开始着重优化医疗数据的保护和利用，明确各级卫生健康行政部门、各级各类医疗卫生机构和相关单位的责任权力。遗憾的是，对于医疗人工智能因信息侵权而产生的法律地位、侵权责任划分以及隐私与知识产权的保护我国尚无明确规定，很多细化标准还未制定。

最后在诊疗方面，目前国内外关于人工智能的立法研究都还处于起步阶段，相关法律法规和标准体系仍在制定的过程中。国家卫生健康委员会在2017年修订了《人工智能辅助诊断技术管理规范》和《人工智能辅助治疗技术管理规范》，对开展人工智能诊断和治疗的医疗机构及成员的管理培训提出了基本要求。《中华人民共和国医师法》在2018年进行新修，对医师的职责、权力和行为规范等进行了进一步的明确。同时，人工智能诊疗带来了AI医疗器械标准体系的蓬勃发展，目前发布了《人工智能医疗器械 肺部影像辅助分析软件 算法性能测试方法》《人工智能医疗器械 质量要求和评价 第1部分：术语》《人工智能医疗器械 质量要求和评价 第2部分：数据集通用要求》与《人工智能医疗器械 质量要求和评价 第3部分：数据标注通用要求》4个行业标准。在热点产品的算法测试方法、测试流程、数据集通用质量评价等方面取得了重大突破。同时国家药品监督管理局针对医疗人工智能存在的问题也出台了相关指导规范，启动认证流程，从范围、风险、临床试验上进行了规定[29]。

整体来说中国目前在政策和立法层面还未对中医馆应用人工智能形成合力，也没有成立专门的数字化医疗与人工智能技术审评新部门，当前规范所关注的领域较为单一，多为人工智能与医疗方面"择一而立"，将中医医馆与人工智能应用相结合的研究较少，因此考虑到人工智能在中医方面的发展趋势，中国在立法上做出应对已是刻不容缓的事情。

二、中医医馆人工智能规范的讨论与建议

人工智能技术作为引领第四次科技革命的重要技术之一，为社会建设和经济发展带来了重大而深远的影响。其与中医医馆的深度融合发展已经引起了行业的关注，如何充分发挥人工智能的优势，促进医疗创新变革，是当前时代的重要命题之一。

而针对人工智能在医疗方面的应用规范是人工智能时代确保医疗行业健康发展的关键，也是稳步推进行业发展、技术创新发展以及责任承担的保障。为了深入推进面向中医医馆的人工智能规范研究，首先立足于中医医馆与传统中医药的特征，寻求争议解决思维，了解中医医馆的主要业务范围与人工智能之技术特征，着眼于技术伦理评估、规范制定以及风险管理与检测等视角进行深度探析，并尝试比较中外不同的医疗规范，最终落脚于人工智能技术标准规范的制定，并通过实践检验标准的规范性以及可实施性。

（一）中医医馆人工智能争议处理思维

中医医馆人工智能的争议处理需要综合考虑多个因素，包括技术、伦理、法律等方面。在处理争议时，可以采用以下思维方法：多方参与、伦理评估、法律规范、透明沟通、安全风险评估和持续监测与改进。这些方法能够确保争议处理的全面性、平衡性和可持续性，为中医医馆人工智能应用的发展提供指导和保障。

一是多方参与，在处理中医医馆人工智能的争议时，应该广泛征求各方的意见和建议。这包括中医专业人士、技术专家、患者代表、法律专家等。通过多方参与，可以充分考虑各方的权益和关切，制订更加全面和平衡的解决方案。

二是伦理评估，对于中医医馆人工智能应用引发的伦理问题，应进行全面的伦理评估、包括评估人工智能对医患关系、隐私保护、信息安全等方面可能带来的影响。同时，也要考虑中医医馆之运作方式、中医特色诊断方式以及中医药传统价值观和伦理准则，确保人工智能的程序设计、应用与中医的核心理念相符。

三是规范制定与遵守，在中医医馆人工智能的应用中，必须遵守相关的法

肆　技术创新篇

律法规。要对人工智能的算法和决策过程进行规范，尤其是针对不同地域的中医诊疗数据处理以及患者中医诊断中，确保其符合法律与伦理规范的要求。此外，还需要明确划分人工智能以及中医执业人员在中医医馆中的责任和义务，并建立相应的监管机制。

四是透明沟通，在中医医馆人工智能应用引发争议时，需要进行透明的沟通和信息披露。向公众和患者清晰地解释人工智能的原理、应用范围和潜在风险，增加信息透明度，减轻中医医馆人工智能决策"算法黑箱"所带来的影响，提高公众对人工智能的理解和信任度。

五是安全风险评估与持续检测，针对中医医馆人工智能应用可能带来的安全风险，需要进行全面的评估和管理。这包括数据隐私保护、信息安全措施、系统漏洞的修复等方面。确保人工智能系统的安全性和可靠性，防止潜在的风险和滥用。中医医馆人工智能的应用是一个不断发展和演进的过程。在处理争议时，需要建立健全的监测机制，及时发现和解决问题。此外，也要鼓励技术创新和改进，提高中医馆人工智能应用的效能和安全性。

综上所述，处理中医医馆人工智能争议需要综合考虑技术、伦理、法律等多个方面的因素，并采用多方参与、伦理评估、法律规范、透明沟通、安全风险评估以及持续监测和改进等思维方法，以找到平衡和可持续发展的解决方案。

（二）医疗人工智能监管规范之比较

1. 美国

美国在国家层面持续关注医疗人工智能的发展，通过战略规划、行政命令、规范指南等支持鼓励相关研发工作。

2016 年，美国发布《国家人工智能研究和发展战略规划》与《为人工智能的未来做好准备》，均指出要加快人工智能在医疗领域的发展，通过电子化病历对医疗大数据进行分析挖掘，加强利用人工智能对疾病并发症进行预测和预防的能力[30]。

前者提出美国优先发展的人工智能七大战略方向及开发一个人工智能研发实施框架，以确定机遇，并支持人工智能研发投资的有效协调，与研究创建和维持健康的人工智能研发队伍的国家图景两方面建议。同时还指出要加速人工智能在医疗领域的发展，利用人工智能对并发症进行预测及预防，通过电子化病历对医疗大数据进行分析挖掘等，还要在医学诊断等领域利用人工智能系统自动执行决策和进行医疗诊断。

后者探讨人工智能的发展现状、应用领域以及潜在的公共政策问题[31]。

2019年美国总统特朗普签署《维护美国人工智能领导地位的行政命令》，提出包括"协作推进技术突破""制定技术标准""培训劳动力""增强公众信任""塑造国际环境"内容的五大原则，以及包括"推进AI研发的持续投资""加强对高质量与可追溯的联邦政府数据、模型与计算资源的访问""减少AI技术运用的障碍""确保技术标准""培养AI技术的下一代研发者与使用者""制订行动计划"等内容的六大目标，并就美国联邦政府层面人工智能的研究、推广和培训做出全面部署，以确保美国在AI研发及相关领域的全球领先优势。相较于之前的战略规划，此次行政命令具有更为强烈的美国"科技霸权主义"色彩以及"技术发展优先"价值路径选择。

该项命令要求将联邦更多的资源和投资用于包括医疗人工智能在内的AI全领域的研究、推广和人员培养，助推其国内人工智能的飞跃式发展，并提出在包括卫生医疗的重点领域中可优先分配与AI相关的高性能计算资源。为了监管人工智能的发展应用，美国于2020年颁布《人工智能应用规范指南》，其十条原则延续了2019年2月特朗普签署的《维护美国人工智能领导地位的行政命令》中的目标和原则，基本概括当前人工智能应用部署中的主要重大议题。包括公众信任、公众参与、科学完整性与信息质量、风险评估与管理、收益与成本、灵活性、公平和非歧视、公开与透明、安全与保障和机构间协调等内容。与前一年的行政指令相似，该项指南重点依旧是，"鼓励人工智能的创新和发展""减少部署和使用人工智能的障碍"以及"增加公众层面对人工智能的信任与参与"。在监管与放任的利益衡量天平之中，为避免放任AI发展，使AI研究过于激进与不受控制，该指南增加了在医疗保健等领域个人信息搜集方面合规性内容，并强调信息披露和透明度，将包含医疗人工智能在内的AI纳入有限度监管的轨道。

当前美国并无专门性的"医疗人工智能法案"，而是采取较为实际的做法，将人工智能产品立法的意指归入不同领域具体性立法之中。就美国医疗人工智能具体性的监管而言，其主要由食品药品监督管理局（U.S.Food and Drug Administration，FDA）负责审批和监管新药和医疗器械的上市和销售，监管药品、医疗器械和食品的安全性和有效性。FDA根据美国《联邦食品、药品和化妆品法案》的规定，属于该定义的每个人工智能系统都将受到 FDA 的监管。FDA 根据医疗器械的用途和风险将医疗器械分为三类，并进行相应的监管。风险越高，控制越严格。III 类是包含风险最大的设备的类别[32]。例如，在美国，FDA 要求心脏瓣膜和人工晶状体植入物等高风险设备的制造商在设备上市前证明其安全性和有效性[33]。

综合而言，中美针对于医疗监管之内容存在相似性，两国的人工智能政策也较为全面，多为指导未来立法之规范，皆旨在通过人工智能的发展提升医疗、制造等各领域的发展水平，对于人工智能发展则采取了一种鼓励创新与减少发展制度障碍的策略。与中国不同的是，美国以法律的形式纳入了人工智能的医疗器械监管内容，并有专门性机构予以监管。

2. 欧盟

欧盟及其成员国对于人工智能在医疗领域的发展与应用给予了重点关注，在其近几年发布的多项人工智能政策、战略及准则等规范性文件均涉及医疗方面，在繁芜丛杂的文件中，其主要关注的是人工智能技术在医疗保健领域的应用和发展，具体可分为医疗人工智能产品应用、隐私权保护、人工智能伦理以及人才培养方面，多措并举以期将欧洲医疗人工智能的发展推进到了全新的战略时代。

在医疗人工智能产品应用方面，2013 年，欧盟发布了《2014—2020 欧洲机器人技术战略研究计划》（*Strategic Research Agenda for Robotics in Europe*2014—2020），利用新兴机器人发展医疗保健、农业、安全和运输等领域，在医疗保健领域，将关注于康复辅助机器人以及在心血管、神经和肿瘤外科手术使用内置传感的微型机器人等[34]。2016 年欧盟《地平线 2020 战略——机器人多年度发展战略图》（*Robotics 2020 Multi-Annual Roadmap*），以及 2017 年的《医疗器械条例》新增了医疗人工智能产品准入标准，对于符合标准的产品可申请 CE 认证，并有资格在欧洲市场自由流通。

2018 年的《人工智能时代：确立以人为本的欧洲战略》（*The Age of Artificial Intelligence*: *Towards a European Strategy for Human-Centric Machines*）指出欧盟将对人工智能在健康分析和精准医疗等领域的应用深入研究，将在医疗健康领域进行人工智能产品和服务的第一批测试和建设相应实验基础设施，并对相关科研信息获取和保存修订建议，并出台医疗健康数字化转型政策。2019 年 4 月 8 日欧盟委员会以"建立对以人为本 AI 的信任"为题，发布了欧洲版的 AI 伦理准则本伦理准则，进一步提出了"可信任 AI"应当满足的七项关键要求，具体包括：人的自主和监督；可靠性和安全性；隐私和数据治理；透明度；多样性、非歧视性和公平性；社会和环境福祉；可追责性。这一准则明确要求将医疗诊断的 AI 应用等可能产生较大风险的人工智能产品树立较高的实施标准。与此相似，2020 年 2 月 19 日，欧盟委员会发布《人工智能白皮书》，提出一系列政策措施，旨在大力促进欧洲人工智能研发，同时有效应对其可能带来的风险；以及 2021 年 4 月 21 日，欧盟发布的《人工智能法案》（*Artificial Intelligence Act*），为人工智能治理提供"硬法"支持。两项法案皆集中体现了"基于风险"的规制理念，对不同人工智能的风险程度进行分类，分为不可接受的风险、高风险、有限风险、最小风险，并对不同风险程度采取不同的监管措施。直接面向消费者的自动驾驶汽车、"手术机器人"等被视为高风险，要求进行严格管控、风险评估以及持续监督[35]。

在具体到医疗人工智能隐私保护方面，欧盟在 2016 年 4 月通过《一般数据保护条例》，对人工智能的数据隐私保护进行了规制，同时对数据的合法性要求、个人特殊数据的处理方式、数据主体的访问权、数据泄露通知义务等进行了规定。2017 年 2 月欧盟通过《欧盟机器人民事法律规则》，提出人工智能必须符合隐私和数据保护规则，以确保在数据获取、数据流通和数据使用方面的合法性。

在医疗人工智能伦理道德方面，人工智能领域的迅速发展带动了欧盟相关法律规范的完善。早在 2015 年，欧盟议会法律事务委员会（JURI）就决定成立专门研究机器人和人工智能发展相关法律问题的工作小组，随后在 2016 年 JURI 发布《就机器人民事法律规则向欧盟委员会提出立法建议的报告草案》（*Draft Report with Recommendations to the Commission on Civil Law Rules on Robotics*），呼吁欧盟委员会成立监管人工智能的专门机构，明确人工智能知识产权、注重隐私和数据保护，评估人工智能的影响。2017 年《欧盟机器人民事法律规则》建议成立专门的人工智能监管机构，提出人工智能技术使用的权责规范、伦理原则、监管原则等。2018 年 4 月欧盟委员会发布《欧洲人工智能》（*Artificial Intelligent for Europe*）报告，欧盟人工智能战略姗姗来迟[36]。前述所言的《可信人工智能伦理指南》（*Ethics Guidelines for Trustworthy AI*）与后续发布的《算法责任与透明治理框架》（*A governance framework for algorithmic accountability and transparency*），系欧盟人工智能战略提出的"建立适当的伦理和法律框架"要求的具体落实，为后续相关规则的制定提供参考，代表欧盟推动 AI 治理的最新努力，其提出在人工智能伦理方面制定相应的准入政策，提升公众对人工智能的信任。

在医疗人工智能人才培养方面，2018 年《欧洲人工智能》（*Artificial Intelligent for Europe*）提出促进教育和培训体系改革，增强对人工智能行业的适应力。2018 年《人工智能时代：确立以人为本的欧洲战略》（*The Age of Artificial Intelligence: Towards a European Strategy for Human-Centric Machines*）提出欧洲面临人工智能人才的严重短缺，需增强人工智能技能培训。

总的来说，与中国相比，欧盟在人工智能相关政策的出台时间和对人工智能创新的支持力度较为有限。其政策主要关注于预防和规制，有时候可能存在一定程度的过度干预和扼杀创新的监管方式。然而，欧盟在隐私保护和数据合规方面的立法具有明显的优势。相关法律出台较早，法律体系自上而下、层次分明且全面完善。同时，欧盟注重推动人工智能数据的开放和利用，并制定了数据互通的标准。在人工智能伦理道德和制定监管标准方面，欧盟的表现优于美国以及其他国家和地区，其较早关注了人工智能伦理道德和安全问题，并致力于发展以人为中心的人工智能。

（三）中医医馆人工智能规范之建议

1. 建立风险评估机制

算法自动化决策作为一种决策类型，涉及相关主体的利益，和风险发生存在着一定的联系[37]。应当制定中医医馆人工智能应用的风险评估机制，对其可能带来的医疗风险、安全隐患和伦理问题进行评估。建立风险评估机制时，应该广泛征求医疗专家、人工智能专家、法律专家和患者等多方的意见和参与。以提供不同领域的专业知识，帮助全面评估风险，并确保评估过程的公正性和全面性。所成立机制可以涵盖数据隐私、诊断准确性、患者安全等方面的风险评估，并建立相应的控制和管理措施。

针对构建风险评估机制，首要意义在于分析风险分类和评估指标。根据中医医馆人工智能应用的特点和可能的风险，基于风险的规制理念，建立风险分类和相应的评估指标。这些指标可以包括诊疗数据来源可靠性与广泛性、患者诊疗数据隐私的保护程度、事前事中事后诊断的准确性、患者安全的风险程度等。通过对各项指标进行评估，可以全面了解应用可能存在的风险。同时，透明的风险评估机制，向利益相关者提供相关信息，并积极与他们进行沟通和交流。这有助于建立信任，提高应用的接受度和合规性，并及时获取反馈和建议。

基本途径在于根据风险评估结果，制定相应的控制和管理措施，以降低风险并确保应用的安全性。例如，加强数据隐私保护的技术措施，提高诊断算法的准确性和稳定性，建立患者安全监测和反馈机制等。这些措施应与实际操作相结合，确保风险得到有效控制。

以定期审查和更新作为风险评估的保障措施。笔者认为，风险评估机制应该是一个持续的过程，而不仅仅是一次性的评估。定期审查和更新风险评估，以应对新的风险和挑战。况且，中医诊断技术和医疗环境都在不断变化，因此风险评估机制需要及时跟进并作出相应调整。

建立风险评估机制是确保中医医馆人工智能应用安全的重要措施。通过多方参与、风险分类和评估指标、风险控制和管理措施、定期审查和更新，以及信息透明和及时沟通，可以更好地识别、评估和管理中医馆人工智能应用可能存在的风险，保障患者的安全和权益。

2. 明确中医医馆人工智能应用之问责制

明确中医医馆人工智能应用的问责机制，确保应用的安全性、有效性和合规性。建立相关的法律法规和规范，明确责任主体与人工智能的产品属性，对医务人员对于医务人员采纳错误的机器判断造成损害不当行为和违规行为的场合进行追究，使患者通过诊疗损害责任获得救济的可能性更大[38]。而问责制之制定，须明确中医医馆人工智能应用的使用条件、操作规程和责任要求；规定应由 "谁承担责任" "承担什么责任" "如何保障责任承担" 三方面实现，以确保人工智能在中医馆应用时，各主体之行为不逾越合规的框架。

首先，应明确责任主体，即 "谁承担责任"。明确中医医馆人工智能应用的责任主体，包括中医医馆、人工智能技术设计制造商、中医医师和操作人员等。每个责任主体应明确其在应用过程中的职责和义务，并承担相应的法律责任。坚持诊疗人工智能医疗器械的性质，使其具备适用医疗产品责任的前提，当有缺陷的诊疗人工智能产品作出错误的机器判断时，如果医务人员采纳机器判断不存在诊疗过失，那么诊疗损害责任将无法适用，而采用产品责任规制路径，将责任主体归于人工智能的设计制造商[39]。

其次，建立机制，对中医馆人工智能应用中的不当行为和违规行为进行

肆　技术创新篇

217

追究和处理，需确认"承担什么责任"，追究何种不当行为和违规行为。例如，对于未上市或安全有效性尚未得到充分证实的、算法成熟度低的诊疗人工智能，需按照第三类医疗器械管理，此时医务人员采纳机器判断的注意义务应更高，若中医医馆内医师未尽到相关注意义务，违反规定进行操作行为，应依医疗侵权纠纷之形式予以惩处，并采取相应的纠正和整改措施，确保应用按照规定进行操作。

最后，可通过"赋予患者监督权"和"维护患者权益"相结合的方式，使每一个人工智能产品的关联方（即前述中医医馆、人工智能技术设计制造商、中医医师和操作人员等）能承担应有的义务和责任。在问责制中要重视患者权益的保障。确保患者在使用中医医馆人工智能应用过程中的知情权、选择权和隐私权得到尊重和保护。建立投诉机制和举报渠道，使患者能够及时反映问题并得到处理。建立监督和评估机制，对中医医馆人工智能应用进行定期的监测和评估。通过审核和检查，确保应用符合法律法规和规范要求，以及患者安全和医疗质量的要求。

通过明确问责机制，能够促使中医医馆人工智能应用的规范运行，并确保应用的安全性、有效性和合规性。这样可以保障患者的权益，提升中医医馆人工智能应用的可信度和可持续发展。

3.建立持续检视机制

建立持续检视机制是确保中医医馆人工智能应用持续改进和优化的重要措施。制定中医医馆人工智能应用的持续检视机制，需定期评估和监测应用的效果、安全性和合规性。及时调整和改进人工智能算法、数据处理方式和用户体验，确保应用与时俱进，符合最新的医学和技术标准。简言之，建立持续检视机制需满足"评估前准备""评估中收集""评估后改进"三个标准。

一为"评估前准备"，需确认定期时间、评估和监测内容。笔者认为，可根据具体情况设立固定的半年或一年时间间隔，对基层中医医馆人工智能应用进行定期评估和监测。评估内容可以包括人工智能在中医诊断、治疗应用的效果、安全性、合规性以及用户反馈等方面。

二为"评估中收集"，即进行数据收集和分析。建立有效的数据收集和分析机制，收集应用使用过程中的数据，并进行综合分析。这些数据可以来自接受智能中医诊断与治疗后的患者反馈、医生评价、治疗结果分析等多个方面，通过数据分析可以了解应用的优点和不足之处，为改进提供依据[40]。在这一阶段，应重视用户参与，征求患者和医生的意见和反馈。具体操作可通过问卷调查、用户访谈等方式获取用户体验和需求，从而优化应用的功能和界面设计。

三为"评估后改进"，根据评估和反馈结果，及时调整和改进中医医馆人工智能应用。这可能涉及人工智能算法的优化、数据处理方式的改进、界面设计的更新等方面，以确保应用与时俱进，符合最新的医学和技术标准。为确保最好的修正效果，基层中医医馆可积极与本地中医医院、中医研究所等专业机构合作，建立合作关系，借助他们的专业知识和经验，进行技术评估和指导。通过与专业机构的合作，可以获取权威的评估结果和建议，为应用的持续改进提供支持。

通过建立持续检视机制，可以不断优化中医医馆人工智能应用，确保其在效果、安全性和合规性方面与时俱进。这样能够提高应用的质量和用户体验，进一步推动中医医馆人工智能应用的发展和应用价值的实现。

4. 相关之伦理规范

制定中医馆人工智能应用的伦理规范，确保应用符合中医传统价值观和伦理准则。这种规范不应仅由政府做出，对于研究人工智能设计和研发的科研人员，应当将伦理问题置于优先位置，强调人工智能应当符合人类价值观并服务于人类社会，该规范可以包括对患者隐私的保护、对信息透明度的要求、对患者知情权和自主权的尊重等，确保人工智能应用在中医馆中的道德和伦理合规[41]。

制定中医馆人工智能应用的伦理规范是确保应用符合中医传统价值观和伦理准则的关键步骤，总体可归纳为"隐私""知情""公平""合规"。

（1）"隐私"即患者隐私保护。应确保中医医馆人工智能应用在数据收集、存储和处理过程中，严格遵守相关的隐私保护法律法规和标准。患者的个人信息应得到妥善保护，确保不被滥用或泄露。

（2）"知情"即尊重、保护患者知情同意权，包括中医院持续推进信息透明度建设，向患者清楚解释中医医馆人工智能应用的原理、功能、风险和限制，使其明确知晓应用的工作方式以及可能对诊断和治疗结果产生的影响，确保每一位患者在使用中医医馆人工智能应用前获得充分的知情同意。患者应有权知道应用的目的、预期效果以及可能的风险，并有权自主选择是否使用

肆 技术创新篇

应用。

（3）"公平"即算法决策公平与数据搜集公平。各地中医医馆可通过与其他地域的基层中医馆实现数据互通，增加诊疗数据的多样性与客观性，使数据的搜集尽可能地公平，不偏向于某一区域或某一疾病。同时人工智能应用的设计、算法和数据处理过程亦应公正和公平，不对患者进行歧视或不公平对待。应用的决策和建议应基于客观、可靠的数据和证据，不受个人偏见和利益干扰。此外，公平并未一刀切的意旨，更应开发能够提供个性化诊断和治疗方案的人工智能工具。使人工智能设备在中医医馆诊疗过程中更能满足患者的个性化需求，并提高患者对于人工智能在中医馆中的接受度[42]。

（4）"合规"即遵守伦理准则。中医医馆人工智能应用的研发、使用和推广应遵守医学伦理准则和中医传统伦理准则。应尊重患者的人文关怀和整体观念，注重综合治疗和个体化治疗，避免将人工智能应用作为替代传统医疗的手段。建立审查和监管机制，对中医医馆人工智能应用的伦理规范进行监督和评估，相关部门和专业机构应对应用的伦理准则进行审查和监管，确保其符合道德和伦理要求。

通过制定相关的伦理规范，能够确保中医医馆人工智能应用在道德和伦理层面上符合中医传统价值观和伦理准则。这样能够保护患者的权益和尊严，提升应用的可信度和社会接受度，推动中医医馆人工智能应用的可持续发展。

总　结

展望未来，人工智能在中医医馆的应用将持续发展并取得更大突破。随着科技的不断进步和医疗行业的发展，人工智能将在中医医馆中发挥越来越重要的作用。

首先，在医疗与健康管理领域，人工智能将进一步提升中医诊断和治疗的准确性和效果。通过分析大量的医疗数据和中医经典文献，人工智能可以帮助中医医生更准确地诊断疾病，并给出个性化的治疗方案。人工智能还可以通过监测和分析病人的生理参数，提供实时的健康状态评估和预警，并定制个性化的康复方案。其次，在患者服务领域，借助语音识别、自然语言处理和机器人等技术，人工智能可以与患者进行交互，并提供个性化的医疗建

肆　技术创新篇

议和指导。人工智能将改善中医医馆的服务体验和效率。同时，在数据平台构建与数据流通中，人工智能还可以协助中医医馆管理病历、调配资源、优化排班和预约等工作，提高工作效率和服务质量；通过数据共享和协同工作，中医医馆可以与大型医院、科研机构和互联网医疗平台等进行合作，共同开展疾病诊疗、药物研发和健康管理等方面的工作，推动中医馆与其他医疗机构和平台的连接与合作。

然而，我们无法忽视人工智能在中医医馆应用的过程中面临着如"数据隐私与安全""技术标准和规范""人机交互的人性化"等人工智能的固有挑战和问题。因此，在推进人工智能在中医馆的应用时，需要注重制定相应的管理机制和规范，确保其安全可靠、符合伦理原则，并与中医的特色和价值观相协调。

人工智能在中医馆的应用前景广阔，将进一步提升中医诊疗水平、改善服务体验，并促进中医与现代医疗的融合。通过科技与传统智慧的结合，期待中人医馆能够更好地满足人们的健康需求，同现代西医医学"分庭抗礼"，为人类的健康事业做出更大的贡献。

参考文献

［1］郭益雯，楚天舒，朱容钰，等．基于 SWOT 分析的中医人工智能现状与发展研究［J］．世界科学技术　中医药现代化，2022（1）：419-424.

［2］肖勇，田双桂，沈绍武．我国中医药信息化建设与发展的思考［J］．医学信息学杂志，2019（7）：12-17.

［3］孟晓媛，张艳，陈智慧．人工智能在中医药领域的应用与发展［J］．吉林中医药，2023（5）：618-620.

［4］李海鲲，胡存刚，宗仁鹤，等．基于数据库的中医专家诊断系统的研究［J］．微处理机，2005（1）：26-28.

［5］边沁，何裕民，施小成，等．基于 MFB-P 算法的中医证型的神经网络模型初探［J］．中国中医基础医学杂志，2017（5）：66-69.

［6］柳奕诚，宋欣阳，李宗友．论医疗人工智能的未来：医疗网络［J］．中国中医药信息杂志，2018（11）：1-5.

［7］梁文娜，林雪娟，俞洁．真实世界的大数据助推中医健康管理进入人工智能

时代［J］. 中华中医药杂志，2018（4）：1213–1215.
［8］洪燕龙，张林，胡晓娟，等 . 互联网与人工智能背景下的中医药诊疗服务新模式设想与研究［J］. 上海中医药大学学报，2020（6）1–8.
［9］袁纲，傅文第，邸维鹏，等 . 中医思维的辨识与传承研究［J］. 上海中医药大学学报，2015（5）：6–12.
［10］刘梦，王曦廷，周璐 . 基于深度学习与迁移学习的中医舌象提取识别研究［J］. 中医杂志，2019（10）：835– 840.
［11］贾瑞婷，卞跃峰，宋欣阳，等 .“互联网 + 中医”发展现状及应用［J］. 中华中医药杂志，2018（9）：3852–3855.
［12］余启民 . 医疗人工智能应用争议与法制规范课题［J］. 东吴法律学报，2022，34（2）：25–63.
［13］陈彦元，温明强，周承复 . 人工智能辅助医疗［J］. 澄清医护管理杂志，2020，16（3）：4–8.
［14］罗思言，王心舟，饶向荣 . 人工智能在中医诊断中的应用进展［J］. 中国医学物理学杂志，2022（5）：647–654.
［15］林静怡，李诗翩，郭义，等 . 人工智能助力中医药发展现状、问题及建议［J］. 世界中医药，2022（6）：864–867.
［16］徐佳君，罗志明，赵文，等 . 基于人工智能算法的中医状态辨识规则［J］. 中医杂志，2020（3）204–208.
［17］Longoni C，Cadario R，Morewedge C. For Patients to Trust Medical AI，They Need to Understand It［J］. Harvard Business Review（digital），2021.
［18］World Intellectual Property Organization Staff. WIPO technology trends 2021：assistive technology［M］. World Intellectual Property Organization，2021.
［19］张欣，宋雨鑫 . 人工智能时代算法性别歧视的类型界分与公平治理［J］. 妇女研究论丛，2022（3）：5–19.
［20］石颖 . 算法歧视的发生逻辑与法律规制［J］. 理论探索，2022（3）：122–188.
［21］Vartan S. Racial bias found in a major health care risk algorithm［J］. Scientific American，2019，24.
［22］田松，祁若可，程月招 . 514 例亚健康人群中医体质与证素特点及其关系初步研究［J］. 中华中医药杂志，2015（1）：243–245
［23］国务院办公厅 . 关于促进和规范健康医疗大数据应用发展的指导意见 规范

［EB/OL］.（2016-06-21）https：//www.gov.cn/zhengce/content/2016-06/24/content_5085091.htm，最后查阅时间 2023 年 7 月 3 日。

［24］国家卫生健康.医疗机构设置规划指导原则（2021—2025 年）规范［EB/OL］.（2022-1-12）https：//www.gov.cn/zhengce/zhengceku/2022-02/01/content_5671603.htm，最后查阅时间 2023 年 7 月 3 日。

［25］中华人民共和国科学技术部.新一代人工智能伦理 规范［EB/OL］.（2021-09-26）（2021-11-09）.http：//www.most.gov.cn/kjbgz/202109/t20210926_177063.html，最后查阅时间 2023 年 7 月 4 日。

［26］刘琪，谷笑颖.医疗人工智能应用中的伦理困境及对策研究［J］.医学与哲学，2019（21）：5-8.

［27］李明，李昱熙，戴廉.医疗人工智能伦理若干问题探讨［J］.医学与哲学，2019（21）：1-4.

［28］李思晔，王强.健康医疗与疾病防控领域人工智能应用国外实践研究［J］.互联网天地，2022（6）.

［29］胡可慧，陈校云，宋杨杨，等.美国、欧盟、英国、日本和中国医疗人工智能相关政策分析［J］.中国数字医学，2019（7）34-38.

［30］Pesapane F，Volonté C，Codari M，et al. Artificial intelligence as a medical device in radiology：ethical and regulatory issues in Europe and the United States［J］. Insights into imaging，2018，9：745-753.

［31］Kramer D B，Xu S，Kesselheim A S. Regulation of medical devices in the United States and European Union［M］//The ethical challenges of emerging medical technologies. Routledge，2020：41-48.

［32］Robotics E U. Strategic research agenda for robotics in europe 2014 - 2020［J］. IEEE Robot. Autom. Mag，2014，24：171.

［33］曾雄，梁正，张辉.欧盟人工智能的规制路径及其对我国的启示——以《人工智能法案》为分析对象［J］.电子政务，2022（9）：63-72.

［34］曹建峰、方龄曼.欧盟人工智能伦理与治理的路径及启示［J］.人工智能，2019（4）：39-47.

［35］王祯军.算法应用于社会稳定风险评估的可行性、法律问题及对策［J］.法制研究，2022（2）：114-125.

［36］何炼红，王志雄.人工智能医疗影像诊断侵权损害赔偿法律问题［J］.政治

与法律，2020（3）:27-37.

［37］郑志峰.诊疗人工智能的医疗损害责任［J］.中国法学（文摘），2023（1）.

［38］董星宇，陈敏.医疗人工智能发展存在的问题及对策［J］.医学与社会，2019（5）：80-82.

［39］刘伶俐，王端，王力钢.医疗人工智能应用中的伦理问题及应对［J］.医学与哲学，2020（14）：28-32.

［40］洪峥，高嘉良，王阶.人工智能——引领中医学新发展的有效工具［J］.世界科学技术—中医药现代化，2018（7）：1197-1201.

肆 技术创新篇

HB.14 以中医馆为载体践行中医药传统知识保护的思考

王柳青[①]　孙冉冉[②]

摘　要： 2017年《中华人民共和国中医药法》实施以来，国家高度重视中医药事业的传承创新发展，注重对中医药传统知识的保护，中医药迎来了前所未有且更加广阔的发展空间。基层中医药医疗卫生机构除了肩负为广大基层人民群众的健康提供基本的中医药服务任务外，还身兼继承和发展中医药的重要使命，其中，中医馆凭借中医药应用的优势逐渐成为基层卫生服务的中坚力量。中医馆的建设与中医药传统知识保护工作相辅相成。本报告从中医药传统知识保护的目的与意义出发，结合中国中医馆的发展现状，分析如何在此基础上更好地践行中医药传统知识保护，使中医药传统知识保护工作落到实处，让更多有价值的中医药传统知识得到传承发展的同时，发挥好、利用好基层中医馆优势，以中医馆为载体切实服务好基层百姓。

关键词： 医药；中医馆；中医药传统知识；基层医疗

引　言

中医药既是中国特有的医疗卫生资源，又是数千年绵延不断的文化资源，凭借其"简便廉验"的特点，以及综合"预防、医疗、康复、保健"为一体的医疗卫生服务体系[1]，在百姓的医疗服务过程中发挥了独特的经济价值和显著的服务优势，受到广大人民群众尤其是基层百姓的青睐，对于解决长期以来

①　王柳青，中医学博士、中国中医科学院副研究员，主要研究方向：中医药传统知识保护，中医医史文献和中医文化传播。

②　孙冉冉，中医学博士、北京中医药大学东方医院主治医师，主要研究方向：中医体质与疾病相关性研究，中风康复研究。

肆　技术创新篇

"看病贵、看病难"等社会问题具有现实意义。中医药传统知识是中医药传承创新的重要内容，体现了祖国医学的理论观念、辨证思维、独特技艺、方药加工、操作手法等，通过人的行为实践活动实现对中医药传统知识传承创新。中医药传统知识通过其活态性的特征，在传承过程中，不仅具有历史的延续性，承载着传承数代的中医药知识；而且通过不断创新，在经济与科技飞速发展的当今社会仍能保障人民生命健康，焕发出新的生命力。

习近平总书记指出："中医药学是中国古代科学的瑰宝，也是打开中华文明宝库的钥匙。"《中共中央 国务院关于促进中医药传承创新发展的意见》明确了中医药在疾病预防、治疗及康复中的作用，提出了一系列中医非药物干预措施，强化预防疾病思想，为中医药发展"把脉""开方"，更为新时代传承创新发展中医药事业指明了方向[2]。中医药传统知识是中医药传承创新发展的源头活水，是中医药发展迈向现代化的必经之路，必须"遵循中医药发展规律，传承精华，守正创新，加快推进中医药现代化、产业化"。[3]"传承精华、守正创新"，有"传"才有"承"，中医药工作要做好在"传承"基础上的"创新"，不仅可以为中医药的"创新"工作打好基础，也是实现"创新"的源头，更是中医药传承创新发展的根基。

一、中医药传统知识保护的现状与目的

自中国中医药传统知识保护工作开展以来，国家中医药管理局中医药传统知识保护研究中心负责全国 31 个省（自治区、直辖市）的中医药传统知识收集整理工作，同时从中医药传统知识的概念、保护范围、知识产权等方面出发持续开展相关研究。各省级中医药主管部门开展中医药传统知识调查相关工作，包括人才培养、专家咨询、调查整理、数据上传等。2005 年，在国家中医药管理局的支持下我国的中医药传统知识保护相关工作就已经陆续展开。积极借鉴了世界上历史悠久的国家对传统知识保护的经验，在此基础上对我国中医药传统知识保护的概念、特征与分类进行了研究；并提出开展适合中国基本国情和中医药发展需要的中医药传统知识保护研究。2013 年，以调查我国中医药传统知识存续状况为目的，对全国范围内具有代表性的中医药传统知识进行建立档案，在《中医药传统知识保护技术研究》项目下，

建成有由 21 种古籍和 3 万余首方剂组成的方剂数据库、重点纳入民间医药为主体的活态数据库。从 2017 年 1 月起，《中华人民共和国中医药法》正式施行，其中第四十三条规定："国家建立中医药传统知识保护数据库、保护名录和保护制度。中医药传统知识持有人对其持有的中医药传统知识享有传承使用的权利，对他人获取、利用其持有的中医药传统知识享有知情同意和利益分享等权利。国家对经依法认定属于国家秘密的传统中药处方组成和生产工艺实行特殊保护。"

为重点挖掘中国中医古籍及以外的包括各民族医学在内的，具有"安全、有效、经济、便捷"的单方、验方、特色诊疗技术等属于创新的活态中医药传统知识提供法律依据和保障，对中国今后的中医药传统知识保护意义重大。2018 年至今，中医药传统知识保护数据库建设正有条不紊地进行中。2020 年 9 月在杭州召开全国中医药传统知识保护工作培训会议。2021 年 10 月，国家中医药管理局发布了《关于〈中医药传统知识保护条例（草案征求意见稿）〉公开征求意见的通知》，从总则的立法宗旨、概念，登记认定管理到持有人权利和保护、法律责任等内容向社会公开征求意见，进一步加强和推动了我国中医药传统知识保护收集整理工作。尤其是活态中医药传统知识的保护，目前已经建成"活态中医药传统知识数据库系统"并有序运行，依托稳定的专家人才队伍，推进调查采集工作常态化，在调查的同时可接受自主申报，符合条件的统一纳入活态中医药传统知识保护数据工作平台。目前，通过对国内 31 个省（自治区、直辖市）开展中医药传统知识保护工作培训以及实地走访，摸清全国现有活态中医药传统知识的实际情况，截至 2023 年 7 月活态中医药传统知识数据库接收全国范围上报项目共计 3333 项。

中医药传统知识保护已经上升到国家层面，通过进一步规范中医药传统知识的开发和利用，制定适合中国国情和中医药发展需要的保护制度，确保中医药传统知识的可持续发展，进而推动中医药传统知识保护的发展。在前期的挖掘整理工作中发现，各省级任务实施单位对中医药传统知识保护概念和范围有待统一；对中医药传统知识中的创新技术权属的界定，尤其是判定属于中医文化下的个人独创还是属于源自中医古籍的传承应用需要有规范的认识；对已公开或保密技术持有人权属确定，是否存在共同持有人等有待进一步考察和甄别。鉴于此，为规范中国各省级任务实施单位的中医药传统知识保护的收集整理工作，确保收集工作能够顺利地开展和实施，国家中医药管理局中医药传

肆 技术创新篇

227

知识保护研究中心通过对全国各省进行走访并深入各个县区对具体项目进行实地考察并召开培训会，鼓励中医药基层工作者和相关部门人员积极参与寻找中医药传统知识持有人，如与民间特色诊疗技术人员、参加确有专长人员积极联系寻找持有人，做到全面了解和挖掘。对于持有人信息较少或出于保密等原因，无法判断其独特性和是否具备收集价值的信息，需做好保密的解释说明工作。

如今，中医学发展得到中国政府前所未有的扶持，为中医药传统知识的保护做出了多方面努力。根据国家中医药管理局科技司《关于做好中医药传统知识调查工作的通知》，由国家中医药管理局中医药传统知识保护研究中心负责的全国范围内对中医药传统知识保护收集整理工作已有序地展开。各省级任务实施单位，通过实地调研、互联网远程实况相结合的方式，对分布在管辖范围内的各医疗机构、家族、师承群体、学派、老字号企业及特定地区（民族聚集地、村落等）中传承应用的活态性的中医药传统诊疗技术、经验方、中药炮制、制剂方法等中医药传统知识进行抢救性调查、挖掘和整理，对根植于中华各民族传统至今仍在传承应用的，且不同于公知公用的，具有独特性的并有较高医疗、技术、经济价值的中医药传统知识进行挖掘、收集、整理，进一步为有代表性的中医药传统知识建立信息档案，构建中医药传统知识保护数据库和保护名录，实现初步对中医药传统知识的防御性保护。

中医药传统知识保护旨在解决中医的传承问题，中医药传统知识保护可以使中医药传统知识持有人在技术传承中得到应有的权益，不仅可以防止中医药传统知识被不正当使用和恶意占有，而且，技术持有人在权益得到保障的前提下，将更乐于传播其所掌握的技术，打破自古以来中医对"秘而不传""教会徒弟，饿死师傅"[4]的固有态度。中医药传统知识的保护不仅仅是单纯地对其进行收集整理等形式上的保护，更重要的是将挖掘整理出来已经成熟的且安全有效的技术应用于临床。在权益保护之下，技术持有人将会更加积极地去发扬光大其技术，以更开放的心态去面对技术的传承，才会有更丰富的优秀的技术资源应用于临床，真正实现中医药传统知识在传承中创新，对提升中医药的临床服务能力有重大意义，让传统中医诊疗技术服务更多的基层百姓，减轻患者就医和国家医疗负担，这才是目前开展中医药传统知识保护工作的目的与初衷。

二、中医药传统知识保护面临的问题

中医药传统知识最突出的特征是其活态性和传承性[5-6]。中医药传统知识的活态性体现在中华民族数千年以来在医疗方面的创造、发展、延续传承，具有不断发展变化、永不停息的特点。中医药传统知识的传承性是指自古以来中医药知识依靠创造者、传承人对其所持有的中医药知识、实践经验，通过口传心授、官方教育、自学等方式，世代使用、继承和发展，使中医药传统知识随着中华民族的繁衍生息代代传承发展。活态性和传承性都是中医药传统知识保存至今并能永葆活力、不断发展的保证。

中医药传统知识保护的核心包括传承人和技术本身两个方面，现如今看似对中医药传统知识的保护，实则做出所谓保护中医药的一系列表现思路却是重物轻人，如非物质文化遗产申报热潮，却不了解非物质文化遗产保护的仅有技艺，却也轻人。另有，各地出现抢注商标、地理标志等，更有当地为体现对中医药的重视，挖掘古籍、文物，建立博物馆将其束之高阁等现象，而对真正有价值的中医药传统知识的挖掘整理、活态传承、临床应用的关注非常有限。这种现象不仅造成了现有中医药资源的极大浪费，同时又与保护中医药传统知识的初衷相去甚远。充分挖掘中医药的价值，鼓励中医药传承创新应该遵循中医药的发展规律，以人为保护中心，基于其活态性和传承性进行保护。对于掌握经挖掘整理筛选评价以后的中医药传统知识人员，可以将其持有的中医药秘方、验方以及中医药技术方法、科研成果等通过利益分享等权利，在各地中医馆等基层中医医疗机构进行推广应用，充实现有的医疗技术体系，将对中医药传统知识保护工作起到示范和推动作用，以实际行动助力中医药的传承创新发展。

长期以来，无论是以包括古籍、方剂在内的传统的中医药知识，还是散落在民间的活态中医药知识，均侧重于对其进行各方面的科学研究，针对有价值和传承意义的中医药传统知识进行挖掘、归档，对中医药传统知识起到了收集整理作用，但现阶段在国家层面尚无专门针对中医药传统知识的长效保护机制和具体措施。另外，通过口传心授、师徒或家族传授等方式传承的中医药知识，以及"秘不外传""传男不传女"等传统的传承文化，意味着中医药知识的保护必须在制度层面进行根本的解决。2021 年，中共中央、国务院印发《知识产权强国建设纲要（2021—2035 年）》，指出"推动中医药知识保护与现代知识产权制度有效衔接"，为从国家层面解决现代知识产权制度与中医药发展权不相适应的问题指明了方向。

现有的知识产权保护制度主要形式包括对版权、专利、商标、商业秘密等权益的保护，中国现行的知识产权制度已经逐步国际化，但在保护中医药传统知识方面还存在诸多局限性。例如《中华人民共和国著作权法》中对版权保护主要针对的是有形的媒介，而不保护媒介中的具体内容。国际版权公约和大多数国家的版权均承认版权保护并不延伸至出版作品中涉及的某些思想、程序、操作方法、原则或概念等因素。中国的中医药在传承中有很多传统知识还没有被具象或者创造出实物，无法得到现有知识产权的切实保护，得到应有的权益。同时，专利申请要求所申请的专利具备新颖、独创、实用等特点。目前，很多中医药传统知识无法申请专利保护，而且专利申请程序复杂，费用昂贵。另外，著作权和专利权都有一定的保护期限，著作权对作者版权的保护会持续在作者去世后 50 年，专利权有效期则仅为 20 年，时间较短，如此，期满后中医药传统知识便进入公共知识领域，容易导致滥用，损害持有人的利益，导致中医药传统知识的流失。除此之外，商标法并不保护特定技术或知识本身，所以无法对中医药传统知识提供保护。而商业秘密的优点虽然是可以持续保护，但保护能力较弱，一旦泄露就会对中医药传统知识持有人乃至国家造成巨大损失。

中医药传统知识是中国人民经历数千年代代相传的宝贵遗产，是几千年来与疾病作斗争的智慧结晶，不仅具有巨大的历史、文化、艺术等价值，而且是当今社会不可缺少的医疗资源和经济支撑。经过相关领域学者数十年的调查研究，当前中医药传统知识的保护和传承状况不容乐观，存在诸多缺陷和局限性，许多中医药传统知识正在面临失传或濒临灭绝，保护工作刻不容缓。但对中医药传统知识的保护不能一蹴而就，要了解中医药传统知识的特点，遵循中医药传统知识发展的规律，采取有针对性的措施，才能使中医药传统知识保护得到可持续发展，取得更好的效果。

由于中国社会对传统知识保护尤其是中医药相关的传统知识概念相对比较模糊，保护意识较为薄弱，认识有待提高。在《中华人民共和国中医药法》的指引下，各省市按照《中医药传统知识收集整理技术规范》要求，结合国内中医药传统知识保护过程中出现的问题，进一步完善实施细则，对传统医药领域中历史悠久、被实践证明具有疗效好和安全性高的中医药传统知识进行筛选，为更好地传承和保护我国中医药传统知识进行调查，从所筛选出的中医药传统知识中，挖掘真正属于创新的活态中医药传统知识，并对其进行保护。

除此之外，中医药传统知识保护需要具有专业知识的中高等中医院校师生的积极参与，提高在校师生对中医药传统知识的认识和保护意识，医学院校的师生具有较高的专业辨识力，可以利用假期实践活动深入基层，全面了解和发现有价值的中医药传统知识。地方中医药相关部门，积极联合医院、高校对社会开展中医药传统知识的概念宣传和保护意义的普及，提高民众对中医药传统知识的认识和重视。社区卫生责任机构，对该区域内的符合中医药传统知识范畴的活态知识进行全面的了解、深入走访，掌握管辖区域属于保护工作收集整理范围内的中医药传统知识的基本情况，做好宣传教育工作。

三、中医馆的现状

根据《医疗机构管理条例实施细则》，中国的中医医疗机构，分为中医医院、中医门诊部、中医诊所及一切以各种名称面向社会而主要从事中医医疗业务的单位，按注册类型分为公立和民营机构。国家规定中医诊所及中医门诊部等以提供中医药门诊诊断和治疗为主的诊所，中医药治疗率不低于85%，而现阶段没有明确"中医馆"设置标准，但"中医馆"的特点是以100%纯中医为主营诊疗手段的民营中医机构。截至2018年年底，全国中医类门诊部（含诊所）总量超过6万家。中医馆现已形成了"药店＋坐堂医"模式，由零售中药店向中医馆转型，例如同仁堂中医医院、河南张仲景国医馆等。现阶段我国社会上的中医馆根据规模和功能可以细分为4类，包括大型综合性中医馆、健康会所型中医馆、中型专科型中医馆、诊所药店型中医馆。

中国古代把中医行医卖药治病的地方（就是现在的中医馆、小型中医院、中医诊所、中药店）统称为"堂"。早期中医馆要追溯到同仁堂、胡庆余堂等中医行医卖药的场所，传播最为广泛的当数乐显扬创建于1669年（清康熙八年）的同仁堂。现代中医馆发展历史不到20年，第一家以中医馆正式命名的机构为2004年成立的深圳市和顺堂医药有限公司，随后出现的规模较大的中医馆还有 2010 年创立的北京固生堂中医连锁管理集团等。《中华人民共和国中医药法》出台后，地方配套相应政策实施，民营中医馆进入发展热潮。2017年国家中医药管理局发布《中医诊所备案管理暂行办法》，中医诊所的开办流程更加简便。

随着政策红利的持续释放，中医药产业也将迎来更为巨大的市场空间。分级诊疗迎来重要突破口。民营中医机构聘请大医院在职或退休的老中医到民营中医诊所坐诊，一定程度解决了分级诊疗中医生资源配置问题，同时老中医引导客户到民营中医诊所就诊，形成正向循环。借此理念，在惠益分享的前提下，中医药传统知识技术相关人员可与中医馆合作，自行安排时间到连锁中医机构兼职坐诊，方便居民就近求医，解决了基层居民求医难的问题。

四、中医馆的政策与发展趋势

中医馆是民间常见的医疗机构，为人民群众提供基础医疗服务。随着现代化进程的不断推进，中医馆也逐渐走向规范化和专业化。自 20 世纪 80 年代以来，中医馆得到了国家政策的支持和鼓励，逐步发展成为一个独立的服务行业。国务院办公厅关于印发《"十四五"中医药发展规划》中提到，高质量中医药服务体系建设中包括对基层中医馆建设。加强基层医疗卫生机构中医馆建设。鼓励有条件的地方完成 15% 的社区卫生服务中心和乡镇卫生院中医馆服务内涵建设。方便居民就近求医，解决了基层居民求医难的问题。

据统计，截至 2019 年年底，全国注册中医馆数量已超过 40 万家。随着中医理念的普及和市场需求的增加，许多中医馆开始逐步扩大规模，增加服务项目等方面的投入。2022 年，国家中医药管理局等四部门联合印发的《关于加强新时代中医药人才工作的意见》中提出，新时代中医药人才工作的主要目标：到 2025 年，全部社区服务中心和乡镇卫生院设置中医馆、配置中医医师。2023 年 3 月，为贯彻落实《"十四五"中医药发展规划》，深入实施《基层中医药服务能力提升工程"十四五"行动计划》，国家中医药管理局制定并印发了《社区卫生服务中心、乡镇卫生院中医馆服务能力提建设标准（试行）》，加强对基层医疗卫生机构中医馆的建设指导，提升基层中医药服务能力，更好地满足城乡居民对中医药服务的需求。其中，《中医馆建设标准》针对中医医疗和康复服务、中医预防保健服务分别要求，要能够提供中药饮片和 6 类 10 项以上中医医疗技术服务，至少培育 1 个中医优势专科（专病）等内容。

目前，现有中医馆开展的服务项目分类，除了传统模式的综合性中医馆外，以单个服务立项的专科中医馆越来越盛行。专科中医馆对精准人群提供差异化服务已呈现出深度精细化、连锁化的发展趋势。但近年来的调研显示，基层中医馆建设重在形式，内涵建设薄弱[7]。对中医的认识及重视度不足，乡镇卫生院在制订年度规划中，很难对中医药有太多的投入。绝大部分乡镇卫生院中医科仅仅开展了常规的诊疗项目，没有形成特色诊疗优势，吸引不了众多患者，更满足不了广大患者的诊治需求[8]，缺少对中医馆建设的长远规划，中医馆的"名医"从何而来？更谈不上优质的中医药临床技术的应用与传承。

五、对策与建议

中医药传统知识保护工作是国家大力发展中医药事业的决心和意志体现，关系到中华民族文化的传承与发展，是实现中医药科技创新的重要契机。同时，中医药传统知识保护是一项系统工程，需要上下协同、内外联动、各方配合。政府层面需要加强对相关工作的宣传力度，加大中医药传统知识推广转化力度，规范保护工作流程，助推中医药传统知识的应用、推广和转化[9]。

（一）有针对性地开展宣传培训

中医药传统知识保护一直以来受到了各方关注与重视，其保护方式自古就有"以纸质文献为载体"与"口传心授秘密保护"两种。针对当今国际传统知识保护呈现出的争议与呼吁并存的局面，中国在经典案例和经验启示的基础上，对中医药传统知识保护进行了相关制度和技术研究，因时而变，顺势而为，现已逐渐转变为国家各级中医药行政管理部门依法开展的一项工作。目前根据实际情况，初步形成的活态中医药传统知识保护收集整理方案，向各省市集中宣讲、引导收集。在此基础上，不同省（自治区、直辖市）应根据当地对中医药传统知识保护的认识程度，有针对性地开展《中医药传统知识保护收集整理技术规范》培训、中医药传统知识保护与知识产权、中医药传统知识保护与非遗的专题讲座；培训收集人员的同时将有示范性作用的活态中医药传统知识作为案例，一定范围内开展中医药传统知识保护普及宣传。

此外，基于当前收集整理状况与保护的目标，需从人员、政策等要素着手，加强中医药传统知识保护工作传播度，提高群众认知度，推动立法进程，确立保护模式，构建活态中医药传统知识保护的长效机制[10]。各地应在国家中医药管理局中医药传统知识保护研究中心的协助下，积极探索出一套适合自身的、更有针对性的工作方法和工作模式；针对具体操作内容，相关工作人员应明确认识，协助信息解释填报工作；同时应尽快制定出《中医药传统知识保护条例》，以进一步规范中医药传统知识的登记、认定及获取、利用，使中医药传统知识保护的开展有法可依，有章可循。

（二）组建各层级专家评审体系

建立逐级上报制度，形成由县、市、省、国家四级组成的中医药传统知识收集体系和队伍，建议每省推荐一定数量的既懂中医药传统知识保护，又有较丰富临床经验的专家，构建国家级、省级筛选评价专家委员会，对各级申报的项目进行逐层筛选，有效避免不同省级单位对项目的重复确权，对其中确有价值的中医药传统知识进行申报指导。形成收集整理、筛选评价、纳入名录和数据库、推广应用的有效运行机制。

（三）开展明确持有人权益研究

进一步开展《中华人民共和国中医药法》中关于"持有人对其持有的中医药传统知识享有传承使用的权利，对他人获取、利用其持有的中医药传统知识享有知情同意和利益分享等权利"具体内容的研究，探讨持有人概念和权益。开展针对目前技术持有人、传承人以及申报人之间关系的研究，通过分析持有人与传承人的关系，以及传承使用权的私权属性等，为今后构建持有人专有权合理使用制度，鼓励创新传承，开展中医药传统知识保护工作提供保障。同时，建构一套稳定有序、高效协同的良性机制，推进立法协作以获得法律依据、加强统筹保障，协调技术持有人、行业学者、政府、市场等有效衔接的服务制度，搭建现代知识产权与传统知识保护互相补充的中医药知识产权保护体系，发挥司法、政府、社会等多元保护在中医药传统知识保护中的重要作用。

（四）推广转化与应用研究

活态中医药传统知识收集的目的不仅是对其进行保护，更重要的是将挖掘整理筛选评价出来已经成熟的、安全的、有效的项目应用于临床，能够更好地为人民服务。如经过前期的挖掘整理筛选评价以后，可以有针对性地把更多的经费或力量放在技术的升级或是技术进一步的优化改造上，如通过省级中心适宜技术推广基地、医疗机构、中医馆等进行推广应用，充实现有的医疗技术，将对中医药传统知识收集整理工作起到示范和推动作用，以实际行动助力构建中医药知识产权保护大格局。

（五）完备体系结构

建立完备的中医药传统知识综合保护体系，将中医药传统知识保护与中医馆建设相关政策研究结合，将中医药的资源优势和知识优势转化为产业优势和经济优势，提升中医药传统知识的发展空间和潜力，使中医药传统知识更好地传承发展和服务患者，形成中医药传统知识落地中医馆传承创新的新机制。

（六）"示范中医馆"建设

"示范中医馆"是指基层医疗卫生机构在建设标准化中医馆的基础上，通过提质建设、硬件建设、人才建设、中医药服务能力建设、中医药参与基本公共卫生服务、信息化建设、中医药文化建设等全面达到《基层医疗卫生机构"示范中医馆"建设标准》的要求，并经单位自评、县级初评和市级验收通过后报省卫生健康委确定。"示范中医馆"是基层医疗卫生机构中医馆的"升级版"，是对基层中医服务阵地的再巩固、内涵建设的再强化和服务能力的再提升。

"示范中医馆"通过示范引领、典型带动，基层医疗卫生机构中医药服务能力不断提升，基层中医药发展基础进一步夯实，中医药服务网络进一步完善。使中医药贴近基层、贴近群众的特点和简便验廉的优点持续展现，中医药越来越受到人民群众的欢迎和认可。在加强对中医药知识保护的宣传教育的基础上，将经过临床筛选评价的优质的中医药传统知识项目在中医馆推广

肆 技术创新篇

235

应用，建设以中医药传统知识项目为主的"示范中医馆"，在全社会营造重视热爱中医药传统知识，保护优秀的中医药传统知识项目，继承发展中医药的良好环境。

综上所述，中医馆作为传统中医药服务机构，在现代社会仍然具有重要意义。未来，随着社会健康意识的不断提高和中医理念的普及，相信中医馆会有更加广阔的发展前景。将收集整理推荐优质的中医药传统知识项目，经评估后开展中医药传统知识筛选评价，在此基础上，以各地中医馆为载体，为项目推广应用、提升中医药服务能力奠定基础。大力发展基层中医馆建设，办出特色与优势，将不断加强基层中医馆全方位建设，与中医药传承创新发展有机结合，才能真正推动基层中医药不断地发展。开展中医特色专科建设，与优秀的中医药传统知识项目结合，也将是今后中医馆等基层中医医疗机构发展的必然趋势。

参考文献

[1] 王瑞雯. 基层中医馆发展现状及对策研究［D］. 济南：山东中医药大学，2018.

[2] 方前进. 新安医学更好融入基层中医馆建设之思考与借鉴［J］. 中国农村卫生，2022，14（05）：38-40.

[3] 石雪芹，刘谦，王柳青，等. 从中医药源流看中医药传统知识保护价值［J］. 中国医药导报，2022，19（21）：123-126.

[4] 安宏，刘谦，王柳青，等. 论中医药传统知识保护对解决中医药"不传"之痛的意义［J］. 中国医药导报，2022.19（25）：111-114+123.

[5] 王诗恒，秦培洁，王柳青，等. 有关延长中医药传统知识保护期限问题的探讨［J］. 中国医药导报，2022，19（32）：126-129.

[6] 王柳青，刘谦，张震，等. 中医药传统知识保护概念析要［J］. 中国医药导报，2023，20（08）：146-149.

[7] 屈良平. 基层中医馆现状与发展的思考［J］. 中国农村卫生，2022，14（04）：43-44.

[8] 刘刚，徐秋培，夏少岭，等. 乡镇卫生院中医药建设的现状和建议［J］. 中国初级卫生保健，2014，28（09）：39-42.

［9］李钰，刘谦，国华，等．活态中医药传统知识保护工作中的问题与释疑［J］．中国医药导报，2022，19（30）：128-131.

［10］张凤霞，刘谦，王柳青，等．活态中医药传统知识保护现状、存在问题与对策研究［J］．中国医药导报，2023，20（11）：188-192.

肆　技术创新篇

HB.15 书院制医教协同中医
诊疗实践模式的发展启示

孙冉冉[①]　孙晨琛[②]

摘　要： 在中国传统医学的悠久历史中，中医馆是中医药的重要载体之一，中医师承教育通常也在中医馆中进行，中医馆不仅是中医药的传承场所，也是中医文化的传播场所。HP医馆是一家率先尝试在传统媒体平台进行中医药文化传播，再开展书院制中医传统师承教育，最后依托"互联网＋"形成结合了中医师承教育、医馆诊疗及中医文化宣传的综合性民间机构。本报告通过对HP医馆的研究，系统梳理了它采用的书院制传统中医师承教育模式、书院现状、招生方式、课程设置；总结分析了HP医馆的发展状况、管理方式、诊疗特点、医教协同互促模式以及在发展中存在的问题；深入思考了HP医馆模式的优势，并借鉴其经验及模式，提出采用医教协同发展以节约医馆管理成本、利用自媒体平台以加强中医品牌文化建设、实行产业多元化布局等产业发展策略。

关键词： 中医馆；中医师承教育；医教协同；"互联网＋"

引　言

中医师承教育是传统的中医传承模式，包括师徒教学和家传继承两种模式，在官办医学教育兴起之前，中医师承教育可谓中医传承的唯一方式，在中医学的发展历史中发挥了巨大的作用。据《唐六典》记载，北魏时期开始设立"太医博士"及"太医助教"等专事医疗教育的官职，代表着官办医疗教育的兴起。自此

---

①　孙冉冉，中医学博士，北京中医药大学东方医院主治医师，主要研究方向：中医体质与疾病相关性研究，中风康复研究。

②　孙晨琛，中国中医科学院医史文献所硕士研究生，主要研究方向：中医医史文献和中医文化传播。

后，中国医学教育基本呈现出官办医学教育和民间师承教育并行的模式。

新中国成立以后，中医高校成为中医教育主体。中医高校采用规范教材及基本统一的课程设置，整体教育总体呈现出划一模式。近年来，中医教育的过程中还出现了日趋严重的"西化"的现象，导致中医"学院派"的教育质量受到一定程度的质疑。在这种情况下，对于恢复中医传统师承教育以及发展中医诊疗机构多样性的呼声开始不断出现。国家需要建立结构更为完善的、形式更为多样的、更能适应中国特色社会主义新时代中医药事业发展的中医药教育、诊疗及中医药文化传播体系。

2017 年 7 月 1 日起《中华人民共和国中医药法》实施，其中第三十三条规定："中医药教育应当遵循中医药人才成长规律，以中医药内容为主，体现中医药文化特色，注重中医药经典理论和中医药临床实践、现代教育方式和传统教育方式相结合。"

2019 年，《中共中央　国务院关于促进中医药传承创新发展的意见》提出，制定中医师承教育管理办法。经国务院中医药主管部门认可的师承教育继承人，符合条件者可按同等学力申请中医专业学位。实施"互联网＋中医药健康服务"行动，建立以中医电子病历、电子处方等为重点的基础数据库，鼓励依托医疗机构发展互联网中医医院，开发中医智能辅助诊疗系统，推动开展线上线下一体化服务和远程医疗服务。

2022 年国务院办公厅印发的《"十四五"中医药发展规划》提出，要发展中医药健康服务业；促进和规范中医药养生保健服务发展；促进中医健康状态辨识与评估、咨询指导、健康干预、健康管理等服务规范开展；推广太极拳、八段锦等中医药养生保健方法和中华传统体育项目，推动形成体医结合的健康服务模式；加强中医药机构文化建设。推动中医医疗机构开展健康讲座等科普活动。

同时《中华人民共和国中医药法》第四十五条规定："县级以上人民政府应当加强中医药文化宣传，普及中医药知识，鼓励组织和个人创作中医药文化和科普作品。"

在国家政策的大力鼓舞下，尤其是党的十八大以来，中国中医药事业迎来了前所未有的发展机遇。随着中医药政策和法规的不断完善，民营资本加速进入国内中医药行业，各种规模及形式的民营中医馆及中医书院不断涌现。HP 医馆在利用传统媒体及新媒体，并将其赋能到中医传统师承教育、发展医教协同型诊疗模式、传播中医文化以及中医类产品开发销售等方面尤显突出优势。

一、回归传统的书院制师承教育

2008 年，HP 医馆的创始人徐文兵医生在中央人民广播电台中国之声栏目讲授《黄帝内经》节目，因讲解风格通俗易懂而大受好评，在传统媒体大众传播领域的绝对优势消失之前，获得了第一批"种子用户"。2009 年徐文兵开始暂停在传统大众媒体上的中医科普节目，转而开展书院型中医师承教育培训，创建"HP中医学堂"。"三年制临床班"是 HP 中医学堂最早面向社会开设的中医师承培训班。开设课程的主旨是在院校制中医教育模式外另辟蹊径，恢复耳提面命、口传心授的传统中医师承模式，目的是培养跨学科、高素质的临床执业医师。

（一）师承培训班现状

根据 HP 中医 2020 年发布的"三年制临床班"招生简章，此师承班课程优先招收无医学背景，非中医专业人士。年龄要求在 45 周岁以下，要求报名学员为全日制大学毕业，有学士及学士以上学位，专业不限。HP 中医学堂每3 年招收 2 期学员，据统计平均每期学生申请人数为 300~400 名，最终录取 99名，录取比例为 25%~30%。目前学费为每学年 11.4 万元，三年学费总计 34.2万元。截至 2022 年 10 月，共有 6 期学员毕业，总人数约为 350 人，其中通过执业医师及助理医师资格考试者共计 126 名。目前"三年制临床班"在校生为临床 7 期和临床 8 期学员，在校学生人数约为 180 人。

（二）采用高效率的招生方式

传统师承的教授方式之一为师徒授受，也就是一种由业师教授知识，学生接受知识的一种单线程教育方式。学生通过侍诊抄方的方式跟师学习，在耳濡目染下学习业师的医德，在临床跟诊实践中锻炼自己的临床水平。然而对大部分业师来说，他们既希望自己的学术成果后继有人，又通常对自己的医学经验采取"非其人勿教，非其人勿授"的慎传原则，因此势必对继承人的挑选采取严格的标准，导致中医师承的招生规模实际上极其有限。

在收徒过程中，业师如果想要让自己的学术思想能够广而传播，就不能过分地对学生的筛选设限。而业师若是只想寻求天资聪颖且德才兼备的弟子，必然会提高收徒门槛，又会导致教育规模缩小，增加学术继承中断的风险。因此 HP 中医学堂的招生方针是进行"学士后"中医继续再教育，报考学生的最低要求是必须拥有全日制大学的学士学位，不限专业，此招生条件可类比国家研究生考试的考生报名条件。总体来看，这种招生限制可以有效地粗筛出有足够学习能力的学生，再通过考察学生个人简历以及招生组线下面试，进一步挑选出符合 HP 中医人文价值取向及医德要求的学生，从而以一种高效率的方式完成"师找徒"的过程。

参考美国医学院的招生模式，HP 中医学堂的招生要求倒是有异曲同工之处。美国高等医学教育就是建立在普通大学本科教育的基础上的。有意攻读医学专业的学生在普通大学学习期，需要选修医学预科课程，保持各科成绩优异，在本科毕业获得学士学位后再通过一系列的实习和考试进入医学院学习。这种建立在本科教育基础上的医学生招生录取制度，学生具有稳定的专业思想和广泛的自然或社会科学基础，保证学生具有成熟的心智[1]。因此在这种招生方针指导下，HP 中医的师承学员最终呈现出的是高学历、高收入、社会阅历丰富且具有跨学科思维的特点。这种招生方式为中医师承教育，在如何保证生源质量的前提下兼顾招生规模提供了价值参考。

（三）回归传统文化的综合性课程设置

HP 中医三年制临床班的教学大纲共计约 1750 学时，全年约完成 580 学时，共设 35 门课。学习期间学生无须脱产，隔周周末上课，授课地点在北京市朝阳区小红门镇海寺公园旁。授课采用以传统课堂为主，网络学习为辅的混合式教学模式。课程设置包含传统武术、中国传统文化、中医理论、中医治疗以及临床实习等。

HP 中医书院课程设置总体显现出综合性强、极具传统文化特色、理论和临床并重的特色，有别于传统中医师承教育的老师在临床过程中口传，学生在跟诊中领悟的模式。首先，HP 中医三年制临床班的课程设置在一定程度上借鉴了现代中医院校的课程体系，而中医学作为一个圆融性极强、学术理论体系纷杂的学科，就要求中医从业人员更应具备一定的人文素养，因此书院在课程设计上又增添了许多文化类课程。其次，在教师的选聘上又借鉴了古代书院制的标准，即以学识渊博为首要标准，而不太注重其学术头衔[2]。体现了 HP 中医学堂"亲近自然、回归传统"的办学理念，形成了一套独具特色的书院型中医课程体系。课程详情参见表 1。

表 1　HP 中医学堂临床班开设课程

课程类型	课程名称
中医理论 （徐文兵亲授）	中医哲学、中医脏象、经络腧穴、中药学、方剂学、诊断学、治疗学、黄帝内经、温病条辨、伤寒论、临床带教
中医理论	分经候脉、形体结构、中药鉴别、医案分析
西医理论	胚胎学、西医检测
临床实习	中药炮制、药房见习、跟诊实习
传统文化	天文、书法、饮食、茶道、道德经
非药物治疗	按摩、脏腑推拿、艾灸、针刺、刮痧、耳穴
导引武术	易筋经、形意拳、太极拳、呼吸吐纳

二、以教带医，医教协同的医馆运营模式的启示

（一）医馆现状

在 2009 年创办 HP 中医学堂后，为解决毕业学生的临床需求，增加在校生的实习机会，HP 中医于 2014 年在北京市朝阳区开办 HP 中医诊所，开始探索医教协同模式，诊所目前已开设中医体检、专科专病门诊、非药物疗法门诊、中医心理诊室等项目，出诊医生目前为 31 人。随后 HP 中医在 2019 年增设 2 个养生型医馆，分别是 HP 中医西城店及顺义店，主打健康医养、针对中医爱好者的养生保健课程、中医体检类服务。于 2020 年在珠海横琴增设 HP 中医诊所珠海分部，开展针药门诊、非药物门诊，同时招收短期学员开展线下养生保健课程，并形成公司制的中大型综合性连锁中医馆模式。

在信息化管理方面，HP 医馆引进"云中医"管理平台，实现了"互联网+"时代的中医馆信息化接入，使门诊预约、挂号、收费、病历采集、方库建立、自动审方、药房抓煎、建立医师工作站、患者资料共享等医馆运营细节初步实现电子化。

（二）医生的招聘和管理

目前 HP 中医诊所的医生均为三年制临床学员毕业生，需经内部考核合格

后才能实习上岗。以 HP 中医诊所朝阳本部举例，目前专科专病门诊的出诊医生人数为 31 人，中医体检部出诊医生人数约为 80 人，徐文兵医生平均每周出门诊 1 天。

综合性中医馆运营的一大难点为如何组建医生团队，尤其是如何聘请名医前来坐诊，而医生的招聘管理成本又占中医馆运营成本的大头，一旦处理不好管理成本问题，则综合性医馆的发展后继乏力，盈利水平可能反不及小型医馆。由于创始人徐文兵自带名医属性，使得 HP 医馆诊所在初创时的营销成本极其有限，因此只需集中精力解决降低医生招聘及管理成本的问题，HP 医馆采用的是实行医教协同式发展的运营方式，即先设立书院教学，等本校学生学成毕业后自然会考虑后期的临床就业问题，从而解决了自营医馆的医生招聘和管理难题。由于学生们在师承过程中对业师产生的尊敬之情，使得他们几乎不可能选择去其他医馆就业，从而自然降低了 HP 医馆的医生管理成本。由于此种运营方式具有特殊性，能否复制仍需进行深入研判。

（三）诊疗特点

HP 医馆的诊疗特点主要表现在 4 个方面：

1. 采用针药结合治疗法

有别于大部分中医院及医馆的治疗方式，HP 医馆的门诊治疗采用针药结合的方式。流程为患者进入诊室后由医生进行问诊，并给出初步诊断意见，病人转入针灸病房进行 30~40 分钟的针灸治疗，其间医生开方并同步传送到药房抓药，病人起针后付款，最后取药。采用针药结合的治疗方式是因为可以避免因中药质量跟不上而造成的治愈率不稳定的问题，而增加针灸治疗作为"双保险"正好可以有效提高临床疗效，增加患者满意度，从而提升医馆知名度。

2. 重视身心同调，开设特色中医心理疾病门诊

在门诊过程中，经常能碰到自感不适，但在医院检查后又毫无异常的患者前来就诊，由于西医通常对此类患者建议自我观察，而患者的确有改善身体感受的治疗需求，因此造成了此类患者痛点无法解决的问题。HP 医馆重视此类患者需求，开设中医心理门诊，聘用现代心理学专业人才结合中医理论开展心理咨询治疗，并同时配合针药或非药物治疗，在临床上对轻度及中度抑郁症有一定的治愈率。

3.严控药方大小

HP 医馆的医生善用小方、轻方、经方，医馆规定一方的中药味数必须控制在若干味以内。由于这种规定对医生的辨证水平要求较高，因此倒逼医馆医生频繁进行医案研讨以提高业务水平。开方医生在出方前还要核对药方总价，使其保持在一个较低水平以减少患者经济负担，因此 HP 医馆的总体诊疗费用呈现出诊费高、药费低的特点。

4.积极开展非药物疗法

由于 HP 医馆实现医教协同发展的经营模式，而部分学生还未及时取得医师资格，无法依法行医。为了解决这类学生的就业问题，医馆开设非药物疗法门诊，包含刮痧、艾灸、脏腑按摩、耳穴、中医体检等养生保健及治未病项目，患者反应良好。目前医馆的非药物门诊量持续上升，总量接近针药门诊量。

（四）以教带医，医教协同互促模式的启示

明清时期的书院教育培养了一大批影响力广泛的社会人才，如吴承恩、王夫之、林则徐、梁启超等。他们都曾肄业于书院，接受书院教育，而书院大师们在学术上的探索与争锋也为其教学提供了充实前沿的内容[3]。以古鉴今，中医教学和临床治疗是否也能形成互相促进的模式？以 HP 医馆为例，医馆会综合评估医生的诊疗指标如门诊量、复诊率、治愈率、投诉率、随机回访的病患满意程度等指标，评选出优秀医生使其返聘回书院兼职教学，从而带入大量实时的临床医案和个人体悟，使书院教育增加实用性和专业性，不至于华而不实，脱离临床。再者对于临床医生而言，能够重回书院讲课意味着能增加兼职收入，且是一种对其医术的肯定，因此医教协同模式还能促进医生业务水平的提高。

另外，由于 HP 中医采用传统师承的教学方式，学生们对业师所传授的临床经验及学术思想耳濡目染、一以贯之。在一定程度上可以避免中医界同业相轻的陋习，因此在门诊治疗中，在病人主动或被动更换治疗医生的情况下，不易出现前后诊断结果差别巨大、两医互相诋毁、轻贱的风险，从而可以降低医患纠纷率。

三、HP 中医发展中存在的问题及思考

（一）医馆医师普遍缺乏师承带徒资格

2006 年卫生部颁布的《传统医学师承和确有专长人员医师资格考核考试办法（卫生部令第 52 号）》规定：师承人员的指导老师应当具备从事中医或者民族医临床工作 15 年以上，或者具有中医或者民族医副主任医师以上专业技术职务任职资格，指导老师同时带教师承人员不得超过两名，师承人员应连续跟师学习满 3 年。由于 HP 中医采用的是本书院医教协同制，所有医生均毕业于三年制临床班，毕业时间均不超过 10 年。即意味着在此制度下，医馆必然缺乏满足带徒条件的师承老师。因此本科非医学专业的学员需另找有资质的师承老师拜师学习才能获得传统师承人员医师考试的资格。对于利用业余时间学习中医课程的学生来说，意味着时间成本又增加了三年，学生容易气馁而中途退学。在《中华人民共和国中医药法》出台后，医馆应发挥主动性，积极完善管理制度，配合省级中医药主管部门完成认定流程，取得合法合规的师承教育认证资格。

（二）缺乏不同声音的学术意见，阻碍在学术思想上的突破

中医师承教育的自身弊端之一是讲究派系，执于一家之言，容易在主观上产生"门户之见"，导致"业师所传，徒弟所受，一字不敢出入"，从而不能兼收并蓄、博采众长[4]。缺少在学术上的交流，将会限制其流派在临床及理论上的发展和突破。这是传统中医师承教育之通病，需要开放胸怀，突破思维定式。可以考虑成立名医学术传承工作室，引进中医院校类专业人才，探索新的传承机制，加大力度建设复合型学术流派传承人才队伍。从而打造具有一定社会影响力的中医学术流派传承工作室。

（三）科研力量薄弱，中医周边及文创产品开发能力有待提高

相较于中医院校，民间中医的各项资源有限，个体户型医馆往往只有一名医生坐堂问诊，基本没有科研能力。而法人制的医馆往往是以盈利为驱使，建

肆 技术创新篇

立专门的科研团队将在短期内增加医馆运营成本，降低利润率。2022年国务院办公厅印发的《"十四五"中医药发展规划》中明确提出要做大中医药文化产业。鼓励引导社会力量通过各种方式发展中医药文化产业。实施中医药文化精品行动，引导创作一批质量高、社会影响力大的中医药文化精品和创意产品。在政策利好的情况下，应把这方面的科研队伍组建起来，把科研成本摊薄至长期经营成本中去，挖掘那些在古代中医药文献中埋藏着的宝石，使其转化为独具中医药特色且符合市场需求的优秀产品。

（四）医馆运力过载

得益于HP中医品牌口碑的良性积累，目前医馆需接待来自全国各地的患者，运力受到严重考验。因此医馆现实行预约看诊制，患者可通过诊所公众号挂号平台以及拨打电话的方式进行约诊。由于HP医馆的诊疗方式为针药结合的方式，单次治疗时间较长。据医生反馈，当全天接诊量达到50人次时，医生诊疗能力即趋于饱和，且会明显感到疲惫。若门诊量超过50人次则出现诊疗时长不足，患者投诉率增加的情况。扩大连锁规模迫在眉睫。

四、HP中医模式的优势及可借鉴性思考

（一）医教协同发展可降低医馆管理成本

民间中医馆的核心竞争力是优质且稳定的医生团队，目前大部分医馆采用"名老中医＋中青年医生"的组合模式来创建医馆的医生团队，这种方式将会导致名医资源遭受多方争抢，造成人才市场的恶意竞争，医馆运营成本增加的难题。民间医馆不妨借鉴医教协同的经营模式，可以开展师承教育定向培养，同时法务部门配合制定合法合规的定向就业协议，学生考取医师资格后根据所签协议进入医馆工作。这种方法的缺点是培养周期较长，然而优点也明显突出，即可以保证医生团队的稳步壮大，后期可在医馆运营过程中节约大量管理成本。

（二）加强中医品牌建设，利用自媒体平台扩大宣传

HP 中医是目前互联网平台上中医文化传播领域的头部机构，全网粉丝量约为 675 万人。品牌建立的价值观为"亲近自然、恢复传统"，立志于以传播中医药文化来提升中国人的文化自信。它成功的主要原因在于创始人具有活跃的互联网思维，善于整合旗下资源并创建 MCN 账号进行整体运营，通过粉丝量较大的账号与其他账号进行高频次互动，引流给旗下各项目组的自媒体账号。账号流量详见表 2。"酒香也怕巷子深"，在自媒体流量超越传统媒体的时代背景下，医生或医馆更应积极形成互联网思维，积极运营自媒体个人账号，或组织成矩阵账号，通过在自媒体平台进行中医药科普教育，不断打磨优质内容，利用平台分配的流量资源以获得线上宣传窗口，通过社群运营的垂直管理方式将线上资源引导至线下消费，逐步建立扩大线下经营模式的可能性。

表 2　HP 中医旗下部分自媒体账号数据

新媒体平台	订阅数（万）	播放量 / 点赞量（万）
微信公众号（徐文兵）	≈ 40	/
微信公众号（北京 HP 中医）	≈ 20	/
新浪微博号（徐文兵）	246.1	/
新浪微博号（HP 中医学堂）	12.1	/
喜马拉雅（徐文兵讲中医）	158.4	17664.9
哔哩哔哩（徐文兵 _HP）	6.1	91.5
抖音（徐文兵）	190.3	1334.5

（三）完善产业布局，实行多元化发展

中医药是一个大概念的产业，仅就治疗而言，不应仅仅局限在医院或医馆，开方抓药仅仅是中医的一小部分。中医应该在更多方面，如疾病预防、食疗保健、医疗康复、健康教育及老年康养等领域发挥自己的优势。HP 中医的部分产业布局详见表 3。因此完善中医药领域多元化产业布局，深耕中医药细分市场是值得民间中医资本后续发力的重要领域。

肆　技术创新篇

表 3　HP 中医多元化产业布局（部分）

项目名称	项目简介
健康教育训练营	针对零基础学员，开展为期 9 天的中医理论及非药物治疗的培训课程
医疗保健训练营	针对零基础学员，开展 3~5 天的专项非药物疗法的培训课程
中医身心健康体检	通过中医四诊，了解患者体质、心理、生理，为进一步的治疗提供依据
传统武术运动	教习易筋经、形意拳、太极拳等修身课程，恢复人体的敏锐感觉能力
饮食药膳美食课	线上 2 年制课程，培养适合自己体质的养生饮食观
康复疗养基地	以更好的服务理念、疗养环境、高资质的医师配置为基础，为追求更佳体验的客户提供优质的疗养服务
多种线上课程	针对零基础的中医筑基课（2 年制）、中医免费课（3 年制）等

五、总结与展望

在国家利好政策的推动下，中医药产业将继续飞速发展，民间中医馆该如何充分发挥自身的优势，灵活融入互联网时代并获得流量红利，值得各自结合地理环境、商业环境、地方政策和现有资金成本进行研判。中医药是打开中华文化宝库的钥匙，是仍待发掘的伟大宝库，借鉴 HP 中医的经验和模式，积极寻求中医馆产业的布局完善，实现结合"互联网 +"模式的多产业、多角度、守传统、有新意、多元化、市场化的中医药产业发展。

参考文献

［1］孙鹏.医学生人文素质教育体系构建研究［D］.重庆：第三军医大学，2012.

［2］明成满.中国古代书院教师的综合素质及其当代启示［J］.中国大学教学，2023（5）：68–74.

［3］王莉娟.明清书院教师日常生活研究及其现代意义［J］.教学研究，2019，42（06）：50–54.

［4］刘海燕.基于传播学视域下的古代中医师承研究［D］.西安：西北大学，2016.

——伍——

综合发展篇

HB.16 不同中医馆职能的比较与分析

金　钊[①]　王欣慰[②]　陈开琦[③]　王佳莹[④]　江昀峰[⑤]

摘　要： 各类医疗机构在职能上各有千秋，本报告在阐述分析各类医疗机构职能的基础上分类讨论并探寻医疗机构未来发展的趋势。四川地区的中医门诊部依托其优势平台，在发挥临床诊疗职能的基础上融合带教职能以增强自身竞争力，推动形成品牌效应以满足患者对高质量医疗服务的需求；各类中医诊所则着力挖掘自身特色以强化竞争优势，通过满足不同群体的需求等方式开拓广泛市场，通过创新诊所形式等方式探索新发展模式；社区卫生服务中心和乡镇卫生院则借助政策支持立足客观实际，不断拓宽诊疗范围以发挥公共卫生服务的重要职能，并致力于建设基层医疗团队以突破医师缺乏的现实困境。除此之外，中医门诊部还常作为中医理论学习与临床技术传承的优势平台，承担基层中医技术培训的任务；中医（综合）诊所作为民营中医馆的中坚力量，因其民营资本的性质以市场为导向，更关注民众的康养与娱乐需求，补充中医门诊部覆盖不到的业务范围，实现各类医疗机构的多元服务体系。

关键词： 医疗机构；职能分析；职能比较；职能转变

引　言

当前中医馆以中医类门诊部、中医类诊所、社区卫生服务中心和乡镇卫生院中医馆三大类型为主，三者均具备最基本的临床诊疗职能，但具体的职能划

---

① 金钊，中医学博士，成都中医药大学副教授，主要研究方向：历代名医学术思想与临证经验研究。
② 王欣慰，成都中医药大学中医学硕士研究生，主要研究方向：医史文献。
③ 陈开琦，成都中医药大学中医学硕士研究生，主要研究方向：医史文献。
④ 王佳莹，成都中医药大学中医学硕士研究生，主要研究方向：医史文献。
⑤ 江昀峰，成都中医药大学中医学硕士研究生，主要研究方向：医史文献。

伍　综合发展篇

分又有不同的侧重点或表现形式。中医门诊部大多具有自己的优势科室，在某些病种的治疗上具备突出特色；中医专科门诊部在科室设置等方面也有详细的标准，但整体要求低于中医门诊部。中医（综合）门诊是指以提供中医药门诊诊断和治疗为主的诊所，中医药治疗率不低于85%，旨在运用传统中医疗法解决临床问题，适当辅以西医技术。基层中医馆应至少开设中医诊室并配设中医治疗室，同时应建立中药房，提供代煎服务并根据患者需求提供丸、散等个性化用药服务。中医馆以公共卫生服务为主要任务，主要承担基层群众的疾病治疗和养生保健等工作，以满足基层群众的基本健康保健需求。

一、不同中医馆职能阐述

（一）中医类门诊部

1. 中医门诊部

（1）临床诊疗职能：科室全面，优势突出

根据《医疗机构基本标准（试行）》[1]中医门诊部的中医药治疗率不低于85%。其在诊疗活动中可兼用中西医两法，在科室设置、人员配置、诊疗范围上均有较高标准的要求。中医门诊部大多具有自己的优势科室，在某些病种的治疗上具备突出特色。以成都中医药大学蜀汉门诊部为例，该门诊部为集科研、教学、医疗于一体的中医疗法特色门诊部，在临床科室上建设有中医内科、中医外科、中西医结合科、牙科等十余个特色科室，诊疗范围广泛；在诊疗优势上以中医药治疗呼吸系统疾病和消化系统疾病为优势病种并旁兼诸病，具备小针刀、火龙灸、电针等优势诊疗技术，满足不同人群的健康需求；在人才配置上依托成都中医药大学，荟萃了大批成都中医药大学教师和毕业生。

（2）临床培训职能：医教合一，立足传承

中医门诊部除了具备门诊诊疗的职能外，还常作为中医理论学习与临床技术传承的优势平台，承担基层中医技术培训的任务，以成都中医大国医馆中医门诊部为例。该门诊部依托成都中医药大学广泛会集名老中医坐诊，为医教结合的大型中医门诊部，以传承川派中医，创新诊疗方式、发挥高校功能、服务学科建设、弘扬传统文化、服务人民健康为目标，设立廖品正国医大师工作室、川派伤寒傅元谋教授工作室、川派灸疗工作室等22个工作室，在日常诊疗中注重发挥各工作室的带教功能，广泛吸收不同层次的中医学员并满足多样化的学习需求；在工作室建设上注重发挥团队优势以传承名老中医经验为主要任务；还定期开展中医临床医师培训班，采取线上理论与线下跟诊相结合的小班带教模式，助力中医人才队伍建设；还定期举办中青年医师中医经典知识竞赛，鼓励中青年医生在深耕临床的同时加强理论学习。

（3）文化传播与社会服务职能：弘扬中医，服务大众

中医门诊部在发挥诊疗和带教职能的同时还顺应时代潮流在大力发展中医药的优势环境下与时俱进，响应《四川省"十四五"中医药高质量发展规划》[2]的号召，积极助力中医文化传播和社会健康服务。以成都中医大国医馆中医门诊部为例：该门诊部利用线上平台广泛开展中医宣教活动，如《与中医结缘》系列视频，通过访谈名医大家的形式，传播名老中医对中医的信念与热情，或者采访患者和中医的故事以及就诊的难忘经历等，增强社会大众对中医的亲和感以巩固民众基础；在公众号等平台通过发帖或直播等形式定期科普中医理论与临床的相关知识，并根据二十四节气变化发布不同的中医宣传内容，促进中医文化的广泛传播；在社会服务方面，定期开展义诊活动，如"名医在身边"系列义诊活动，考虑到大部分患者因工作繁忙无暇就诊的苦楚，通过让名老中医走进工作单位开展义诊的形式，发挥中医服务民众健康的职能。

由此可见，中医门诊部主要承担以上三大职能。就临床诊疗职能而言，因其门诊设施完善且科室设置广泛、从业人员水平基准较高、诊疗项目丰富且完善，能够处理大多数临床问题，满足大部分群体的基础健康需求，且面积较大能够承载较大数量的患者就诊，是综合诊疗能力最接近中医医院的医疗机构。就临床培训职能而言，因大多数中医门诊部具备依托中医药院校或名老中医工作室团队的特殊性，能够会集到较多高水平名老中医坐诊，因此对于临床带教实践的开展具有较大优势，且门诊体量较大故能够医教两手抓承担基层中医或院校学生临床技术培训的任务，在提高基层中医水平的同时又促进名老中医工作室的建设与发展。就文化传播与社会服务职能而言，中医门诊部因其中医特色疗法为主的治疗模式和名老中医坐诊的独特优势，能够保持较大的患者基数，故其能够较为便捷地发挥文化传播与社会服务职能，通过公众号发文、直播等线上形式拉近名老中医与民众之间的距离，增强中医药文化的影响力，依

托体量和平台优势，通过开展"中医文化月"等宣教活动能够在吸引患者就诊的同时又促进中医药文化的渗透；借助名老中医工作室团队的优势平台，开展义诊活动亦发挥了社会服务的职能，在照顾不同人群健康需求的同时也提升了大众对中医药的认可度。

2. 中医专科门诊部

临床诊疗职能：专病专科，特色鲜明。

根据《医疗机构基本标准（试行）》中医专科门诊部在科室设置等方面也有详细的标准，但整体要求低于中医门诊部。中医专科门诊部主要开设某类人群或某类疾病的专科、专病门诊，以成都寇小儿中医门诊部为例。寇小儿中医门诊部是一家针对儿科疾病的中医专科门诊，其在科室设置上采取专科与专病门诊相结合的方式，设有中医儿科、中医妇科、抽动及注意力缺陷门诊、小儿生长发育门诊、鼻炎及鼾症门诊等，在治疗方法上独具特色，对于专科专病的治疗积累了丰富的经验。

由此可见，除了门诊诊疗功能之外，中医专科门诊部也具备中医宣教职能，多以特定群体为核心，如小儿专科门诊则依托公众号等互联网平台，发布小儿日常调养保健与疾病管理相关知识，针对某类群体的需求进行中医宣教。

3. 中西医结合门诊部

临床诊疗职能：中西合璧，融汇互参。

中西医结合门诊部主要以中西医结合的方法处理问题以切合临床实际，注重两法并用，旨在取长补短解决复杂的临床问题，以成都双流容汇集诚中西医结合门诊部为例。该门诊部在科室设置上具有鲜明的中西医结合特色，拥有中西医内科、急诊科、中西医肿瘤疑难病症科、痛风专科、结节科等，对于现代人群的常见病和多发病的中西医结合治疗做出了有益的探索。

由此可见，中西医结合门诊顺应时代潮流让传统中医学在现代社会发挥出新的价值，并根据现代人的疾病需求积极调整治疗方法，弥补了中医、西医各自在诊疗范围上的空白。

4. 民族医门诊部

临床诊疗职能：民族特色，独树一帜。

民族医门诊部主要采取民族特色疗法和民族特色药材针对某类疾病进行治疗。

民族医门诊部的核心职能仍为门诊诊疗，但其具备突出的民族特色，在治疗方法和药材使用上均与中西医有显著不同，对某些疾病的治疗，如骨科、外科等具有独到优势，其服务人群主要为各少数民族群体。

（二）诊所

1. 中医（综合）诊所

（1）临床诊疗职能：立足传统，综合全面

根据《诊所基本标准（2022）》[3]中医（综合）门诊指以提供中医药门诊诊断和治疗为主的诊所，中医药治疗率不低于85%，旨在运用传统中医疗法解决临床问题，适当辅以西医技术。以成都德仁堂中医馆为例：德仁堂始建于1740年，在两百多年的发展历程中积累了丰富的历史沉淀，其在科室设置上仍采取传统中医的分类方式，以内科为主旁兼外妇儿科，治疗范围涵盖临床大部分的常见病和多发病，亦开展传统中医治疗项目如针灸、理疗、推拿等，其医生团队多来自成都中医药大学，基于中医治疗的整体观综合处理临床问题。

（2）中医宣教与文化传播职能：春风化雨，润物无声

中医（综合）诊所多注重对于中医文化的传播，采取线上线下相结合的多种途径开展中医宣教活动，甚至针对不同群体的健康需求量身定制宣教内容。以成都承启堂中医馆为例：承启堂中医馆在中医宣教与传播方面屡出奇招，探索了包括"本草少年"中医夏令营、八段锦健身培训班、手诊班、小郎中职业体验、中医药文化进校园等多种传播途径，尤其是关注对青少年群体的中医宣教。

（3）康养与娱乐职能：百花齐放，量体裁衣

中医（综合）诊所除了临床诊疗和宣教职能以外，还顺应市场需求以康养与娱乐职能作为突出特色，针对不同群体的健康保健与娱乐需求拓展业务范围，该职能主要由新兴的会所式中医馆承担。以成都德厚中医馆为例：德厚中医馆为较为新颖的会所制，其内部装潢陈列与普通中医馆具有显著区别，以"唐氏芒针"为诊疗特色、以康养保健为主要服务，开展了经络推拿、特效疗法等项目，并根据不同群体的需求推出了"唐氏四高茶""唐氏生发剂"等养生保健产品。

总的来说，中医（综合）诊所作为民营中医馆的中坚力量，因其民营资本的性质，以市场为导向，更加关注民众的康养与娱乐需求，通过创新中医馆的形式和服务项目让更广泛群体能够体验到中医诊疗项目，推出养生保健产品也有助于拓宽其市场范围，补充中医门诊部覆盖不到的业务范围实现各类医疗机构的多元服务体系。

2. 中医（备案）诊所与民族医诊所、中西医结合诊所

临床诊疗职能：各具特色，各有千秋。

根据《中医诊所基本标准（2023）》[4]中医诊所是指在中医药理论指导下，运用中药等非药物疗法开展诊疗服务，以及提供中药调剂与煎煮等中药药事服务的诊所，中医药治疗率100%，其在诊疗范围上限于中医科或民族医学科。中西医结合诊所是指使用中西医两种方法为患者提供门诊诊断和治疗的诊所，中医药治疗率不低于60%。

此三类诊所在治疗范围和诊疗方法上有所不同，但规模、执行标准、服务能力均类似，故统论之。三类诊所均以临床诊疗职能为核心，但相比门诊部和综合诊所其诊疗范围和诊疗规模更小；在准入标准上也更加宽松，在医师配置上仅要求1名执业满五年的执业医师，以个人或小团体形式为主，其诊疗风格和方法受个人因素影响较大，为医疗机构市场开放的重要体现。

（三）社区卫生服务中心和乡镇卫生院中医馆

1. 公共服务职能：扎根基层，保障民生

根据《社区卫生服务中心、乡镇卫生院中医馆服务能力提升建设标准（试行）》[5]（以下简称《建设标准》），基层中医馆应至少开设中医诊室，配设中医治疗室以及中药房，并提供代煎服务和根据患者需求提供丸、散等个性化用药服务，以针对基层群众的公共健康任务。中医馆以公共卫生服务为主要任务，主要承担基层群众的疾病治疗和养生保健等工作，以满足基层群众的基本健康保健需求。

2. 临床培训职能：基层历练，医教结合

《建设标准》对中医馆的中医类执业（助理）医师占本机构执业（助理）医师总数的比例有严格的要求，并对中医馆内基层医师前往上级医疗机构学习和上级医师前往基层巡查指导的相关细则列有详细的论述。可见基层中医馆在

发挥公共服务职能保障基层群众健康的同时为基层医师人才培养和队伍建设提供了广阔的平台，基层临床实践逐渐成为医师成长的重要环节。

3. 文化建设职能：深入基层，惠及大众

基层中医馆除了公共服务和临床培训职能之外也承担文化建设职能，基层中医馆作为离基层群众最近的中医医疗机构，承担了基层群众大部分的诊疗需求，因此其发挥文化建设职能有深厚的群众基础和优势条件，通过采用特色装修风格，设置中医药文化宣传展示区等方式体现中医药文化特色，并可适当融合地方文化特色，对于普及中医药知识、传播中医药文化理念、彰显中医药特色具有积极作用。

由此可见，与门诊部、诊所不同的是，基层中医馆以公共服务为核心职能，主要针对基层群众的各类健康需求，诊疗范围较广，常需处理各类基础疾病，并根据不同地区的患者群体灵活调整；其诊疗人次和从业人员均在各类医疗机构中处于领先地位，在基层卫生事业中发挥了重要作用，尤其是在医疗资源相对落后的地区发挥着中流砥柱的核心作用，有力保障了基层群众的健康需求；基层中医馆还兼有培训执业（助理）医师的重要职能，根据《中华人民共和国医师法》[6]，执业（助理）医生能在乡镇医疗机构进行简单的医疗操作，通过以学带练，以练促学的学习方式提高临床操作水平，基层中医馆为执业（助理）医师的培训提供了重要的平台；基层中医馆也具备文化建设职能，这是中医药融入基层民生的重要体现，对提高基层民众对中医药的情感具有重要意义。

二、不同中医馆职能的比较

综上所述，临床诊疗职能、临床培训职能、文化建设与传播职能为大部分医疗机构所共有的职能，但在具体发挥上又各有侧重。

首先是临床诊疗职能。该职能是每个医疗机构都必须承担的最基本的职能，但不同的医疗机构根据其自身条件以及患者需求等多方面的因素而呈现出不同的特点。中医门诊部因其在自身建设和医师配备上均具有较高的水准故承担较大范围的门诊诊疗任务，能够满足广大群体的广泛治疗需求，其诊疗范围接近于中医医院；中医专科门诊部与中医门诊部不同，以专科专病为核心根据

伍　综合发展篇

其不同的规模旁兼诸病，服务特定需求的患者人群，除了儿科门诊外常见的中医专科门诊还包括骨科、男科门诊部等其他专科，中医专科门诊在诊疗技术上多具备源自历代家传的独特疗法，对于专科专病具有独到见解，以独特的诊疗技术和丰富的专病经验吸引特定人群就诊；中西医结合门诊与普通中医门诊不同，具备接待急诊患者的能力，并且中西医结合的诊疗方法在现代人常见的结节、肿瘤等疾病中具备显著的优势，避免了单一疗法的缺陷。根据不同疾病采取中主西辅、西主中辅的方法共同改善患者的身体情况和生存质量，相比传统的中医门诊，其对单一疗法疗效不佳的患者群体具备显著的吸引力，且接待急诊患者的能力也拓宽了其业务范围和竞争优势；民族医门诊部则是中医门诊的以特殊形式的延伸，以民族医学理论为指导运用特色疗法进行治疗，主要服务少数民族群体，在少数民族群体的健康保健工作中发挥重要作用；就临床诊疗职能而言，中医（综合）诊所与中医门诊部具备相似性，覆盖范围有所重复，但中医门诊部的诊疗规模，接待能力和科室细化程度均高于中医（综合）诊所，在临床诊疗中中医（综合）诊所仍以传统中医治疗方法为主，中医门诊部因其平台和医生团队的特殊性则更兼医教结合的带教功能，但中医（综合）诊所的诊疗流程较中医门诊部更为便捷，并以数量取胜，能够覆盖更大的范围；中医（备案）诊所与民族医诊所、中西医结合诊所在临床诊疗上主要是处理一些简单的常见、多发临床问题，针对具有简单诊疗需求和想节省时间的患者群体；社区卫生服务中心、乡镇卫生院中医馆的临床诊疗职能以公共卫生服务的形式呈现，以满足基层群众的基本健康保健需求为目的并带有公益性质，在基层卫生事业中发挥强大作用。

其次是临床培训职能。该职能主要由中医门诊部和社区卫生服务中心、乡镇卫生院中医馆承担，针对不同的医师群体和培养需求在医师人才培养和队伍建设中发挥不同的作用。中医门诊部因其与医学院校和名老中医工作室在人才输送上有稳定的衔接体系，故其临床培训职能主要针对以技术提升为需求的中青年医师和以临床实习为需求的院校学生，以跟诊等形式进行临床培训；社区卫生服务中心、乡镇卫生院中医馆作为基层医疗机构则侧重于以基层医师或助理医师为独立进行医疗活动的主体进行临床实践能力的训练与提升，以提高基层医师处理广泛临床问题的能力为目的，通过自身实践探索经验的形式助力医师成长。

再次是文化建设与宣传职能。该职能主要由中医门诊部、中医（综合）诊所和社区卫生服务中心、乡镇卫生院中医馆共同承担，但根据各医疗机构定位以及目标群体不同而各有差异。中医门诊主要针对普通患者群体通过微信公众号等形式宣传普适性强的中医中药知识以及名老中医的相关内容以拉近与患者间的距离并增强吸引力；与中医门诊部不同的是，中医（综合）诊所的宣教活动形式更加丰富多样，能够满足更广泛群体的个性化需求，如以青少年为对象开展的中医药文化进校园等活动，通过开展多样化的趣味宣教活动帮助中医文化渗入到不同层次的患者群体中，从更细致的方面强化中医的影响力和文化基础；社区卫生服务中心、乡镇卫生院中医馆因其与基层患者群体的紧密联系则侧重于公共卫生健康和日常健康保健知识的宣传，除此之外还包括对基层群众中医素养的建立与培养，通过宣传栏、文化角等形式提高群众对中医的认识。

最后，不同的医疗机构因其自身特点可延伸出个性化职能。如中医（综合）诊所抓住消费群体年轻化的浪潮，以年轻人的健康保健及娱乐需求为导向延伸出康养与娱乐职能，使医疗机构的职能更加丰富。总的来说各医疗机构在职能上既有共性又有个性，并根据不同的目的和服务对象呈现出多样化的表现形式。

三、不同中医馆职能的转变

由于当前市场及政策等大环境的变化，中医馆的职能也发生了不同程度的改变，在发挥基本职能的基础上延伸出了新的外延和发展。

（一）中医类门诊部

1. 突出带教职能，搭建优势平台

门诊部因其大多依托成都中医药大学院校平台或名老中医工作室团队，其在医师配置上建立了领先优势，因此为带教职能的发挥提供了充足的基础条件，而带教职能的发挥也是门诊部顺应医疗机构市场化发展趋势和完善自身优势团队以及助力名老中医工作室建设的必然之举。带教职能的发挥建立在完成临床诊疗职能的基础之上，而带教职能又能反过来提高临床诊疗职能的精准性并促进教学相长，带教职能的发挥也促进门诊部建设高质量的诊疗平台以提高

带教学员的质量和带教职能的发挥效果。

2.重视宣传职能，推广名医名药

门诊部因其诊疗规模和平台质量都接近医院，较大的门诊流量也推动了其在患者群体中享有较高的信任度，在医疗机构市场化的趋势之下门诊部也需要通过宣传口径增强其影响力并吸引更多的患者。在推广中医药文化的基础之上门诊部还要重视对医生质量和药材质量的宣传，通过对名老中医工作室的推广以及对自身加强药材质量筛选，严控道地药材准入门槛的把控全方位、多角度增强患者对门诊部的信任度。

（二）诊所

1.强化宣教职能，创新独特优势

在医疗机构市场化竞争的影响之下，以民营资本控制为主的诊所在发展过程中更加注重打造自己的独特优势，意图寻找创新点，另辟蹊径开拓发展新模式。与医院或门诊部的中医文化宣传不同，诊所的中医宣教更加侧重于培养不同层次的消费群体，针对不同群体的个性化需求开展形式各异的宣教活动能够以多层次广角度的视野切入，强化中医文化的传播与自身品牌优势的建设，在宣传中医文化的同时也增强自己的竞争力。

2.力推康养职能，拓展业务外延

诊所在当前市场环境下为了吸引更多患者提高其市场竞争力和品牌价值，将重心放在康养职能的建设与完善上。康养职能的构建包括开展广泛的中医调理服务，在常规服务的基础之上开拓新的业务范围如药膳、药浴、八段锦培训等，除此之外还着力打造自身优势产品，如调养膏、食养方等，并通过严选材料、加强品控，最终形成高质量综合品牌。康养职能的发挥也促进诊所探索自己的营业形式，如会所式诊所的诞生为诊所发挥康养功能及其延伸出的个性化健康管理服务、中医养生美容服务、睡眠质量提升服务等多种新颖的诊疗服务均提供了新的思路与方向。

3.改进诊疗职能，依托线上平台

在当前信息化、网络化的影响之下，诊所与时俱进利用线上诊疗平台分流其临床诊疗职能，针对适用于网络诊断的简单疾病通过便捷的网络就诊迅速为患者开具处方并搭配完整的配送体系有助于显著改善患者的诊疗体验，既增强了诊所的竞争优势也拓宽了诊疗范围，吸引了病情单一又无暇就诊的患者群体，从而满足更广泛的市场需求。除了搭建线上诊疗平台，越来越多的诊所通过 AI 赋能进行创新实践深化诊疗职能的转变，结合大数据与智能算法的 AI 诊断系统能够为传统的临床诊疗职能注入新的活力。

（三）社区卫生服务中心和乡镇卫生院中医馆

1. 拓宽公共服务职能，满足个性化需求

当前基层中医馆的诊疗职能已经不能止步于处理单一的简单病情，在政策引导和资源供给的推动下，基层中医馆的门诊已经能够熟练处理基层群众所面临的大部分健康问题，并且在治未病思想的引领下，指导基层群众进行健康管理和日常调养；除此之外，还拓展了诊疗职能的灵活性以适应更广泛的个性化需求，如根据病情需要或患者的喜好提供不同类型的中药制剂，基层中医馆已经由最初的简单诊疗职能转变为满足基层群众大部分健康需求的公共服务职能，在基层公共卫生事业中发挥更加重要的作用。

2. 延伸基层带教职能，助力人才队伍建设

在《中华人民共和国执业医师法》的引导之下，更多的执业（助理）医师流向了基层中医馆，改变了以往基层医疗机构缺医少药的不利环境，执业（助理）医师流入基层中医馆也为执业（助理）医师的锻炼提升提供了广阔的平台，通过学练互促的形式，增强执业（助理）医师处理临床问题的能力以提高医生队伍建设的整体质量，也促进了基层中医馆的平台建设的搭建和诊疗职能的发挥。

四、总结与展望

总的来说，各医疗机构在开放的市场环境中顺应市场需求个性化的发展趋势，在实施自身基础职能的基础上大胆创新，根据自身实际和服务目标不断调整和完善自身职能，以市场为导向调整基础职能并延伸出个性化职能。中医门诊部依托其优势平台，在发挥临床诊疗职能的基础上融合带教职能，以促进名老中医工作室建设和自身人才培养以增强自身竞争力，打造优质医疗团队并着

伍　综合发展篇

力宣传名医名药推动形成品牌效应，以满足患者日益增长的对高质量医疗服务的需求；各类中医诊所则着力挖掘自身特色以强化竞争优势，通过满足不同群体的需求以及拓宽服务外延、开展个性化服务等形式开拓更广泛的市场，通过创新诊所形式等方式探索中医诊所发展新模式；社区卫生服务中心和乡镇卫生院则借助政策支持立足客观实际，不是止步于满足基层群众的基本健康需求，而是不断拓宽诊疗范围以发挥公共卫生服务的重要职能，并根据基层医师缺乏的现实困境，着力训练执业（助理）医师的临床能力以促进基层医疗团队的建设。在未来的发展中，各类医疗机构都应该紧紧依靠互联网大数据平台以及关注人工智能技术的广泛应用，利用云算法等先进技术掌握不同群体的特点、需求以调整自身定位，拓宽视野加强学习，制定更适宜未来发展的战略措施。

参考文献

［1］中华人民共和国卫生部.医疗机构基本标准（试行）［EB/OL］.http：//wjw.wuxi.gov.cn/.1994.

［2］四川省人民政府办公厅.四川省"十四五"中医药高质量发展规划［EB/OL］.https：//www.sc.gov.cn/.2021.

［3］中华人民共和国国家卫生健康委员会.诊所基本标准（2022）［EB/OL］.https：//www.gov.cn/.2022.

［4］国家中医药管理局.中医诊所基本标准（2023）［EB/OL］.https：//www.gov.cn/.2023.

［5］国家中医药管理局.社区卫生服务中心 乡镇卫生院中医馆服务能力提升建设标准（试行）［EB/OL］.https：//www.gov.cn/.2023

［6］第十三届全国人民代表大会常务委员会.中华人民共和国医师法［EB/OL］.http：//www.npc.gov.cn/.2021

HB.17 中医医馆文化建设与传播策略研究

杨　莉[①]　陈皮皮[②]

摘　要：伴随着医疗行业的不断发展，各种形式的医疗机构纷纷进入医疗市场，医馆之间的竞争不断加剧。作为中医医馆发展的原动力，文化建设已经成为中医医馆建设的重要内容和关键策略。本报告在对中医文化的基本内涵进行阐释的基础上，提出中医医馆在精神文化、行为文化、物质文化方面的建设重点，从"心""手""脸"三个方面分析中医医馆文化建设的途径，同时根据中医医馆自媒体平台的调查情况以及线下的各种文化活动，利用社交媒体营销及体验营销理论，提出中医医馆构建自媒体矩阵的方法和文化传播策略。

关键词：中医文化；文化建设；传播策略

引　言

中医药学是中华民族的伟大创造，是中国古代科学的瑰宝，包含了中华民族几千年的健康养生理念和实践经验，是中华文明的杰出代表。习近平总书记指出，"人民对美好生活的向往，就是我们的奋斗目标""老百姓关心什么、期盼什么，改革就要抓住什么、推进什么，通过改革给人民群众带来更多获得感"。随着经济社会的发展，人民的生活水平不断提高，健康观念日益增强。如何满足人民群众日益增长的健康需求，是中医药发展必须要面对与回答的问题。中医医馆作为基层医疗卫生机构，是人民群众接触中医药，了解中医药文化的重要通道，也是中医药学服务人民群众，服务健康中国建设的重要实现形式。因此，建设高质量的中医馆以及中医医馆文化，是我们发挥中医药特色优势，推进中医药振兴必须要面对的课题。

---

① 杨莉，文学博士，北京中医药大学国学院副教授，主要研究方向：中医药文化传播。
② 陈皮皮，北京中医药大学国学院研究生，主要研究方向：中医药文化传播。

伍　综合发展篇

一、中医馆文化建设的外部条件

1. 政策支持

2023 年 2 月，国家发布的《中医药振兴发展重大工程实施方案》中提到：加强基层医疗卫生机构中医馆建设，实现全部社区卫生服务中心和乡镇卫生院设置中医馆、配备中医医师，提升中医馆服务能力；深入挖掘和传承中医药精华精髓，推动中医药文化融入群众生产生活。上海市在 2023 年 4 月发布的《进一步提升本市社区卫生服务能力的实施方案》提出：到 2025 年，中医特色专病（专科）服务实现社区卫生服务中心全覆盖，社区卫生服务站和村卫生室中医药服务能力明显提升，社区中医药特色优势进一步发挥。2023 年 3 月，《浙江省人民政府办公厅关于推进浙江省卫生健康现代化建设的实施意见》中提出：推进"基层中医化、中医特色化"，提升基层中医药服务能力，所有乡镇卫生院（社区卫生服务中心）能够提供 6 类 10 项中医药适宜技术服务，建成基层"旗舰"中医馆 200 个以上。2022 年 4 月，《湖南省建设国家中医药综合改革示范区实施方案》也明确提出，开展"中医馆进基层"项目，提升基层中医药服务能力。2022 年 6 月，《广东省建设国家中医药综合改革示范区实施方案》要求：提升基层中医馆、中医阁服务内涵，全面落实基层中医馆建设标准。

各地区积极响应国家号召，根据自身实际情况，制定出台了相关的政策文件，为中医馆的建设提供了支持和便利，为中医药更好地服务健康中国建设提供了更多途径。

2. 社会认可

随着经济社会的发展，人民群众的生活条件得到了极大的改善，健康问题也得到全社会的广泛关注。中医作为中华民族智慧的结晶，其未病先防的"治未病"理念、"天人同序"的生命节律、"神形合一"的生命观，在现代社会依然能够指导人们健康生活。此外，在面对突发公共卫生事件时，中医始终发挥着重要作用。特别是 2020 年以来，在抗击新冠疫情的过程中，中医屡立奇功。"未病先防、既病防变、瘥后防复"的"治未病"理念成为我们应对重大疫情的有力武器。作为"健康中国"建设的重要力量，中医药越来越显示出其独特的价值，也越来越受到社会的广泛关注和认可。

中医馆作为基层医疗服务中不可或缺的一部分，为人们提供了更加多元化和专业化的中医医疗和养生服务，也为患者带来了更多的健康选择，在中医行业蓬勃发展的背景下，医馆也将迎来发展的春天。因此，中医馆必须抓住发展机遇，加强内部管理，提升服务质量，使医馆向规范化、品牌化的方向发展，促进中医馆与中医馆文化的建设与发展。

二、中医文化的内涵

1. 总述

2009 年，国务院《关于扶持和促进中医药事业发展的若干意见》提出，将中医药文化建设纳入国家文化发展规划。繁荣和发展中医药文化，有助于加强我国优秀文化传承体系的建设，有助于增强中华文化的国际影响力。

关于中医文化，主要有两种含义：一是从广义"文化"角度看，中医文化指整个中医药学。中医作为一门探索人体生理病理、防病治病规律的学科，具有自然科学性质，而科学又属于大文化范畴，因而中医本身就是"文化"。二是从狭义"文化"角度看，中医文化指中医学理论体系形成的社会文化背景以及蕴含的人文价值和文化特征就是中医学的文化内涵，包括中医学精神层面、行为层面、物质层面的文化内涵。本报告所称的"中医文化"概念采用第二种含义。

按照文化的构成要素进行区分，文化可分为精神文化、行为文化以及物质文化三个层面。北京中医药大学张其成教授认为，中医药文化可以分为三个层面，就是"心""手""脸"。所谓中医药文化的"心"层面的文化就是中医文化的核心价值、思维方式，"手"层面的文化就是中医文化的行为规范、规章制度、传承教育等，"脸"层面的文化就是中医文化的诊疗器物、标识器物、承载文献、医药场馆等[1]。

2. 中医文化之"心"

"心"即核心价值，思维方式。中医价值观念主要体现在天人观、生命观、疾病观、治疗观、养生观以及道德观。中医的思维方式具有象数思维、整体思维、体悟思维的特点。中医的价值观念和思维方式，是中医文化的核心和特色所在，两者共同从根本上规定中医的基本态度和行为方式。

3. 中医文化之"手"

"手"即行为规范、规章制度，是中医文化的核心价值观在中医药从业人员行为上的具体体现，是人们在中医药实践中的行动指南及处理各种关系的行为模式。主要包括诊疗规范、本草药用、医政制度以及传承方式等。

4. 中医文化之"脸"

"脸"即物质文化，将内隐的核心价值外显为有形物质实体，形成代表中医文化的物质形态和环境形象。它的功能就是让人们认准中医的门，找对中医的人，通过使用的工具、环境形象、物象符号等引起视觉注意，对中医药有一个初步的印象和大致定位，主要包括诊疗器物、标识器物、承载文献以及业医场所等[2]。

三、中医医馆文化建设途径

中医医院文化是以中华文化为背景，以祖国传统医学文化和现代医学文化及相关文化相交流，渗透所衍生的一种特定的行业文化。它是一个医院在医疗活动中创造的具有本院特色的相对稳定的有形物质成果和无形精神财富，是全院职工共同持有的理想信念、价值取向、道德规范及行为准则，是中医医院必须巩固和急待加强建设的核心文化，也是中医医院和中医药事业发展的原动力[3]。2009 年 7 月，国家中医药管理局颁布的《中医医院中医药文化建设指南》中指出：中医医院作为中医药文化继承和创新、展示和传播的重要场所，加强中医药文化建设，有利于体现中医医院的基本特征，有利于巩固中医为主的发展方向，有利于提高核心竞争力，更好地保持发挥中医药特色优势，满足广大人民群众对中医药服务的需求。

因此，中医馆在"心""手""脸"三个层面的建设上都要体现中医药文化特色，营造中医药文化氛围，增强中医药文化底蕴，体现中医品牌特色，提升医馆的核心竞争力，为彰显中医药特色优势提供坚实的思想保障和精神动力。

1. 用"心"做事

"心"是医馆精神理念、价值取向、道德观念的总和，是医馆全体员工信奉和遵守的共同观念，是医馆建设的灵魂，也是原动力，只有"心"摆正了，

"手"才不会错，因此，中医馆文化建设的首要问题，便是确立医馆的核心价值理念。

《中医医院中医药文化建设指南》指出：中医药文化的核心价值，主要体现为以人为本、医乃仁术、天人合一、调和致中、大医精诚等理念，可以用"仁、和、精、诚"四个字概括。如何围绕这四个字构建医馆的核心价值理念，如何在培育价值理念的时候充分体现中医药文化，成为当今形势下中医医馆文化建设的首要问题。医馆可以通过讨论、座谈、征询等方式，让全体员工共同参与医馆核心价值的提炼、利用院训、院徽、院歌等载体，使全院上下形成共识，构建中医药文化氛围，同时将医院的核心价值观与医院的规章制度、考核奖惩联系在一起，引导着医院文化的发展方向。像同仁堂的"同修仁德，济世养生"、方回春堂的"许可赚钱、不许卖假"、胡庆余堂的"戒欺"、张同泰堂的"悉尊古法务尽其良，货真价实存心利济"、赵树堂的"汇名医、泽良药、遵古法、修仁德"都很好地诠释了医馆文化，体现了中医文化"医者仁心"的核心价值理念。

2. 得心应"手"

"手"是中医药文化在医馆的执行方式，是保障医院及其职工的行为遵循和体现医馆核心价值理念的主要手段。只有把"心"的理念内化为员工的自身修养，转化为员工的自觉行动，才能实现知行合一，而在此过程中，建立完善的医馆行为规范和践行机制，在规范体系中充分体现中医药文化，成为医院加强行为文化建设的基本内容。

《中医医院中医药文化建设指南》指出：将中医药文化的核心价值融入各种规章制度、工作规范以及员工手册的制定和实施过程中，从语言、举止、礼仪以及服务方式、服务流程等方面，建立并不断完善行为规范体系，形成富含中医药文化特色的服务文化和管理文化。

同仁堂在行为文化建设中始终秉持着"修合无人见，存心有天知"与"炮制虽繁，必不敢省人工；品味虽贵，必不敢减物力"的祖训，制定了严格的行为准则，包括以客户为中心、诚实守信、团结协作、自省自律、尊重人才、关爱社会、追求卓越、勇于创新等，使同仁堂的核心价值观融入了企业每个环节和每个员工的行为中。此外，同仁堂每年都有的"净匾"仪式，诵读"净匾祈福运，抚匾温堂训"的"特别晨训训词"，让每个同仁堂员工都怀有敬畏之心，承担起传承同仁堂文化理念的重任和使命。这些准则和礼仪规范都奠定了同仁

伍　综合发展篇

267

堂质量和诚信文化的根基，成为历代同仁堂人遵循的行为准则。胡庆余堂的"戒欺"匾额上也书写着："凡百贸易均着不得欺字，药业关系性命，尤为万不可欺。余存心济世，誓不以劣品弋取厚利，惟愿诸君心余之心，采办务真，修制务精，不至欺予以欺世人，是则造福冥冥，谓诸君之善为余谋也可，谓诸君之善自为谋亦可。"规诫胡庆余堂人须以诚信诚心对待采药、制药诸多环节，由此形成了胡庆余堂独特的精神风貌。

3. 满"面"生辉

"脸"是医馆的一张名片，是医馆中医药文化建设的物质载体，也是医馆展示和传播中医药文化的重要途径，创建具有中医药特色的医馆环境，是医馆加强中医药文化建设的重要体现。因此，中医馆无论是从外部建筑风格还是内部装修、形象识别都应该体现中医文化的特色。

首先，在医馆的建筑设计中，可以注入传统文化元素，融入中医文化特色，凸显中医院的整体形象，让患者在一种安静、舒适、古朴的环境中就医，增强对医院的信任感。同时在内部装潢上可以采用沉稳大气的色调，在大厅、走廊、候诊区、诊室等场所建立独特的中医文化标识，体现中医馆的基本特征。调查发现，现在许多中医馆都是以仿古式的中式建筑风格为主，像马头墙、飞檐、镂空花窗、围院、砖雕等，都能让人感受到传统文化的氛围，此外，中医馆内部的中医文化长廊、医家雕塑、壁画等也都可以向患者传达中医的历史和知识。如杭州市的胡庆余堂，就是典型的晚清民间建筑风格，大门朝东，分隔为"三进"，呈"前店后厂"布局。两进院子中间有封火墙隔开，高墙内侧与斜面屋脊衔接，内接天井呈"斗漏状"，整个建筑形制就像一只仙鹤栖居在吴山脚下，寓示着"长寿"。内部结构也延续了传统建筑的结构和装饰风格，营业大厅南面壁上的砖雕、亭廊檐柱上的宫灯，雕着各种花纹图案的隔扇以及 38 块金字丸药招牌，都能让人感受到"古朴儒雅，祈祥纳福"的文化氛围；始创于明嘉靖二十年（公元 1541 年）的广誉远在全国都在布局中医馆，其中太原馆就建在了清朝年间山西布政司的故居，整座四合院精心修缮，布局宁静祥和；江苏省泰州市的泰和国医馆也是开在一个建于清咸丰年间的古宅内。这些古朴、静雅、祥和的就医环境，不仅给患者带来了视觉上的享受，还可以让员工以平静、积极的心态为患者提供医疗服务，使患者的就医体验得到提升，从而达到身心的疗愈。

四、中医医馆文化传播策略

伴随着医疗行业的不断发展，各种形式的医疗机构纷纷进入医疗市场，医馆之间的竞争不断加剧，除了自身的专业水平和服务质量，医馆如何树立好对外公众形象，提升医院品牌价值；如何快速有效地触达更多目标人群；如何利用全媒体更加立体、全方位地讲好医馆故事，成为医馆文化传播的一个重要内容。

1. 构建自媒体矩阵

在文化传播的过程中，媒体一直发挥着重要的作用，特别是随着互联网和新媒体技术的快速发展，自媒体已深度融入了人们生活的各个方面，其快捷性和多元性的特点，可以使医馆在对外宣传的过程中，摆脱以往被动宣传的模式，借助自媒体来发声。根据宣传内容的不同，选择不同的自媒体平台，打造自媒体矩阵，实现媒体联动，从而塑造医院的良好社会形象，提升医院品牌价值。

所谓自媒体矩阵，是指将多个自媒体账号有机地组合在一起，更好地打造个人品牌或推广企业产品。简而言之，矩阵就是开拓更多引流渠道将多个自媒体账号有机结合在一起。通过组建矩阵，自媒体核心账号能够和矩阵内其他账号形成蛛网式引流通道，继而为核心账号持续不断地输送新用户。[4]

表 1　部分中医医馆自媒体粉丝数量统计

机构名称	微信原创推送篇数	抖音粉丝/人	小红书粉丝/人	微博粉丝/人
方回春堂	628	9768	1.2 万	6.8 万
胡庆余堂	67	2.1 万（胡庆余堂官方旗舰店）8.9 万（胡庆余堂滋补养生旗舰店）	1.7 万（胡庆余堂国药号）28（胡庆余堂化妆品）	2638（胡庆余堂国药号）1.7 万（胡庆余堂化妆品）
张同泰堂	118	无	无	无
同仁堂	10	1.8w（同仁堂官方旗舰店）13.3w（同仁堂滋补旗舰店）	无	10.1 万
万承志堂	14	925	2172	220
鹤年堂	176	2.1 万	7503	1 万

伍　综合发展篇

续表

机构名称	微信原创推送篇数	抖音粉丝/人	小红书粉丝/人	微博粉丝/人
赵树堂	2	4409	无	245
陈李济	4	2.4万	无	2.2万
和顺堂	216	123	无	1728
通透堂	13	732	无	111
固生堂	540	无	131	8596
石兴凯中医馆	5	4509	无	1.2万
正安中医	214	无	无	13.7万
明经堂	无	无	无	1.9万
平心堂	360	无	6	1.7万
当归中医	578	无	无	26万
荣德和正中医诊所	104	无	无	无
汉棠汉方	22	90	无	5350
承启堂	386	无	无	3622
川派女子中医（川派好中医）	145	无	无	1175
秉正堂	233	无	3394	1.1万
铃医脊科	156	无	9930	2304
杏林春堂	157	无	3125	1.1万
德仁堂	155	无	17.6万	3364

数据截至2023年7月10日，无表示暂无该平台官方账号。

通过调研发现，目前虽然很多中医馆都建立了自己的自媒体平台，但仍存在关注量较少、内容同质化严重、缺乏爆款内容等问题。一些知名的医馆，如同仁堂、胡庆余堂、平心堂、方回春堂等所拥有的粉丝量都在10万人左右，这与动辄就上千万粉丝的网红账号来说，实在不算什么，而且由于缺乏维护，很多医馆的公众号已经沦为一种摆设，更别提成功将线上粉丝转化为线下资源，当一些新闻和热点退去，企业公众号的功能也开始慢慢淡化。究其原因，一方面是医馆只是将公众号作为线上对外发布新闻和通知的途径，或是转载他人文章，无法形成自己的影响力，加上更新不够及时，导致粉丝逐渐减少；另一方面，随着抖音以及各种视频号的崛起，公众号的阅读量不断下降，文章也因此停更。所以，要想维护平台的持续关注，首先就是要定期推送有价值的内容。像同仁堂品牌下的微信公众号"同仁堂老药铺"就紧紧抓住了用户的心理，不仅发布各种健康课堂活动，还为患者提供各种挂号、优惠促销、药房放假等信息。需要注意的是，自媒体的内容运行核心是要找到受众的需求，而不是总是站在自己的角度去发表观点，像中医保健、疾病防治等方面的实用知识以及中医文化传承和养生理念等方面的内容，虽然可以引起用户关注，但在内容的表达上要尽量避免使用晦涩难懂的专业术语和理论知识，要将复杂的专业的内容转换成能够让人轻松理解和接受的知识，增加用户的黏合度和信任度。其次就是在内容上要挖掘自身独特的特点和资源，创作与医馆相关的特色内容，根据用户的基本信息、阅读时长、阅读次数、分享、功能、页面停留的时间，挖掘客户的阅读偏好，实现精准引流。像更新频繁且内容丰富的"当归中医""正安中医"等都拥有大量的粉丝。

此外，中医馆可以与专业摄影师、视频制作团队进行合作，共同打造高质量的中医相关视频内容，利用短视频展示中医理论知识、中医养生体验、中医治疗技术等。视频直观、生动的特点，能够更好地吸引用户的注意力和参与度。同时，中医馆还可以利用视频平台提供的直播功能进行实时互动，如直播传统中医草药种植过程、中医针灸治疗实践等来吸引用户的关注和观看。像陈李济，公众号虽然已处于停滞状态，但抖音上的"陈李济食品旗舰店"却拥有 2 万多粉丝，"陈皮的正确冲泡姿势""陈皮到底能不能天天喝"等科普视频以及各种茶饮、药膳的制作方法都吸引了很多用户的关注。2023年，同仁堂借北京卫视跨年晚会的机会，利用花口、诗歌朗诵、歌曲等表现形式，为中医药文化精神的传播与传承提供了新的解决方案，实现了自媒体的联动。跨年晚会中，同仁堂首先提出"健康跨年"的口号，将同仁堂 300多年的匠心、传承和坚守与晚会节目完美融合，与此同时，在微博展开"同仁堂跨年夜 健康兔 you"的讨论话题，吸引众多大 V 参与其中，同仁堂生脉饮、永盛合阿胶、感冒清热颗粒相关的多条创意内容也实时推送，吸引大量微博用户的互动，引发微博热搜。进而在各个营销号开展"健康年货节"活动，针对银发族、职场人士、健身人士、Z 世代等不同消费群体的健康需求，推出九款新年鸿运大礼包。不仅如此，同仁堂的线下门店也向大众投放了

伍　综合发展篇

24000份兔年限定盲盒来满足年轻人拆盲盒的乐趣，打破年轻群体对中医药文化的固有认知，实现了中医文化传播方式的破圈，也收获了更多年轻化受众群体。

2. 社交媒体营销

"社交媒体"作为新兴起的媒体形式，也被称为"社交性媒体"或"社会化媒体"。

社会化媒体营销就是利用社会化网络、在线社区、博客、百科或者其他互联网协作平台和媒体来传播和发布资讯，从而形成的营销、销售、公共关系处理和客户关系服务维护及开拓的一种方式。一般社会化媒体营销工具包括论坛、微博、微信、博客、SNS社区、图片和视频通过自媒体平台或者组织媒体平台进行发布和传播。这种营销方式成本低、效率高，可以让大众第一时间掌握到产品信息。

随着现代生活水平的不断提高，民众对健康的关注程度也越来越高，所以关于中医、健康的一些问题，很容易引起消费者关注并产生话题。医馆可以通过微信公众号、微博、抖音、豆瓣、小红书等媒体平台发布信息，利用网友的互动，达成文化的推广和传播。同时根据互动，了解消费者的意图，更加精准地分析用户的需求，从而制作出更多能引起公众兴趣的内容和产品。

目前，绝大多数的中医馆都有自己的微信公众号和微博账号，但像小红书、抖音这类互动性很强的账号却并未普及。但即便在微信公众号，也常常因为回答问题时过于官方，导致互动不断减少。其实，每个社交平台的用户群体都有所不同，中医馆可以根据目标用户群体的特点，选择适合的媒体平台，并充分利用这些社交媒体平台积极与用户互动，回答用户提问，提供中医咨询和建议，增加用户参与度和黏性，从而吸引更多用户的关注。同时，中医馆还可以结合时下热点话题，将中医文化与其他领域的知识相结合，创作出有趣、新颖、独特的内容，借助公众号、抖音、快手、B站，小红书等媒体平台进行推送，当公众意识到这些信息可以满足其需求并且积极分享给其他人时，对医馆的口碑和营销就会产生良好的促进作用。

3. 线下体验推广

体验营销是指企业通过采用让目标顾客观摩、聆听、尝试、试用等方式，使其亲身体验企业提供的产品或服务，让顾客实际感知产品或服务的品质或性能，从而促使顾客认知、喜好并购买的一种营销方式。这种方式以满足消费者的体验需求为目标，以服务产品为平台，以有形产品为载体，生产、经营高质量产品，拉近企业和消费者之间的距离[5]。

中医是典型的体验性行业，但这种体验往往是被动的，所以医馆要通过体验进行医馆文化的推广，就需要转换思维，将患者变成消费者，通过义诊、展览、特定节日中医文化体验等方式，让大众亲身体验医馆文化，了解医馆背后的故事，从而增强对医馆的了解和信任。像同仁堂的药王节，就是通过参观中医医院、中医义诊、中药辨识讲解、同仁堂香文化活动体验、阿胶糕品尝等活动吸引市民前来参与。2018 年，同仁堂又打造了知嘛健康零号店，这是一家打通线上线下场景消费的一站式健康生活体验馆，在这里可以品草本咖啡、尝低卡甜品、学中药知识，同时还有健康理疗诊室、专家门诊，帮客户调理亚健康问题。北京前门的广誉远门店，依托区位优势，精心打造了"国医馆 + 国药堂 + 博物馆"的三位一体的"广誉远模式"。大众在博物馆可以零距离见证中医药炮制过程，体验中医健康服务，学习使用戥子和杵臼、亲手制作香囊和山楂丸等。杭州方回春堂每年也都有两次大型的义诊，端午的赠香囊、熏艾香、画王字活动、腊八节的赠粥以及一年一度的膏方节和参茸节，都在向大众传达方回春堂的文化理念。

除了节日体验活动，医馆还可以通过举办健康讲座、承办夏令营、活动冠名、文创产品开发等来增加医馆的曝光和用户参与度。

成都承启堂 2022 年策划的四川省首届"小小郎中说"中医药故事公益演讲大赛，就是通过讲述"诗词里的中医药文化""名著中的中医药文化""身边的中医药故事"的方式，让孩子们感受中医文化之美，从小就培养对中医的兴趣，增强文化自信心。秉正堂也开办了动漫中医课、"蒲公英中医文化基础班"、少年中医班等课程，通过带领学生学把脉、练针灸、采草药来了解中医文化。此外，秉正堂还与媒体合作了《Get 了，新养生》《蔓 + 中医育儿》等科普专栏，提高了企业的知名度。当归中医也通过培训和讲座，建立起了在中医教育领域的专业形象，并吸引了更多对中医感兴趣或希望从事中医行业的人加入其中。

总结

中医药文化是中华优秀传统文化的重要组成部分，是中医药学发生发展过程中的精神财富和物质形态，是中华民族几千年来认识生命、维护健康、防治疾病的思想和方法体系，是中医药服务的内在精神和思想基础。中医医馆的文化建设已经成为医馆发展的重要内容和关键策略，是医馆核心竞争力的一种体现，医馆文化的建设不是简单的个体行为，而是多方参与的结果。医馆要充分调动各个层面的力量，在充分挖掘自身特色的基础上，制定出自己的文化发展战略，促进医馆员工素质、服务品质、形象品质的全面提升，打造文化品牌，从而为中医药文化的传承、为中医医馆的发展提供源源不断的动力。

参考文献

［1］张其成.中医文化学［M］.北京：人民卫生出版社，2017.

［2］陈孟利，郭伍斌.中医医院文化建设初探［J］.内蒙古中医，2011（1）：77.

［3］郭春光.从0到1学做自媒体运营［M］.北京：中国纺织出版社，2020.

［4］邹巍，刘步平，张静.消费心理学［M］.西安：电子科技大学出版社，2020.

HB.18 中医馆准入与监管政策和完善建议

郭　然① 吴佳彧② 刘　璐③

摘　要： 中医馆作为中国中医药卫生体系的重要组成部分，是基层中医药服务的主要阵地，也是传承中医药文化、发展中医药事业的中坚力量。近年来，随着国家对中医药事业发展的不断重视和不断投入，中医药服务的重点逐渐转向基层，民众对于中医药服务的接受度和需求量也大大提高，中医馆的建设与发展迎来了大好时机，但中医馆的准入与监管政策还有待系统梳理。与此同时，由于中医馆在《医疗机构管理条例》中并不属于一类独立的医疗机构，而更多指的是基层医疗卫生服务机构中中医综合服务区、中医诊所和中医类门诊部，其准入和监管模式有所不同。本报告按照医疗机构所有制，将当前中医馆的存在形式分为政府办中医馆和社会办中医馆两类，分别探讨两类医馆的准入与监管现状，并给出合理建议。

关键词： 中医馆；准入；监管；政策

引　言

中医药是中华民族的国粹瑰宝，是中国医药卫生体系的特色与优势，也是中国医疗卫生事业的重要组成部分[1]。中医馆作为中国中医药卫生体系的重要组成部分，是基层中医药服务的主要阵地，也是传承中医药文化、发展中医药事业的中坚力量。近年来，随着国家对中医药事业发展的不断重视和不断投入，中医药服务的重点逐渐转向基层，民众对于中医药

① 郭然，流行病学与卫生统计学博士研究生，北京协和医学院卫生健康管理政策学院主要研究方向：中医药事业发展，医院管理。

② 吴佳彧，中医学硕士，北京市东城区卫生健康监督所中医科四级主办，主要研究方向：医疗卫生监督。

③ 刘璐，北京协和医学院卫生健康管理政策学院硕士研究生，主要研究方向：卫生政策评价。

伍　综合发展篇

服务的接受度和需求量也大大提高，中医馆的建设与发展迎来了大好时机。《2022中国卫生健康统计提要》[2]统计结果显示，全国中医类门诊部数量和诊疗量分别从2010年的937个、975.9万人次增加到2021年的3840个、3505.9万人次；中医类诊所数量和诊疗量从2010年的32496个、9178.3万人次增加到2021年的67743个、16875.7万人次，机构数量和诊疗量均实现了大幅增长[2]。

监管是指被授权的政府或其他公共机构依据一定的法规对组织和个人所从事的活动实施的带有强制性的管理与监督行为，中国对于医疗机构的监管模式包括政府监管、行业监管、群众监管和自我监管[3]。由于当前对中医馆的内涵和界定并没有清晰一致的定义，且在国家层面也并非一类独立的医疗机构，本报告通过文献检索和实况调查，将当前的中医馆总结为两类主要的存在形式：一是由政府财政资金支持，在基层医疗卫生机构（特别是社区卫生服务中心和乡镇卫生院）设置的空间相对独立、体现中医文化特色的中医综合诊疗服务区，本报告称为政府办中医馆；二是由社会力量创办，以传统中医药为主要服务内容，兼有中医药文化展示等功能，具有法人资格、按中医门诊部或中医诊所管理的中医医疗机构，本报告称为社会办中医馆[4]。两类中医馆在筹资、准入、服务提供和监管等各方面都存在较大差异，因此本报告分别探讨两类医馆的准入与监管现状，并给出合理建议。

一、政府办中医馆

（一）政府办中医馆的建设标准与发展现状

根据前文归纳，政府办中医馆是指由政府财政资金支持、设置在基层医疗服务机构、空间上相对独立的、为居民提供一站式中医药诊疗业务的中医综合服务区。对现有政策检索发现，当前国家相关政策中几乎所有"中医馆"的相关表述均指的是政府办中医馆。

2016年，国务院发布《中医药发展战略规划纲要（2016—2030年）》，要求在乡镇卫生院和社区卫生服务中心建立中医馆、国医堂等中医综合服务区，加强中医药设备配置和中医药人员配备。随后在国家中医药管理局发布的《中医药发展"十三五"规划》中进一步提出要求 85% 以上的社区卫生服务中心和 70% 以上的乡镇卫生院设立中医综合服务区（中医馆），并要求构建基层医疗卫生机构中医馆健康信息云平台。同期，在中央财政资金支持下，国家中医药管理局在全国开展了社区卫生服务中心、乡镇卫生院中医综合服务区（中医馆）建设项目，并印发了《乡镇卫生院　社区卫生服务中心中医综合服务区（中医馆）建设指南》（国中医药办医政发〔2016〕32 号）（以下简称《建设指南》），在中医科室设置、中药房建设和药事服务、中医药人员配备、中医医疗和康复服务、中医预防保健服务、信息化建设以及规章制度执行对政府办中医馆提出了建设要求，其中定量指标包括：面积原则上不低于 80 平方米、配备 10 种以上中医诊疗设备和康复设备、中药饮片（含中药颗粒剂、民族药制剂）原则上不少于 300 种、中医类别执业（助理）医师占本机构执业医师总数的比例达到 20% 以上且不少于 2 名、能够提供 6 类以上中医药技术方法、中医诊疗人次占总诊疗人次的比例达 30% 以上、中医处方（包含中药饮片、中成药）占处方总数的比例达 30% 以上、中药饮片处方占处方总数的比例达 5% 以上或中医非药物疗法治疗人次占总诊疗人次的比例达 10% 以上、在健康教育中应有 40% 以上的中医药内容。

2019 年《中共中央　国务院关于促进中医药传承创新发展的意见》中提出，到 2022 年，基本实现县办中医医疗机构全覆盖，力争实现全部社区卫生服务中心和乡镇卫生院设置中医馆、配备中医医师。根据国家卫健委新闻发布会的相关报道，截至 2020 年年底，全国基层中医馆总数已达 3.63 万个，85% 的社区卫生服务中心和 80% 的乡镇卫生院都已设置了中医馆，部分基层医疗卫生机构中医药诊疗量已经占到 40% 以上[5]。

2023 年，为进一步提升基层中医馆服务能力，国家中医药管理局印发《社区卫生服务中心　乡镇卫生院中医馆服务能力提升建设标准（试行）》（国中医药医政函〔2023〕29 号），在 2016 年的《建设指南》基础上对中医馆的科室设置、中药房设置、人员配备、医疗、预防保健和康复服务以及中医药文化建设等方面提出了更高的要求。

总体而言，政府办中医馆的建设主要依赖政策引导与财政投入，是基层中医药服务提供的主要场所，也是加强中医药在初级卫生保健中作用、提升人民群众对于中医药认可与需求的重要阵地。

伍
综合发展篇

（二）政府办中医馆的监管内容

由于政府办中医馆并非一类独立执业的医疗机构，而主要由社区卫生服务中心和乡镇卫生院的中医药科室集中改建，因此当前对其执业和财务的监管主要纳入社区卫生服务中心和乡镇卫生院的整体监管中，其相对独立的监管模式主要是对其中医药服务能力和服务质量的监管，主要的监管方式为政府监管、行业监管与自我监管。

在政府监管方面，为了提高政府监管能力和信息化水平，在《中医药发展"十三五"规划》中就提出，要加强中医药信息化建设，构建基层医疗卫生机构中医馆健康信息云平台，各地也已分别展开基层医疗卫生机构中医馆信息健康平台建设项目并相继完成验收工作[6,7]，"十三五"期间共投入 5.3 亿元开展了中医馆健康信息平台建设，目前累计接入基层中医馆的有 1.4 万多家，平台注册的医生近 4 万人[8]。2019 年国家卫生健康委员会和国家中医药管理局共同发布《全国基层医疗卫生机构信息化建设标准与规范（试行）》，提出中医药服务应包括中医门诊病历信息管理、门诊中药饮片处方管理、门诊中医非药物疗法管理、中医康复服务、中医养生保健服务、中药煎药管理、老年人中医药健康管理、儿童中医药健康管理和中医药健康教育共 9 类信息化建设内容。与此同时，2022 年国家中医药管理局联合国家卫生健康委、国家发展改革委、教育部、财政部、人力资源社会保障部、文化和旅游部、国家医保局、国家药监局和中央军委后勤保障部卫生局 10 部门印发《基层中医药服务能力提升工程"十四五"行动计划》（国中医药医政发〔2022〕3 号）（以下简称《行动计划》），提出要加强基层中医药服务质量的评估监管，完善有关规章制度，重点对基层医疗卫生机构执行中医药行业标准和技术规范、合理用药、落实核心制度等进行监督检查，提高服务质量，保证医疗安全。

在行业监管方面，现已有多项研究对各地基层医疗机构的中医药服务能力进行调查，但以"中医综合服务区"或"中医馆"为主体的研究还相对较少。有研究者[9]在广东省 150 家基层医疗卫生机构开展针对中医综合服务区（中医馆）的服务能力调查，分别从诊疗环境、中医药技术水平建设、中医药诊疗设备配置等方面来反映当前政府办中医馆的建设情况，结果显示，整体而言基层医疗卫生机构的中医药诊疗环境较好：90% 的样本机构形成了相对独立的中医药特色诊疗区域；近 80% 的样本机构将中医药科室进行了集中设置；几乎所有样本机构的中医药科室都采用了中式装修风格且绝大多数都突出了中医药的文化氛围。大多数中医馆在中医药技术水平方面也能够达到《建设指南》的要求：97%的样本机构可在中医药理论的指导下提供预防保健和养生康复的服务，89%的样本机构能够推广应用6种以上的中医药适宜技术等，但中医诊疗设备的配置情况相对较差，仅有30%的样本机构配置了10种以上的中医诊疗设备。但整体而言，当前并没有形成系统的针对基层中医馆中医药服务能力的行业组织和第三方监管体系。

（三）政府办中医馆建设与监管建议

1. 完善政府监管，开展基层中医馆绩效考核工作

近年来，中医药服务工作重点转向基层，基层中医馆建设也成为中国中医药事业传承创新的重点工作。随着中医馆在全国范围内的普及建设，下一步需要注重的是如何加强基层中医馆的内涵建设，在高质量发展的背景下提质增效。本报告认为，可以通过创新以"基层中医馆"为考核对象的绩效考核和分级评价机制，设置中医药服务能力、服务质量、医疗安全和中医药内涵建设的核心指标，以评促建，促进中医馆不断提高服务能力。同时，在中医馆建设过程中，加强中医药人才队伍建设，开展基层中医馆师承教育并完善相关机制，通过医联体、医共体等形式加强与上级医疗机构的业务合作与协作关系。

2. 重视行业监管和群众监督，开展基层中医馆服务质量和能力的第三方评价工作

第三方评价（也可称为"外部评价"），是指承担或实施评价的责任主体是与被评估对象和政府管理部门无关联的社会组织或机构对医疗机构的服务质量展开的评估评价，相较政府评价具有更好的专业性、独立性和客观性，其评价结果也更具有公信力[10, 11]。因此，在基层中医馆服务质量和能力评价过程中，可以充分发挥行业学会和专家学者的作用，从而应对以政府为主体的监督机制。此外，以人为本、关注患者身心状态也是中医医疗服务的优势与特点，因此，应该加强患者在监督过程中的作用，改善患者在中医馆的就医体验，提升患者对于中医药的接受程度和认可度。

伍 综合发展篇

二、社会办中医馆

（一）社会办中医馆的相关政策与发展现状

与政府办中医馆相对应，社会办中医馆主要指所有制形式为私人、中外合资合作或除全民所有制和集体所有制以外其他所有制形式的中医馆。中华中医药学会中医馆联盟将中医馆定义为包括诊所、门诊部、工作室等在内的新型综合中医医疗机构[12]。北京中医药大学知名教授侯胜田等将中医馆定义为由社会力量举办，以传统中医药为主要服务内容，兼有中医文化展示等功能，具有法人资格、按中医门诊部管理的中医医疗机构[4]。由于中医馆并不属于《医疗机构管理条例》中明确规定的十三类机构中的一类，而当前社会上存在的中医馆主要以中医诊所和中医门诊部的类别进行登记注册，因此根据前文归纳，本报告将社会办中医馆界定为由社会力量创办，以传统中医药为主要服务内容，兼有中医药文化展示等功能，具有法人资格、按中医门诊部或中医诊所管理的中医医疗机构。

近年来，国家大力支持中医药事业发展，人们对于中医药诊疗、康养服务需求的不断增加，民间资本不断进入中医药领域，促进了行业的繁荣发展。新医改以来，国家针对社会资本开办民营中医医疗机构也陆续出台了利好准入、简化程序的鼓励政策。2015年，国家卫生计生委、国家中医药管理局共同印发《关于推进社会办医发展中医药服务的通知》（国中医药医政发〔2015〕32号），规定对社会办中医医疗机构按照"非禁即入"的原则，及时制定或完善相关配套政策措施，加大政策措施落实力度，建立公开、透明、平等、规范的准入制度，凡是法律法规没有明令禁入的领域，都要向社会力量开放。2017年，《中医诊所备案管理暂行办法》发布，简化了中医诊所的注册准入流程。2016年12月25日，中国首部全面、系统体现中医药特点的综合性法律《中华人民共和国中医药法》出台，标志中医药迈入依法发展新时代，也同时标志中医医疗机构管理进入新时代。其中第十三条"国家支持社会力量举办中医医疗机构。社会力量举办的中医医疗机构在准入、执业、基本医疗保险、科研教学、医务人员职称评定等方面享有与政府举办的中医医疗机构同等的权利"，以基本法的形式明确社会办中医医疗机构享有与政府办中医医疗机构同样准入地位和流程。此外，在十部门联合印发的《基层中医药服务能力提升工程"十四五"行动计划》中，也明确提出支持名老中医举办诊所，支持企业举办连锁中医医疗机构。

中医馆作为一种中医独特的办医形式，以深入基层、满足多样化卫生健康需求为特点，是当前社会办中医药产业发展的一种重要形式[13]。《2022 中国卫生健康统计提要》[2] 的数据显示，中国中医类门诊部和中医类诊所分别从 2015 年的 937 家、32496 家增加至 2020 年的 3840 家、67743 家，增长率分别为 309.82% 和 108.47%（绝大多数中医类门诊部和诊所均为社会办医），庞大的数据增长量背后反映的是两年来中国中医馆产业活跃，也是国家政策鼓励社会资本办中医馆的直接积极体现。

（二）社会办中医馆的基本标准与准入管理

由于本报告将社会办中医馆界定为中医门诊部和中医诊所，因此中医馆的准入管理也以这两类为主。根据《医疗机构基本标准（试行）》《中医诊所基本标准（2023 年版）》《医疗机构管理条例》及其实施细则、《中医诊所备案管理暂行办法》等规定，中医诊所和中医类门诊部的基本标准与申请流程如表1、表2 所示。其中中医诊所采取备案制，先建设再向所在地县级中医药主管部门备案，中医类门诊部需先提交设置医疗机构申请书、可行性研究报告和选址报告等材料，向所在县级卫生行政管理部门提交设置申请书，核发《医疗机构设置批准书》后再行建设。

表 1　中医诊所和中医类门诊部的基本标准

	中医诊所	中医门诊部
中医药治疗率	100%	85%
诊疗科目	限于中医科、民族医学科。配备中医（专长）医师的，应在诊疗科目下明确中医（专长）医师的执业范围	
科室设置		·临床科室：至少设有三个中医临床科室 ·医技科室：至少设有药房、化验室、处置室等与门诊部功能相适应的医技科室

伍　综合发展篇

续表

	中医诊所	中医门诊部
人员配备	至少有 1 名执业医师，并符合下列条件之一： （1）身体健康，能够胜任相关工作 （2）至少具有 1 名符合下列条件之一的执业医师： ·具有中医类别《医师资格证书》并经注册后在医疗机构中执业满 5 年 ·具有《中医（专长）医师资格证书》，经注册依法执业 ·开展中药饮片调剂活动的，至少有 1 名中药专业技术人员	（1）中医药人员占医药人员总数的比例不低于 70% （2）至少有 4 名中医师，其中至少有 1 名具有主治医师以上职称的中医师 （3）至少有 2 名护士、1 名中药士及相应的检验、放射等技术人员
房屋建筑	使用面积和建筑布局应满足诊疗科目医疗需求。	建筑面积不少于 300 平方米；每室必须独立
设备	（1）基本设备。诊桌、诊椅、脉枕、体温计、紫外线消毒设备、污物桶等 （2）有与开展诊疗范围相适应的其他设备（包括中医诊疗设备）；开展中医微创类技术、中药注射剂、穴位注射等存在一定医疗安全风险的技术，应配备必要的急救设备	有基本设备和与开展的诊疗科目相应的设备及中医诊疗器具
制度建设	具有国家统一规定的各项规章制度和技术操作规范，制定诊所人员岗位职责	制订各项规章制度、人员岗位责任制，有国家制定或认可的中医医疗护理技术操作规程，并成册可用
信息化建设	具备门诊电子病历系统，与所在地诊所信息化监管平台对接	

表 2　开办中医诊所和中医类门诊部的所需材料和申请流程

	中医诊所	中医类门诊部
所需材料	·《中医诊所备案信息表》 ·中医诊所主要负责人有效身份证明、医师资格证书、医师执业证书 ·其他卫生技术人员名录、有效身份证明、执业资格证件 ·中医诊所管理规章制度 ·医疗废物处理方案、诊所周边环境情况说明； ·消防应急预案	·设置医疗机构申请书 ·可行性研究报告 ·选址报告和建筑设计平面图
备案/申请流程	·报拟举办诊所所在地县级中医药主管部门备案 ·县级中医药主管部门收到备案材料后，对材料齐全且符合备案要求的予以备案，并当场发放《中医诊所备案证》；材料不全或者不符合备案要求的，应当当场或者在收到备案材料之日起五日内一次告知备案人需要补正的全部内容	·报拟举办门诊部所在地的县级卫生行政管理部门提交设置申请书 ·卫生行政管理部门受理后，30 日内对经审查符合条件的申请核发《医疗机构设置批准书》，并交一份申报材料和《医疗机构设置批准书》报备市级卫生行政管理部门（医政处、中医类交中医处）

	中医诊所	中医类门诊部
备案/ 申请 流程	·县级中医药主管部门应当在发放《中医诊所备案证》之日起二十日内将辖区内备案的中医诊所信息在其政府网站公开，便于社会查询、监督，并及时向上一级中医药主管部门报送本辖区内中医诊所备案信息。上一级中医药主管部门应当进行核查，发现不符合本办法规定的备案事项，应当在三十日内予以纠正	·市卫生行政管理部门有权在接到报备30日内纠正或撤销区卫生行政管理部门作出的不符合相应条件和程序的《医疗机构设置批准书》 ·取得《医疗机构设置批准书》后，应根据《医疗机构（门诊部）准入标准》进行筹建，筹建工作完成后，向区卫生行政管理部门申请执业登记

虽然政策红利下的中医馆数量不断增加，但针对准入、监管等法律规范建设显然不够完善，通过对政策文件的梳理，深圳市2011年出台了《深圳市中医馆的设置和中医坐堂医诊所的设置行政许可实施办法》外，其他省区市由于并没有对于中医馆这一办医类型的准确界定，因此也没有明确的法规规定其准入资质、区域规划、选址、人员配置、服务项目及内容等准入管理政策，既往准入登记注册的机构还是依据其他各类机构规定的形式。庞震苗[14]等研究中指出，即使广东省出台了相应准入管理政策，社会办中医医疗机构存在受限于区域卫生规划和同类医疗机构之间的距离规定界定不清、房屋和土地支持政策无法落实、诊疗科目设置和人员资质配备不合理等问题，导致新增社会办中医医疗机构实际准入困难。陈沛军[15]的研究也得出相似结论，人才引进、自主定价、税收、选址用地、医保定点、人员评定等政策都是限制社会资本办中医的政策难点。

（三）社会办中医馆的监管内容

当前对于社会办中医馆的监管主体主要为县级地方人民政府的卫生健康主管部门，监管内容主要包括以下几方面。

1. 医疗机构资质、执业及保障管理

对医疗机构资质的监管可分为两方面，其一为医疗机构是否具有从业资格，即是否有"医疗机构执业许可证"，其二为医疗机构是否超出诊疗科目开展诊疗活动。主要依据《中华人民共和国基本医疗卫生与健康促进法》《医疗机构管理条例》等进行监管。

2. 医务人员资质及执业管理

对医务人员资质及执业的监管主要为医务人员是否具有相应诊疗资格，是

否在相应执业地点和执业范围内开展诊疗活动。可依据《中华人民共和国基本医疗卫生与健康促进法》《中华人民共和国医师法》等进行监管。

3. 中药制剂管理

对中药制剂的监管，主要依据《中华人民共和国药品管理法》《中华人民共和国中医药法》《麻醉药品和精神药品管理条例》等法律法规。

4. 医疗质量管理

对医疗质量的监管，可依据《医疗质量管理办法》《医疗纠纷预防和处理条例》《医疗事故处理条例》《医疗机构投诉管理办法》等法律法规。

5. 传染病防治

对传染病防治的监管，主要依据《中华人民共和国传染病防治法》《消毒管理办法》《医疗卫生机构医疗废物管理办法》等法律法规。

6. 医疗文书管理

对医疗文书的管理，主要依据《处方管理办法》《国家中医药管理局关于印发中药处方格式及书写规范的通知》等法律法规。

7. 网络诊疗监管

网络诊疗作为医疗机构开展诊疗活动的一种辅助手段，越来越为患者所接受，因此，国家出台了《互联网诊疗监管细则》来规范开展网络诊疗行为。

除以上监管内容外，法律法规规章规定医疗机构应当履行的职责和遵守的其他要求也在监管范围内。整体而言，当前社会办中医馆在执业过程中普遍存在的问题包括以下几个方面：开展超出诊疗范围的诊疗行为；使用西医西药以及不符合中医诊所诊疗范围的技术；部分生活美容机构、养生保健机构通过租借"医师执业证书""中医诊所备案证"的方式开办中医诊所，实际从事与中医诊所无关的经营活动；夸大宣传疗效、虚假广告诱导患者或消费者；医废管理和院感管理不规范等[16, 17]。

同时，群众监管也是重要的监管补充力量，根据投诉举报相关情况，群众投诉中医馆的主要目的集中于三方面：核实从事诊疗行为人员资质、核实中医医疗机构资质、核实中医馆诊疗活动是否超出登记的诊疗科目范围。

（四）社会办中医馆的准入与监管建议

1. 建立健全中医馆准入管理法规及相关标准规范

中医馆类别混乱、质量良莠不齐的核心在于准入和管理的类别不清，2017年的《医疗机构管理条例》中没有将中医馆作为统一类别区分和定义，没有明确界定中医馆的准入和监管方法属于诊所、门诊部、医院、基层卫生服务机构哪类准入管理政策。由于当前民营中医馆的主体主要为诊所和门诊部，因此本报告建议将以医馆命名的一级中医医院、药店不纳入中医馆准入政策管理，不使用医馆等相关名称和宣传内容。将提供一站式传统中医药和民族医药综合卫生服务的门诊部、诊所、药店坐堂诊纳入中医馆准入管理，提供单纯健康管理、预防、养生保健服务的机构，包括无医疗机构执业许可证，仅有工商执照、药品和医疗器械经营许可证的机构不按照中医馆准入管理，而依据《中医养生保健服务机构基本标准》进行管理。由于中医馆属于新兴实践中发展而来的综合中医医疗机构类别，应综合并区别于中医门诊部和中医诊所准入条件和流程，创建独立的准入法规标准，基于《中医药发展战略规划纲要（2016—2030年）》《"十四五"中医药发展战略规划》社会办中医的准入利好政策，在申请主体、准入条件、提交材料、准入流程上给予明确规定。

2. 持续落实推进社会办中医馆准入利好政策

在社会资本办医准入政策落实及改革时应明确，中医药事业的发展在于宽松的环境和积极的引导[18]。针对社会办中医馆的准入问题主要在于相关政策规定不细化导致的实际落实的阻碍大。《中医药健康服务发展规划2015—2020年》，其中一条明确指出，对于社会资本举办仅提供传统中医药服务的传统中医诊所、门诊部，医疗机构设置规划、区域卫生发展规划不作布局限制，因此针对规划、选址等普遍落实难题，建议各省市应因地制宜制定实施条例和政策落实细化标准。遵循中医服务的实际情况，明确责任边界规范经营，对连锁的中医馆建议实行以备案制为基础的审批政策，引导民营中医馆向类别明确、管理规范、高质量方向发展，形成多种所有制形式医疗机构相互补充、有序竞争、共同发展的医疗服务格局[19]。

3. 明确中医馆准入名称规范

现代中医馆与近代传统"同仁堂""九芝堂"等知名百年老字号医馆的定义

伍　综合发展篇

不同。传统"同仁堂""九芝堂""国医堂"等在《医疗机构管理条例》对医疗机构的分类中属于（坐堂）中医诊所，通常在药店开展医事药事服务。而国医堂等机构，实际属于中医门诊部的范畴，以北京为例，国医堂全称为北京中医药大学国医堂中医门诊部。"国医堂""名医馆""×××诊所""×××医堂""×××医馆"等不同名称，导致消费者及市场、卫生部门区分和认识难度较大。因此，在准入和监管过程中，对于属于中医馆范畴的中医医疗机构，应对其类型和名称进行清晰界定，"堂"和"馆"是否作为医疗机构名称使用，"馆"的范围较"堂"更大，其中的界限应有明确的设定。同时，应该关注当前中医馆牌匾和执照名称的统一性问题，类似于药品的"商品名"和"通用名"，需要规定中医馆牌匾中必须明确展示执照中机构类别的内容。

4. 加强针对社会办中医馆的监管体系建设

长期以来，中国中医药监督执法队伍建设相对薄弱和滞后，从业者对法律法规的掌握和执行能力有待提升，有中医药背景的执法监督人员较少，且近年来，中医医疗服务能力虽然在逐步提高，但中医卫生监督执法力量却没有获得相应的发展。与此同时，中医药行业标准还在建设过程中，部分中医非药物疗法的技术边界及其存在的不可控医疗安全隐患风险未明确，也为开展监管造成了一定的难度。因此，应进一步加强我国中医药监督执法队伍建设，完善监管流程，细化中医馆管理规范。此外，应该重视群众监督的作用，系统收集患者意见，设立患者意见反馈平台，丰富监管手段，将社会办中医馆接入中医馆健康信息云平台，提高监管的信息化水平，全方位完善中医馆的监管体系建设。

参考文献

［1］郭然.我国中医医院与综合医院门诊患者特征及就医体验的比较研究［D］.北京：北京协和医学院，2021.

［2］国家卫生健康委员会.2022中国卫生健康统计提要［M］.北京：中国协和医科大学出版社.2022.

［3］刘远立，李蔚东.构建全民健康社会［M］.北京：协和医科大学出版社，2008.

［4］侯胜田，王天琦，焦科兴，等.中医医馆发展现状及不同类型中医医馆发展策

略建议中国中医药发展报告（2021）［M］.北京：社会科学文献出版社，2021.

［5］新华社.全国基层中医馆总数已达 3.63 万个［EB/OL］.（2021-07-23）
　　［2023-07-12］.https：//www.gov.cn/xinwen/2021-07/23/content_5626956.htm.

［6］刘琦，周伟，陈小蕾，等.中医馆健康信息平台建设思考［J］.医学信息学杂
　　志，2020，41（08）：77-80.

［7］忻凌，刘春，张立.基于云平台的中医馆终端建设研究［J］.中医药管理杂
　　志，2017，25（06）：6-7+15.

［8］国家卫生健康委员会.卫生健康委举行发布会介绍"互联网＋医疗健康""五
　　个一"服务行动有关情况［EB/OL］.（2021-03-23）［2023-07-12］.https：//
　　www.gov.cn/xinwen/2021-03/23/content_5595186.htm.

［9］黎可盈，许星莹，胡依，等.广东省基层医疗卫生机构中医综合服务区（中
　　医馆）服务能力现状调查［J］.卫生软科学，2020，34（08）：77-80.

［10］贺冬秀，高治平，张新华，等.我国医疗服务质量第三方评价现状与实施对
　　　策研究［J］.现代医院，2018，18（02）：157-159+163.

［11］李清，李岩，张俊.第三方医院评价体系构建探析［J］.医院管理论坛，
　　　2016，33（10）：11-14.

［12］中华中医药学会.中华中医药学会中医馆联盟在京成立［EB/OL］.（2017-
　　　06-29）［2023-07-12］.https：//cacm.org.cn/zhzyyxh/xhdtyjlanmu/201706/0d4d4
　　　1311115497fbdf5009541775bdb.shtml.

［13］严甜.民营中医馆法律组织形式问题研究［D］.北京：北京中医药大学，2020.

［14］庞震苗，邱鸿钟，陈志明，等.社会资本举办中医医疗机构在发展中存在的
　　　准入问题研究［J］.中国社会医学杂志，2017，34（01）：10-12.

［15］陈沛军.广东省推进社会资本办中医的现状与政策研究［D］.广州：广州中
　　　医药大学，2017.

［16］刘加殿，黄素芹.中医诊所监管模式建设［J］.南京中医药大学学报（社会
　　　科学版），2021，22（02）：137-140.

［17］李岩.某地区中医医疗机构的监督管理现况分析［D］.长春：吉林大学，2016.

［18］迟芬芳，李哲，孙波，等.民营中医医疗机构的现状与发展对策［J］.中医
　　　药管理杂志，2015，223（17）：710

［19］陈沛军，庞震苗，张远超，等.深圳市推进社会资本办中医的困境与对策
　　　［J］.中国卫生事业管理，2016，33（09）：679-681.

伍

综合发展篇

HB.19 中医医疗机构依法执业
自查风险分析与防控措施建议

吴佳彧① 王 鹏② 高 阳③

摘 要： 通过对北京东城区各级中医医疗机构自查风险点排查的描述性横断面研究，考察北京市东城区各级中医医疗机构依法执业自查的能力和自觉性，从而归纳东城区各级中医医疗机构依法执业自查的潜在风险。通过专家访谈和分析研究数据，总结出中医医疗机构当前依法执业自查的潜在风险因素有三点——机构缺乏对依法执业风险的认识、培训程度不深与开展相关医疗服务带来的风险存在一定关系、人员流动引发依法执业风险。针对风险因素，提出中医医疗机构依法执业过程中的防控措施建议为以下四点：强化医疗机构法人和第一责任人的督促和监管、加强培训力度、建立考核制度和重点监管名单、探索医疗机构自查平台分层管理模式。

关键词： 中医医疗机构；依法执业；自查；风险点；防控措施

引 言

根据 2021 年国家卫生健康委员会的统计，2021 年年末，全国医疗卫生机构总数 1030935 个。其中，医院 36570 个，基层医疗卫生机构 977790 个，专业公共卫生机构 13276 个，与 2020 年相比，增加 1176 个医院，基层医疗卫生机构增加 7754 个。在中国，医院的设置需要遵循中国政府所出台的各项政策和法律规定。医疗机构需要遵循中国政府制定的《中华人民共和国医师法》《医疗机构管理条例》等法律、法规以及有关医疗活动的规章制度。医师要严

---

① 吴佳彧，中医学硕士，北京市东城区卫生健康监督所，主要研究方向：医疗卫生监督。
② 王鹏，中医学硕士，解放军总医院中医科在读博士，主要研究方向：老年病的中医药防治。
③ 高阳，河北省廊坊市文安县卫生健康局，主要研究方向：医疗卫生监督。

格依照上面的法律规定开展活动，从而确保他们的行为不超出要求范围，合法执业。依法执业是医疗机构确保它能够立足生存的基本规范。规范机构的医务人员依法执业行为，不仅能够确保患者的安全，还能进一步提高医疗服务的质量[1]。根据一项来自北京市卫生健康委员会的调查发现，北京部分医疗机构的法人以临床业务的开展为重心，忽略了对机构执业人员以及执业行为的管理，导致工作人员依法执业的意识淡薄、对有关的法律法规没有充足的认识，机构本身对需要执行的法律法规和履行的义务缺乏了解[2]。在医疗活动中，部分医疗机构存在忽视医疗管理，对医院需要执行的法律法规和履行的义务存在不懂不会的问题，部分科室和医务人员对存在的违法违规问题认识不到位，依法执业意识淡薄，亟待建立有效的依法自查体系，实现医疗机构自我监管，医疗行为信息化监管。中国目前具有庞大的医疗卫生体系，为全面推进医疗卫生行业综合监管制度，落实医疗机构依法执业自我管理主体责任，规范医疗机构执业行为，需要医疗机构在国家卫生政策的指导下开展机构自查，保证医院规范运行，规范医疗机构医务人员的执业行为，能够保障患者安全，提升医疗质量。

因此，在 2020 年 9 月国家卫生健康委员会和国家中医药管理局联合发布了《关于印发医疗机构依法执业自查管理办法的通知》，拉开了医疗机构依法执业自查的序幕，并规范了医疗机构的执业行为[3]。

中医作为中国传统文化中最具代表性和不可分割的一部分，有着悠久而深厚的历史[4]。当前，中国国内高度重视中医药，对中医药服务技术予以了肯定。《中华人民共和国中医药法》的正式实施，标志着中国首次从法律角度明确了中医药的重要地位、发展方针和配套措施，为中医药发展提供了法律保障。根据《2021 中国医疗卫生事业发展统计公报》，2021 年，全国中医类医疗卫生机构共 77336 个，中医药卫生人员总数达 88.4 万人，他们开展中医药服务，为减轻患者的病痛带来了巨大帮助。截至 2023 年 6 月，北京市东城区辖区内登记注册的中医医疗机构共有 101 家，其中大部分为中医医馆，这些机构在服务群众的同时，能否在法律法规要求的范围内执业行医，是当前的一个重要挑战和风险。因此，这些机构需要通过依法执业自查，对机构的执业行为有一定的认识，避免出现规定范围外的医疗行为。

一、调查研究

本次研究通过问卷调查，对东城区中医医疗机构是否依法执业这一行为展开调研，并结合访谈对话对当前依法执业自查的潜在风险因素进行了解。

（一）研究方法

1. 目的与目标

本研究的目的是观察北京市东城区各中医医疗机构依法执业自查的能力和自觉性。目的：①观察辖区内中医医疗机构依法执业自查的基本情况；②分析机构管理人员依法执业自查的内容；③探讨辖区内中医医疗机构依法执业过程中的反馈和建议。

2. 研究设计

这是一项关于北京市东城区各级中医医疗机构自查风险点排查的描述性横断面研究。数据收集于 2023 年 1 月至 2 月。

3. 取样和样本量

研究人员参考了国家卫生健康委员会下属的综合监督局发布的关于《医疗机构依法执业自查管理办法的通知》，结合东城区辖区内中医医疗机构的分布特点，设计了本地区中医医疗机构依法执业自查的问卷调查。本研究是针对北京市东城区中医医疗机构依法执业自查的调查分析，辖区内注册的中医医疗机构数目固定，因此样本量是固定，没有必要采用无限总体的 Cochran 公式来估计样本量。因此，共发放了 101 份问卷。最后，73 家医疗机构完成了问卷调查，回复率是 72.28%。

4. 使用结构化问卷进行定量评估

为了评估医疗机构依法执业管理部门的设置情况，以及依法执业自查的内容，被调查者要求填写一份由 32 个问题组成的结构化问卷。关于依法执业管理部门以及依法执业管理人员的问题包括：①是否组织或者参与拟订本机构依法执业自查工作制度和年度计划；②是否组织或者参与本机构依法执业教育和培训；③是否组织开展本机构全面自查、专项自查活动；④是否对本机构各部门落实依法执业自查情况进行检查；⑤是否对本机构依法执业情况进行风险评估；⑥是否制止、纠正、报告本机构违法执业行为；⑦是否督促落实本机构依法执业整改措施；⑧是否编制本机构依法执业自查年度总结，定期公开依法执业自查整改情况；⑨是否对本机构自查发现的依法执业问题提出奖惩意见。此外，对执业教育和培训，全面自查、专项自查活动，落实依法执业自查情况进行检查，对机构依法执业情况进行风险评估，制止、纠正、报告本机构违法执业行为以及管理人员参加依法执业培训的频率进行了统计。为了确定有效性，问卷发给了北京市东城区各级中医医疗机构，开展调查，问卷的内容的 Cronbach's α 系数值为0.713。

5. 通过分析统计和访谈进行评估

由本次研究组人员对搜集到的问卷调查进行分析统计，观察依法执业自查的实施情况。通过半结构化访谈方式，在现场对中医医疗机构依法开展的医疗服务活动内容进行评估了解，并搜集了他们对医疗机构自查工作的反馈和建议。对整个访谈进行了记录、逐字转录和编码。采用主题分析来分析和解释数据。

（二）研究结果

1. 参与调研机构的基本特征

来自不同医疗机构的 73 名参与者参加了本次的问卷调查，并以现场调研的方式，在每个机构随机访谈 1~2 名执业人员。调研分析发现，未定级的医疗机构有 48 家（65.753%），一级医疗机构有 16 家（21.918%），二级医疗机构有 3 家（4.110%）；三级医疗机构有 6 家（8.219%）。上述医疗机构仅仅有 9 家（12.329%）明确了解依法执业部门，有 64 家（87.671%）医疗机构对依法执业部门不清楚（见图 1）。

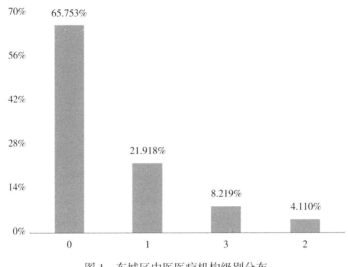

图 1　东城区中医医疗机构级别分布

2. 定量分析

（1）不同医疗机构级别对依法执业部门的了解关联度分析

采用列联分析交叉分析不同等级的医疗机构对执业管理部门的认知情况。医疗机构等级越高，其规模和规范程度越高，代表医院规模越大，三级医院往往代表一个地区全面医疗、教学、科研能力的医疗预防技术中心。本次研究中，共有 6 家三级医疗机构，均对依法执业管理部门有清楚的了解，共有 3 家二级医疗机构，也均都了解依法执业部门。未定级和一级医疗机构共有 64 家，均对依法执业管理部门不清楚。（图 2，表 1）可以发现，医疗机构等级越高，对依法执业管理部门的了解越清楚，医疗机构的等级越低，了解程度越低。

表 1　交叉列联表

题目	名称	是否明确依法执业管理部门		总计
		否	是	
机构级别	0	48（100.000%）	0（0.000%）	48
	1	16（100.000%）	0（0.000%）	16
	2	0（0.000%）	3（100.000%）	3
	3	0（0.000%）	6（100.000%）	6
总计		64	9	73

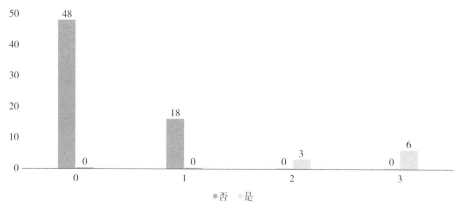

图 2　列联交叉分析图

卡方检验结果表明，是否明确依法执业管理部门与是否配备专职依法执业管理人员之间差异显著，显著性 $P < 0.001$。结果表明，越是明确依法执业管理部门的医疗机构，越会配备专职依法执业管理人员（表 2）。

表 2　卡方检验结果

题目	名称	是否明确依法执业管理部门		总计	检验方法	χ^2	P
		否	是				
是否配备专职依法执业管理人员	否	64	0	64	卡方检验	73	0.000***
	是	0	9	9			
合计		64	9	73			

注：***、**、* 分别代表 1%、5%、10% 的显著性水平

（2）依法执业管理人员的不同职务级别对岗前培训内容的影响

根据二分类变量，分析专职依法执业管理人员的不同职务级别对岗前培训内容的影响。多重响应频率分析表显示，分析项包括：医疗机构资质、执业及保障管理、医务人员资质及执业管理、药品和医疗器械、临床用血管理、医疗技术临床应用与临床研究、医疗质量管理、传染病防治、母婴保健与计划生育技术服务、中医药服务、医疗文书管理、法律法规章规定医疗机构应当履行的职责卡方拟合优度检验的显著性 $P=1.000$，$P > 0.05$，$\alpha=0.05$ 时水平上不呈现显著性，意味着各项的选择比例比较均匀，没有显著性差异。

（3）医疗机构岗前培训内容

根据多重响应频率分析表对医疗机构岗前培训各项内容的响应率与普及

伍　综合发展篇

率进行分析，响应率为全部样本下的各选项的选择比例，普及率为有效样本下的各选项的选择比例，两者都重点对比例较高项进行分析。

响应率代表了各个培训内容的相对选择比例情况，普及率代表了单个培训内容的选择普及情况。结果表明：①医务人员资质及执业管理，药品和医疗器械、临床用血管理，中医药服务和法律法规规章规定的响应率最高；②医务人员资质及执业管理，药品和医疗器械、临床用血管理，中医药服务，医疗文书管理和医疗文书管理的普及率最高，如表3所列。

通过卡方拟合优度检验，分析各选项的选择比例，结果表明卡方拟合优度检验的差异具有显著性，$P < 0.001$。提示岗前培训内容的选择上具有差异性，即各医疗机构在选择岗前培训内容上，具有一定的差异。

表3 响应率与普及率结果分析

多选题题项	N（计数）	响应率（%）	普及率（%）	X^2	P
医疗机构资质、执业及保障管理	69	9.600	94.500		
医务人员资质及执业管理	73	10.200	100.000		
药品和医疗器械、临床用血管理	73	10.200	100.000		
医疗技术临床应用与临床研究	71	9.900	97.300		
医疗质量管理	72	10.000	98.600		
传染病防治	72	10.000	98.600		
母婴保健与计划生育技术服务	68	9.500	93.200	143.904	0.000***
放射诊疗、职业健康检查、职业病诊断	0	0.000	0.000		
精神卫生服务	0	0.000	0.000		
中医药服务	73	10.200	100.000		
医疗文书管理	73	10.200	100.000		
法律法规规章规定医疗机构应当履行的职责	73	10.200	100.000		
总计	717	100.000	982.200		

注：***、**、* 分别代表1%、5%、10% 的显著性水平

3. 定性分析

来自73家不同医疗机构的人员参加了本次调研，调研小组在进行访谈结束后显示，中医医疗机构依法执业自查及医疗机构执业面临的挑战主要围绕四个主题，即：①医疗机构自查培训程度；②依法执业自查项目与医疗机构实际的

距离；③医疗机构自查的意识；④医疗机构自查的长期高效的监督机制。

（1）培训程度不足

访谈中依法执业自查的第一个风险是培训的程度不足。越来越多的机构人员表示，培训更多的是新员工的岗前培训，对已经入职的员工缺乏深入的、后续的培训。根据访谈，他们表示依法执业自查过程中常见的风险便是医疗文书管理不规范、中医药服务技术不足、医疗质量管理较差和缺乏对法律法规相关制度的深度学习。根据表3所展示的，上述这些内容在新员工岗前培训的内容选择上具有一定的相关性，更加说明机构除了重视岗前培训外，还应加强入职后的员工培训。加深培训的程度和内容，才能更好地避免执业过程中的风险，才能更好地执行依法执业自查，规范医师执业行为。

（2）依法执业自查项目与医疗机构实际情况缺乏一致性

访谈中机构人员表示，医疗监督管理部门制定的相关依法执业自查的条目与类别和机构的实际情况存在一定的距离。很多机构人员表示，他们对依法执业自查的问题和项目不太熟悉，并表示有部分自查的问题医疗机构可能不涉及。

（3）依法执业自查意识薄弱

通过交谈，研究小组发现中医医疗机构依法执业自查的意识比较淡薄，缺乏自觉性。在谈及"你所在的医疗机构会建立起定期的依法执业自查制度吗"的时候，受访者表示缺乏自查的意识，在这方面的能动性较差。

（4）有待建立长期高效的监督机制

医疗机构法人和第一责任人对医疗机构负有绝对的责任，医疗机构的合法合规运营离不开负责人的监督。调研中发现，法人或管理人员业务水平不高，他们相关法律法规知识储备不足，对依法执业自查的理解不到位，在实际的自查工作中发现问题的能力就会差一些，需在今后的工作中加以克服。

二、分析讨论

（一）依法执业自查风险分析

参与本次调查的中医医疗机构共有73家，其中有63家为社会办中医医疗机构，通过访谈发现，这些医疗机构依法执业的风险主要集中在以下3方面。

1. 机构缺乏对依法执业风险的认识

风险是指某种特定的危险事件发生的可能性与其产生后果的组合。与"'医疗风险'是指存在于诊疗环节中可能导致损害或伤残的不确定性，以及可能发生的医疗事故、医疗纠纷等一切不安全事件"[5]不同，医疗机构依法执业风险聚焦于医疗机构及其医务人员在执业活动中发生的违法违规的可能性。医疗机构依法执业风险，是指医疗机构在执业过程中突破执业规范要求产生不利后果的风险，尤其是因违反法律法规受到卫生健康行政部门处罚的法律后果。中医医馆，因其诊疗活动多样化、人员资质参差不齐的特点，更易在执业活动中突破法律红线。近几年，任用非卫生技术人员从事医疗卫生技术工作、诊疗活动超出登记范围等违法违规案件不仅侵害了当事人的健康权益，还引起了社会舆论的关注。

本次研究发现，中医医疗机构负责人缺乏对依法执业风险的认识。在进行自查的过程中缺乏必要的认识和充分准备，而这种不足可能会影响医馆的执业质量，并且可能会增加病人就医时出现的风险。

2. 培训程度不深与开展相关医疗服务带来的风险存在一定关系

根据数据分析，各级中医医疗机构开展自查项目的培训程度存在差异，部分项目的培训程度比较高，如医疗文书管理，医务人员资质及执业管理。而部分项目的培训程度比较低，如精神卫生服务。而社会办中医医疗机构，培训项目大多仅涉及医疗文书管理和医务人员资质两项。因此，不难发现，中医医疗机构总体上的培训存在不平衡不完善之处。医疗服务是具有高风险的服务，因为医疗服务的好坏一定程度上影响着人民群众的健康，培训专业的医疗人员非常重要。中医医疗机构也应该加强培训，并根据机构自身诊疗范围制定自查标准，从而开展定期自查项目，使执业医师拥有足够的知识和技能来提供高质量的服务。自查和培训可以大大减少可能出现的风险，也可以为患者提供更好的服务。总之，自查和培训是中医医疗机构在开展医疗服务时规避风险的有效手段。

3. 人员流动引发依法执业风险

调查研究反映，社会办中医医疗机构的门诊人员流动较大。这些机构无法像综合性医院一样配备医务科、护理部等医疗服务质量管理人员，在医疗质量安全核心制度建立与执行方面存在诸多薄弱环节或者流于形式[6]。在这类机构执业的中医师，大多缺少病历管理、处方书写等相关技能的培训，他们本身多来自基层医疗机构或者师承成才，缺乏严谨的文书规范、技术操作等方面的熏陶，久而久之就养成了重技术操作轻文书书写、重业绩考核轻医疗安全质量的不良执业习惯，主要表现为病历或处方书写时不全面不规范、字迹潦草模糊、中医诊断只有病名无证型或无西医诊断等问题。

（二）防控措施建议

2020 年，为全面推进医疗卫生行业综合监管制度，落实医疗机构依法执业自我管理主体责任，国家卫生健康委、国家中医药管理局联合发布了《医疗机构依法执业自查管理办法》，明确了医疗机构依法执业自查，是指医疗机构对本机构及其人员执业活动中遵守医疗卫生法律法规规章情况进行检查，并对发现的违法违规执业问题进行整改的自我管理活动。

社会办中医医疗机构作为中医医疗机构的重要组成部分，在依法执业过程中应规范自查行为，并通过严格且全面的自查行为规避依法执业风险。依法执业自查覆盖范围广泛，以北京市为例，在最新的《北京市医疗机构依法执业自查系统四级指标》中，一级指标为"中医中药服务"的项目共有机构资质、人员资质、中医临床科室建设、中药房管理等 8 个二级指标。涉及中医医疗机构依法执业的各个方面。依据的法律法规涉及《医疗机构管理条例》《中医诊所备案管理暂行办法》《医疗质量管理办法》《处方管理办法》等几十种，处理办法自责令改正、罚款、暂缓校验至吊销《医疗机构执业许可证》不等。

依据《医疗机构依法执业自查管理办法》，自查是医疗机构校验的重要依据之一，同时也是行业主管部门确定"双随机"抽查频次的重要依据之一。当地方各级卫生健康行政部门检查中发现医疗机构存在违法执业行为，但该违法执业行为已在自查中发现，并立即整改到位或该违法执业行为已在自查中发现，已制订整改计划，并正在按计划整改的，可以依据行政处罚法规定从轻或者减轻行政处罚；若违法行为轻微并及时纠正，没有造成危害后果的，可以不予行政处罚。但对于未建立依法执业自查制度，或者未按照本办法开展依法执业自查工作的；自查工作弄虚作假，应当发现而未发现违法执业行为的；自查中发现违法执业行为，未按本办法第十六条要求进行整改的；自查中发现重大违法执业行为，未及时报告所在地卫生健康行政部门的这类医疗机构，地方各级卫生健康行政部门可作为医疗机构不良执业行为记分；发现存在违法执业行为的，可以在法律法规规章规定处罚幅度内从重进行行政处罚。对于医疗机构而言，自查管理的重要性不言而喻，中医医疗机构更应重视依法执业自查环节，将风险消弭于未然。

1. 强化医疗机构法人和第一责任人的督促和监管

研究发现，大部分中医医疗机构缺少自查专职人员，多数自查管理者为科室医疗助理护士长等兼职人员，且没有相关的工作津贴，主动探索的积极性不高。为了确保医疗机构依法执业，强化医疗机构法人及其责任人的监督管理，加强督促和监管，应该制定严格的基本条例，并倒逼医疗机构进行自查，确保其能够提供最高质量的服务。为此，政府和监管机构应该加强对医疗机构的监督，确保其能够依法执业，并确保服务质量能够符合国家标准。此外，应该加强质量管理系统的建设，确保质量管理系统能够满足国家要求。同时，通过医疗机构的责任人监督，强化医务人员的培训，让医务工作者更加熟悉医疗流程和服务标准，从而提供更高质量的服务。

2. 加强培训力度

结合问卷和访谈，机构负责人提出希望行业主管部门能够加强对人员的培训。统计其提出的培训要点，总结其主要为三方面。

（1）自查平台操作

由于中社会办中医医疗机构人员流动较大，部分人员年龄较大，无法熟练操作自查平台系统。本次调查中，13.7%的机构人员提出希望在今后定期对依法执业自查平台的操作系统进行培训和维护。

（2）中医适宜技术

2.7%机构人员提出，希望继续教育等平台增加更多中医适宜技术方面的培训，并希望可以反复学习。

（3）依法执业相关法规

部分中医医疗机构负责人只知晓常用的和很久以前颁布的卫生法律法规，对不常接触到的或是新颁布、新修订的法律法规没有主动查询、及时学习，造成机构在执业过程中易发生违法行为。行业主管部门应加强对中医医疗机构依法执业的培训，增强依法执业的意识。必要时可对重点医疗机构实行点对点上门培训的方式。针对现行的卫生法律法规，结合日常监督管理中经常发现的不良执业行为及处罚案例，开展对中医医疗机构的培训，使其能够熟悉现行卫生法律法规，特别是新修订或新颁布的法律法规，以此杜绝因不懂法而发生的不良执业行为[7]。

3. 建立考核制度和重点监管名单

建议对中医医疗机构实行分级管理、重点监督的监管模式，建立考核制度和重点监管名单。建议监督执法部门在执法过程中，定期梳理出辖区内中医医疗机构依法执业问题台账，针对各级中医医疗机构的特殊性，定期监督检查，帮助其核查自身所在问题的薄弱之处，更好地完善自身，从而进一步做好依法执业自查工作。

4. 探索医疗机构自查平台分层管理模式

现有的医疗机构依法执业自查平台缺少分层模式，对部分中医医疗机构自查不适用。访谈数据显示，部分机构反映，依法执业自查平台系统缺乏清晰的流程说明。各大项衍生内容全面且繁杂，不能按照医疗机构本身分级情况进行合理智能筛选。很多级别较低的中医医疗机构负责人不理解自查的意义，尽管很多基层中医医疗机构的设备简单，服务范围有限，但是也应对基本的执业规范有所了解。此外，由于高级别医院和区域大型医院需要完成更多的医疗自查内容，而这些医疗自查内容和社会办中医医疗机构和中医医馆所需要进行的医疗自查内容有一定距离。因此，行业监督管理部门，应该针对这种情况，建立医疗机构分层自查模式，有序地推广适合中医医疗机构的简化版本的机构自查条目。

参考文献

［1］洪颖，刘斯，袁建峰，等 . 某院妇幼医师依法执业知识知晓率调查［J］. 中国卫生质量管理，2020，27（4）：59-62.

［2］北京市卫生健康委员会 . 北京：量身定制 依法自查［J］. 中国卫生，2019（6）：41-42.

［3］国家卫生健康委：中医药局关于印发医疗机构依法执业自查管理办法的通知 http：//www.gov.cn/gongbao/content/2021/content_5581080.htm

［4］Xiong D M，Liu Z，Chen H，et al.Profiling the dynamics of abscisic acid and ABA-glucose ester after using the glucosyltransferase UGT71C5 to mediate abscisic acid homeostasis in Arabidopsis thaliana by HPLC–ESI–MS/MS［J］.J Pharm Anal.2014，4（3）：190–196.

［5］归纯漪，孙梅.我国医疗风险及其影响因素研究现状综述［J］.中国卫生资源，2017，20（03）：272–275，280.

［6］余永丰，高昕.苏州市医疗机构开展中医服务依法执业现状调查分析［J］.中国卫生监督杂志，2019，26（03）：262–265.

［7］战琪，王广雷.中医医疗机构不良执业行为及防范措施调查分析［J］.中国卫生法制，2014，22（05）：53–56.

伍　综合发展篇

HB.20 中医馆商业保险
发展现状与未来机遇

赵汉青[①]　赵耀东[②]　何姝婕[③]

摘　要： 随着居民健康意识的增强和生活质量的提升，中医药服务需求显著增多，中医馆数量大幅增加。商业医疗保险作为一种弥补公共医疗保障不足的重要手段，应当成为助力中医事业发展的重要推动力，然而如何将这两者融合，使商业保险能够切实服务于中医的发展已成为一个需要深入研究的问题。本报告在多年学术积累和行业实践的基础上，通过探讨中医馆商业保险在中国的发展现状，分析了商业保险对中医馆的影响，以及未来中国中医馆商业保险的发展机遇，提出了中医馆商业保险发展中面临的主要问题和挑战。在中医馆商业模式中，治疗、预防和养生并重的特点恰好满足了商业保险提供多元化服务的需求。本报告认为中医馆和商业保险将进行更深程度的融合，通过发挥互补优势，形成具有中医药特色、提供全方位健康管理的服务模式。我们希望通过本报告，能为政策制定者、保险公司和中医馆提供有价值的决策依据与参考信息。

关键词： 中医馆；商业医疗保险；发展现状；发展机遇；决策分析

引　言

中国中医医疗机构主要以医院、门诊部和诊所三种形式举办，中医馆主要以中医门诊部及中医诊所的形式存在，与古代中医诊疗模式相似，将"中

---

① 赵汉青，医学博士，河北大学中医系主任，主要研究方向：中医药竞争情报学。
② 赵耀东，工学学士，泰山财产保险股份有限公司创新发展研究院室副主任，主要研究方向：商业保险线上化平台建设、数据运营和数字化转型。
③ 何姝婕，河北大学中医学院硕士研究生，主要研究方向：中医药健康管理。

医坐堂＋医药康养服务"作为主要运营模式，是中医药服务的生力军[1]。在国内，除了少数老字号药店、各省市中医药大学及高水平中医医院开设以"国医堂"为代表的中医馆外，绝大多数中医馆为民营机构，与公立医疗机构相比，部分地区民营机构基本医疗保险覆盖面小[2]，是导致中医馆服务人数偏少的原因之一，商业医疗保险在中医药健康领域具有广阔的发展前景。

一、中医馆商业保险的发展概况

（一）中医馆的发展情况

中医馆在中国医疗体系中一直扮演着重要的角色。近年来，随着生活质量不断提升和老龄化社会的到来，人民群众对健康的关注度显著提高，特别是对于预防性医疗和健康生活方式的追求以及对慢性疾病的多重管理需求[3-4]，人们对中医所持的独特理念和方法越来越感兴趣。根据国家卫健委 2022 年发布的《2021 年我国卫生健康事业发展统计公报》，在 2021 年，医疗机构发展速度排名第二的是中医类门诊部，增长率为 8.52%，2021 年数量为 3840，排名第三的是中医类诊所，增长率为 7.03%，2021 年数量为 67743，中医诊所年度诊疗人次增速为 8%，中医类卫生人员增长率 6.63%。过去的五年里，中医馆数量和规模都有了显著的增长，从而推动了整个中医行业的发展。

中医馆的发展得到了政府的大力支持和积极推动。国家政策层面全面支持中医药行业，国家中医药局等 10 个部门联合制了《基层中医药服务能力提升工程"十四五"行动计划》，提出到 2025 年社区卫生服务中心和乡镇卫生院中医馆实现全覆盖，发挥中医优势，推动中医在妇幼、老年、慢病、未病领域的发展。各级政策均支持民办中医机构高质量发展，与公立机构享有同等权利，中医馆的发展不存在过多政策难题。

虽然中医馆近年来发展势头良好，但关于中医馆经营管理和服务质量的问题也日益引起关注。由于中医的治疗方式以整体和个性化治疗为主，缺乏标准化，高水平中医数量偏少，给中医馆的运营和服务带来了一定的挑战。透明度和服务质量的维护是中医馆必须面对和解决的问题。同时，由于中医的特殊性和复杂性，中医馆在权威性、标准化和现代化的医疗服务中也面临着压力。

（二）商业保险对中医药服务的覆盖情况

中国的医疗保险体系由社会医疗保险（以下简称"医保"）和商业医疗保险（以下简称"商保"）两部分组成。公共卫生服务和公立医疗机构主要由政府支持，大多具有医保资质，覆盖普通公民的基本医疗需求[5-7]。由于政策因素，各地医疗保险的覆盖范围不尽相同，在理赔内容、理赔比例和理赔上限等因素中差异较大[8]，随着人们对于个人健康和医疗服务质量要求的提高，商业医疗保险的需求也越来越大。

调研数据表明，商业医疗保险对于中医药服务的覆盖范围还不够广泛。很多商业医疗保险产品的设计更多地是基于西医的治疗方式，对中药、针灸、按摩等中医疗法的支付方式和费率并没有充分考虑。排除个别保险公司为特定人群或疾病提供的少量中医治疗保障，商业医疗保险在中医上的保障并不完善。另外，保险行业对中医的认知和理解不足也是限制现有商业保险覆盖中医馆的一个重要因素。多数商业医疗保险，特别是高端医疗保险均保障私立西医院或公立医院国际部的中医药服务，少量连锁中医馆和高端中医馆实现了商业医疗保险覆盖，但较西医医疗相比差距较大。因此，商业医疗保险在拓宽对中医的覆盖面和深度方面还有很大的发展空间和提升潜力。

表 1　常见商业医疗保险的中医药覆盖内容及中医药除外责任内容

保险公司	险种	保险名称	中医药内容
中国人寿保险股份有限公司	人身险（医疗保障）	国康如 E 康悦百万医疗保险（盛典版）	（1）药品费：指根据医生开具的处方在医院药房购买的具有国家药品监督管理部门核发的药品批准文号或者进口药品注册证书、医药产品注册证书的国产或进口药品，包括西药、中成药和中草药，但不包括滋补类中草药及其泡制的各类酒制剂。 （2）门诊：指被保险人确因临床需要，正式办理挂号手续，并确实在医院的门诊部接受治疗的行为过程，但不包括休养、疗养、身体检查和健康护理等非治疗性行为

伍　综合发展篇

续表

保险公司	险种	保险名称	中医药内容
中国平安保险（集团）股份有限公司/中国平安人寿保险股份有限公司	健康险	（1）平安安诊无忧·百万医疗险（互联网版）（2）平安E家平安·百万医疗险（升级版）5000免赔（互联网版）（3）平安E生平安·孝心保·医疗款（互联网版）	中医治疗费用：以治疗（恶性肿瘤或原位癌）为目的发生的合理且必需的中医治疗中成药、中草药费用，不包括滋补类中草药。中医治疗包括针灸治疗、推拿治疗、拔罐治疗或刮痧治疗等。滋补类中草药，即以提高人体免疫力为主要用途的中草药及成药，包括但不限于人参、阿胶、鹿角胶、龟鹿二仙胶、龟板胶、鳖甲胶、马宝、珊瑚、玳瑁、冬虫夏草、藏红花、羚羊、犀角、牛黄、麝香、鹿茸、铁皮枫斗以及用中药材和中药饮片泡制的各类酒制剂
中国太平洋保险（集团）股份有限公司/中国太平洋人寿保险股份有限公司	人身险（医疗）	团体综合医疗保险（B款）	药品费和敷料费：药品费指治疗期间根据医生开具的处方所发生的西药、中成药和中草药的费用。但不包括下列药品：①主要起营养滋补作用的中草药类；②部分可以入药的动物及动物脏器，用中药材和中药饮片炮制的各类酒制剂等；③以美容、减肥为保健功能的健字药品
中银三星人寿保险有限公司	医疗险	中银三星守护星医疗保险（互联网专属）	不包括下列中药类药品：①主要起营养滋补作用的单方、复方中药或中成药品；②部分可以入药的动物及动物脏器；③用中药材和中药饮片炮制的各类酒制剂等
招商信诺人寿保险有限公司	高端医疗保险	醇享人生 PlUS 高端医疗保险	（1）我方支付被保险人在住院或日间病房发生的下列治疗产生的费用：①专科治疗师进行的物理治疗/补充治疗；②专业针灸师及专业中医医生进行的专业中医/针灸治疗（2）我方将支付被保险人在门诊治疗期间，经专科医生明确要求进行的下列治疗产生的费用：①专科治疗师进行的物理治疗/补充治疗；②专业针灸师及专业中医医生进行的专业中医/针灸治疗责任免除：（1）未经执业医师处方自行购买的药品，以及非当地监管机构批准的药品和设备，包括但不限于：①主要起营养滋补作用的药品、可以入药的动物及动物脏器；②泥疗、蜡敷治疗、气泡浴、药物浸浴治疗、拔罐、闪罐、走罐、刮痧、悬灸、药浴、熏蒸、耳烛、耳针和短波/微波脉冲、膏方、三伏贴、三九贴等。③饮片炮制的各类酒制剂等（2）针对下列疾病进行的中医/针灸治疗，包括但不限于：高血脂、毛囊炎、痤疮、月经不调、痛经、乳腺增生、纤维瘤、便秘、腹泻、消化不良、呼吸系统疾病、失眠、焦虑、抑郁、神经衰弱等。因医疗必要由专科医生开具处方的中草药除外

续表

保险公司	险种	保险名称	中医药内容
工银安盛人寿保险有限公司	医疗保险	工银安盛人寿寰球尊享医疗保险（2.0版）	保险责任药品费不包括中成药和中草药。保险责任包括：①脊柱推拿、顺势疗法针灸疗法费：指住院期间由具有相应资格的医生进行脊柱推拿、顺势疗法、针灸疗法所发生的合理且必要的治疗费用。②中医治疗费：指住院期间由具有相应资格的医生所开具并提供的、具有治疗发生地所在国家相应监督管理部门批准可以使用的中医治疗服务及中成药和中草药等药品费用
汇丰人寿保险有限公司	医疗险	汇丰汇悦寰球高端医疗保险	将涵盖物理治疗、替代疗法与中医治疗所产生的费用
众安在线财产保险股份有限公司	健康险	众健个人高端医疗保险［个人优健医疗保险条款（D款）］	药品包括西药、中成药、中草药等，但不包括主要起营养滋补作用的药品
保诚保险有限公司	医疗健康保险	（1）保诚精选"诊疗宝"（2）保诚精选"康疗宝"（3）特选危疾治疗保险	（1）凡选择中医服务，皆可享有工作压力中医治疗。使每日面对沉重压力的您能得到适当的中医意见及有效的中医治疗。附加保障一：中医诊症及2天处方药物（包括工作压力中医治疗）（2）中医治疗及调理康复保障：当您患有任何一种受保危疾而接受手术治疗或进行化疗或电疗后，我们将提供中医康复保障，使您通过中医治疗，调理身体（3）提供治疗师的诊治资质：注册中医（4）不保范围：并非由注册医生处方的药物及营养补充品
中信保诚人寿保险有限公司	医疗险	（1）中信保诚"优悦成长"少儿高端医疗保险（2）中信保诚"优悦至尊"高端医疗保险B款	除外责任：1. 中医诊疗相关费用、顺势疗法、儿童保健、健康检查、疗养、静养、康复治疗以及所有预防性治疗2. 药品费指根据医生的处方而使用的西药、中成药和中草药所产生的费用。但不包括以下：①主要起营养滋补作用的中草药类；②部分可以入药的动物及动物脏器；③用中药材和中药饮片泡制的各类酒制剂等所产生的费用
建信人寿保险有限公司	健康险	建信龙安e生优享版医疗保险	责任免除：中医理疗及其他特殊疗法

＊数据来源：各保险公司咨询条款。

如表1所示，高端医疗保险通常旨在为被保险人提供全面的医疗服务和保障。关于其对于中医药服务的具体覆盖内容，一般根据保险公司的条款和规定，以及医疗机构所在地区或国家关于中医药的相关法律规定而有所不同[9-11]。本报告总结了主流商保在中医药服务覆盖上可能会涵盖的内容：

伍　综合发展篇

（1）中药（草药）费：一些高端商业医疗保险可能针对处方中草药提供理赔，尤其是经资质认可的医生根据疾病情况开具的中药处方。但大多数商保会在保险条款中列出责任免除情况，主要针对名贵滋补类药物和主要起养生保健功能的中药制剂。

（2）中医治疗费：主要覆盖包括针灸、刮痧、拔罐、推拿等在针灸治疗和物理治疗方法的费用。此部分内容主要保障在指定医院由医生进行的中医治疗，对大部分民营中医馆可能并不适用。

（3）诊查服务费：部分高端商保可能报销包括中医挂号费、辨证论治费及中医特色的色诊、红外热成像检查费等在内的诊断方法的费用。

商保和医保的主要区别在于保险费用、保障额度与服务质量。高端医疗保险的保费通常更高，但提供的保障额度也更大，覆盖的疾病种类更多，包括一些罕见疾病和高费用治疗，能够提供的额外项目及服务质量亦更高，可能提供一对一的健康咨询、定制化的治疗计划等。对于中医药覆盖，高端商保相比于医保更可能提供更全面、更优质的服务。例如，一般的保险可能只覆盖部分基本的中医药服务，而高端医疗保险可能会覆盖针对特定疾病的中医药特色治疗，提供精细化、个体化的医疗服务。

二、中医馆商业保险的发展机遇

（一）政策导向趋势良好

中国政府正在大力扶持和推动中医药的发展。在"十四五"规划中将中医药发展纳入了国家战略，并在《"健康中国2030"规划纲要》中提出要探索融健康文化、健康管理、健康保险为一体的中医健康保障模式，明确加强中医药和健康保险的联动，这为中医馆商业保险发展提供了强大的政策支持。再者，政府对于商业保险的支持和推动，打破了原有的保险模式，为商业保险企业开展多元化、个性化的业务发展提供法治保障，适度的政策放松和支持，使得中医馆商业保险有了较大的发展空间[12-13]。政策因素是影响商业保险在中医馆发展和应用的关键因素和重要机遇，目前国内出台的政策主要与医保相关，与商保发展影响主要表现在以下几个方面：

1.扩大纳入医保定点的中医药服务机构范围

政策鼓励扩大纳入医保定点的中医药服务机构范围，由早期的中医医院、中西医结合医院、中医门诊部、中西医结合门诊部和中医诊所，扩大至符合条件的中医（含中西医结合、少数民族医）医疗机构、中药零售药店、基层医疗卫生机构以及养老机构内设中医医疗机构等。此类政策导向有助于中医药服务扩大化，这为商业保险带来更多客户服务的可能性，可以开发更多涵盖中医药服务的险种，增加保险产品的竞争力。

2.增加纳入医保支付范围的中医药服务项目

政策导向旨在优化中药处方审核规则和激励政策，鼓励更多优秀传统中医药服务模式的挖掘和推广，提高中医药使用的卫生服务效率。当前医保报销目录从基础药品清单发展到基础药品清单和国家门诊慢性病药物目录，并且需要优化中药处方审核规则，对商保处理医疗服务定价和绩效评价具有参考价值，有助于优化商业保险公司的医疗服务支付体系，为商保的产品设计提供了一定参考。

3.完善医保支持政策

医保政策还需考虑支持挖掘并推广优秀传统中医药服务模式，支持合理探索医疗服务定价和绩效评价等问题，并在医保支付方式改革中持续提高中医服务价格，以推进中医医疗机构的改革和发展。随着医药产品和服务的需求将逐步扩大，商保可以依此开发相关保险产品，满足市场需求，推动保险业务的发展。

本报告认为，政策的实施需要各地的医保部门、中医药主管部门的协同合作，商业保险作为重要的社会保障补充，可以与这些部门建立多层次的合作关系，共同推进中医药的发展。政府和相关监管机构制定的各种政策和条例，将决定保险公司可以提供哪种类型的产品，以及如何设定价格[14]。除保险政策外，相关的医疗卫生政策，包括对某些疾病的防治策略，对中医诊疗价值的界定等[15]，也会影响商业保险在中医馆的发展和应用。本报告认为，如果相关政策强调中医适宜疾病的预防、早期干预和慢病的综合管理等，那么商保很可能会考虑如何将中医包括在更广泛的健康保护计划中。

伍 综合发展篇

（二）市场规模潜力巨大

中国有 14 亿多的人口基数，随着老龄化问题的加剧，以及日益提高的生活水平，健康保险市场迎来了巨大的需求空间，越来越多的人开始关注并接纳中医药的治疗方法和治未病思想，这为中医馆商业保险的发展提供了广阔的市场。

本报告认为，中医药作为一种具有自身独特优势的医疗服务，为保险公司提供了丰富和多元化的服务类型和产品设计思路。同时，中医强调整体观念和预防为主，与保险的理念相辅相成。当前，人们对于保健的认识已经从单纯的治疗疾病转向了全面的健康管理，而中医的健康观念正好满足了这个转变。随着人口老龄化的加剧，市场对于能提供个性化保健方案的医疗服务的需求会越来越大，这无疑为中医馆商业保险提供了巨大的发展空间。近年来，消费者的保险意识得到了显著提升，越来越多的人开始认识到保险的重要性。这使得商业保险市场的接受度和渗透率不断提升，这也为中医馆商业保险的普及和推广带来了有利的社会环境。

从面向中医馆的商保产品需求分析，对照西医保险的经验，欧美国家商业医疗保险发展相对成熟，其经验和模式可以为中医馆商业保险提供参考。事实上，目前许多中医馆商业保险产品的设计就参考了西医商业保险的经验。

（三）技术推动创新发展

随着科学技术特别是信息化技术的不断发展，保险产品测算的数据分析、风险评估等业务可以更为深入和精准，为中医类保险产品设计提供了强大的支撑。其次，互联网科技的发展，特别是大数据、云计算和人工智能等技术的应用，使保险公司更好地理解和服务消费者，有助于提升保险服务的用户体验，也使得风险判断、定价，甚至理赔过程都变得更加智能化，更好地促进了中医馆商业保险业务的扩展。

我们发现，一些保险科技公司和线上平台正试图打破传统的保险销售和服务格局，他们通过数字化、大数据分析等技术，致力于提供更方便、有效和低成本的服务，在保费收取、服务质量、索赔处理速度、产品特性等方面对传统的保险公司和中医馆构成了新的挑战和竞争。

总的来说，中医馆商业保险的前景十分可期。同时，正因为中国的保险市场巨大，且政策态度积极，保险公司有足够的空间去探索和发展。商业保险公司是中医馆商保业务的主要参与者，这些公司通过稳健的保险计划和合理的保费收入来为中医药服务消费者提供保险。中医馆提供服务，并根据保险协议向保险公司索赔，故中医馆在中医药服务商保产品发展中扮演着关键的角色，保险公司必须根据市场的需求，创新保险产品和服务，同时继续提升风险管理水平，以保持长期的发展动力。

三、中医馆商业保险发展问题与策略

商业保险作为一种弥补公共医疗保障不足和解决医疗费用负担问题的重要手段，在促进中医药服务消费和满足多元化医疗需求方面有着重要的作用。然而对中医馆商业保险的研究在学术和政策领域仍然相对匮乏。尽管商业保险在中医领域有着广阔的发展前景，但也面临着一些挑战和问题。

（一）保险产品设计难题

由于中医治疗涉及长期疗程和个性化治疗等因素，这使得保险产品设计变得复杂，如何制定有效的定价策略和评估风险都成为挑战。中医治疗过程中，常常缺少具体的、标准化的医疗记录和报告，这在一定程度上增加了保险公司理赔的难度。中医学作为一门独特医学科学，不少保险公司和消费者对中医的理解和认知存在偏差，可能会误解中医的效果，影响到保险产品的销售和使用。

保险产品设计是一个权衡风险与回报的过程，需要深入理解被保障的对象和可能发生的风险。在中医保险产品的设计中，存在一些特别的挑战：

（1）长期疗程与个性化治疗问题：相较于西医的短期治疗或一次性治疗，中医更侧重于长期调治，可能需要更长的治疗周期。此外，中医还更加注重个体差异，因此个性化治疗非常常见，这些特点使得制定单一的保费和赔付标准变得困难。

（2）风险评估困难：对于保险公司而言，风险的评估和保险产品的设计，有赖于大量精细和准确的数据。然而，中医的医疗行为和结果却往往缺乏规范化和标准化的录入和记录，由于中医的疗效有时与个体差异、生活习惯等众多因素相关，这增加了风险评估的难度。与西医通常有明确的治疗结果不同，中医治疗的效果往往缺乏客观的评价标准，并且可能需要较长时间才能显现。这使得保险公司在产品设计和风险评估上面临挑战。

（3）特殊治疗手段难以评估：中医包含了许多特殊的治疗手段，如针灸、拔罐、推拿等，它们的价值和疗效均难以量化、标准化，在设计保险产品时，保险公司需要深入理解中医的治疗手段，并确定这些治疗手段是否在保险覆盖范围内。

因此，对于保险公司来说，如何设计既能满足保险原理，又能适应中医特性的保险产品的难题，需要通过创新思维和多方协作来解决。

（二）中医馆经营多元化难题

商保可以为中医馆提供一种稳定的经济来源，保障其运营稳定，并且有可能引导更多的投资进入中医领域，这无疑将为整个中医行业的健康发展提供强大的经济支撑。中国国内的中医馆及海外的中医馆大多提供多元化中医药服务，前来中医馆就诊的人群可能是以改善亚健康状态或具有较为明确的"养生""抗衰老"需求等，中医馆提供的中医药服务可能与传统的医疗服务在内容和形式上存在一定差异，而这部分中医的养生、预防、康复等服务在传统的医疗保险中往往并没有得到充分的覆盖。商保正是基于这种需求，结合中医的特性，可以提供目前保障类型更多的保险产品，但由于商业医疗保险通常以盈利为目标，可能更倾向于投资于那些能带来更高收益的诊疗方式，这可能影响中医馆经营者的决策，进而干扰正常的中医诊疗行为，导致中医资源的匮乏。中医的诊疗模式和各种治疗方法可能不为这种以利润为导向的保险模式所控制。

本报告认为，中医多注重整体观念，医生自身价值较高，较少依赖高科技设备和昂贵药品，这与商业医疗保险的盈利模式可能存在冲突。愿意主动接受中医服务的人群可能具备较低的健康风险，但又符合中医的治未病理念和慢病管理方式，很难对他们在中医馆接受的养生保健服务进行规范评价。如果商保策略影响了中医医馆的服务提供方式，可能会对中医的理念和方法产生负面影响，长期来看这可能会对中医馆的发展产生负面影响。解决这个问题需要政府、保险公司和中医馆共同努力，通过制定合理的政策，构建完善的法律环境，设计符合中医特性的保险产品，提高公众对中医的认知，共同推动中医馆